Suizide und ihre biopsychosozialen Bedingungsfaktoren

Carlos Watzka

Suizide und ihre biopsychosozialen Bedingungsfaktoren

Epidemiologische Analysen auf Basis von Aggregat- und Individualdaten

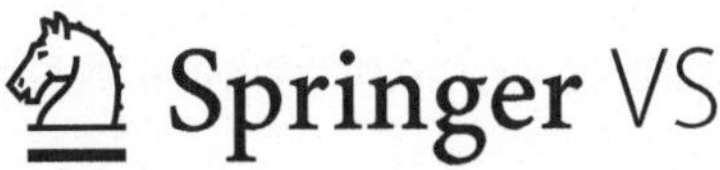

Carlos Watzka
Graz, Österreich

ISBN 978-3-658-09928-2 ISBN 978-3-658-09929-9 (eBook)
DOI 10.1007/978-3-658-09929-9

Die Deutsche Nationalbibliothek verzeichnet diese Publikation in der Deutschen Nationalbibliografie; detaillierte bibliografische Daten sind im Internet über http://dnb.d-nb.de abrufbar.

Springer VS

Gedruckt auf säurefreiem und chlorfrei gebleichtem Papier

Springer Fachmedien Wiesbaden ist Teil der Fachverlagsgruppe Springer Science+Business Media
(www.springer.com)

Inhaltsverzeichnis

⇨ Zusatzmaterialien sind unter www.springer.com
auf der Produktseite dieses Buches verfügbar.

Abkürzungsverzeichnis

Die Abkürzungen kommen aus Darstellungsgründen vor allem in den Tabellen zur Anwendung. Nicht aufgenommen sind allgemeinverständliche Abkürzungen (z.B.: EDV, HNO, z.B.).

Abw. =	Abweichung
AMS =	Arbeitsmarktservice
ASR =	altersstandardisierte Suizidrate
ATC =	Anatomic-Therapeutic-Chemical Classification
AV =	abhängige Variable
b =	nicht standardisierter Regressionskoeffizient
B =	Burgenland
beta =	standardisierter Regressionskoeffizient
Bez. =	Bezirk
BKA =	Bundeskriminalamt
BKK =	Betriebskrankenkasse
BL =	Bundesland
BMG =	Bundesministerium für Gesundheit
BM =	Bruck an der Mur (Bezirk)
BMS =	Berufsbildende Mittlere Schulen
BuQ =	Anzahl Bezirke im untersten Quartil
BVA =	Versicherungsanstalt öffentlich Bediensteter
Diff. =	Differenz
DL =	Deutschlandsberg (Bezirk)
Ds. =	Durchschnitt
ECW =	Erhebung Carlos Watzka
emp. =	empirisch
EVK =	Erhebung Verena Köck
Ew. =	Einwohnerzahl
F =	Frauen
FB =	Feldbach (Bezirk)
FF =	Fürstenfeld (Bezirk)
G =	Gesamt(rate)
gesch. =	geschätzt
GKK =	Gebietskrankenkasse

GR =	Gender-Ratio
GU =	Graz-Umgebung (Bezirk)
gün. =	günstig
HB =	Hartberg (Bezirk)
hyp. =	hypothetisch
ICD =	International Classifikation of Diseases
ISCO =	International Classification of Occupations
JU =	Judenburg (Bezirk)
K =	Kärnten
KFA =	Krankenfürsorgeanstalt
Koeff. =	Koeffizient
koll. =	kollektiv
Korr. =	Korrelation
korr. =	korrigiert
KF =	Knittelfeld (Bezirk)
LB =	Leibnitz (Bezirk)
LE =	Leoben (Bezirk)
LI =	Liezen (Bezirk)
M =	Männer
MU =	Murau (Bezirk)
MW =	Mittelwert
MZ =	Mürzzuschlag (Bezirk)
N =	Fallzahlen absolut
NACE =	Statistische Systematik der Wirtschaftszeige in der EU
NÖ =	Niederösterreich
Ö =	Österreich
o.n.A. =	ohne nähere Angabe
ÖAK =	Österreichische Ärztekammer
ÖNACE =	Österreichische Version der NACE-Klassifikation
OÖ =	Oberösterreich
PA =	Polizeiakten
R =	Determinationskoeffizient der multivariaten linearen Regression
RA =	Radkersburg (Bezirk)
RR =	Relative Risiken
S =	Salzburg
SEYLE =	Saving and Empowering Young Lives in Europe (Forschungs- und Präventionsprojekt
SF =	Standardfehler
Sig. =	Signifikanz
SR =	Suizidrate

SR F = Suizidrate Frauen
SR G = Suizidrate Gesamt
SR M = Suizidrate Männer
SSF = Standard-Schätzfehler
ST = Steiermark
stand. = standardisiert
Stat A = Statistik Austria
STGKK = Steiermärkische Gebietskrankenkasse
SUPRA = Suizidpräventionsplan Austria des Bundesministeriums für Gesundheit
SVA = Sozialversicherungsanstalt der gewerblichen Wirtschaft
SVB = Sozialversicherungsanstalt der Bauern
SVI = Sozialversicherungs-Informationen
t = Ergebnis des t-Tests
T = Tirol
Tol. = Toleranz
TU = Todesursachenstatistik
ung. = ungünstig
UV = unabhängige Variable
V = Vorarlberg
VAEB = Versicherungsanstalt für Eisenbahnen und Bergbau
VIF = Varianz-Inflations-Faktor
VO = Voitsberg (Bezirk)
VZ = Volkszählung
W = Wien
WHO = World Health Organisation
WZ = Weiz (Bezirk)

Vorwort

Habent sua fata libelli.
Der Verfasser schätzt sich glücklich, nunmehr seine zweite umfassende Studie zur Epidemiologie des Suizids in Österreich insgesamt, und in der Steiermark im Speziellen als Publikation vorlegen zu können. Diese bezieht sich nunmehr auf den Untersuchungszeitraum 2001 bis 2009, und kombiniert, wie schon die Pilotstudie, Analysen auf der Basis von Aggregatdaten auf der Ebene von politischen Bezirken und solche von Individualdaten.

Wie schon im Falle der Vorgängerstudie wäre das Zustandekommen der Studie undenkbar gewesen ohne die Unterstützung und Beauftragung durch die Steiermärkische Landesregierung und deren Behörden, wofür an dieser Stelle nochmals ausdrücklich gedankt sei. Gerade in Zeiten ökonomischer und budgetärer Schwierigkeiten ist es keine Selbstverständlichkeit, dass vermeintlich „randständige" Probleme wie die Selbsttötung politische Beachtung finden – und gerade dann ist diese besonders nötig, wie die erschreckende Zunahme von Suiziden seit dem Beginn der Finanz- und Wirtschaftskrise 2008 in mehreren europäischen Ländern gezeigt hat.

Eine solche Entwicklung ist für Österreich derzeit glücklicherweise nicht auszumachen; vielmehr stagnieren die „Selbstmord"-Raten nach einem deutlichen Rückgang in der Zeit von ca. 1985 bis 2005, nunmehr auf einem Niveau von etwa 15 Selbsttötungen pro 100.000 Einwohnern und Jahren, während in der Steiermark derzeit jährlich etwa 20 Todesfälle durch Suizid pro 100.000 Personen zu beklagen sind – umgerechnet auf die Sterblichkeit insgesamt bedeutet dies aber immer noch, dass aktuell im Österreich-Durchschnitt einer von 60 Todesfällen, in der Steiermark einer von 50 Todesfällen durch Suizid erfolgt. Die gesellschaftlichen und auch volkswirtschaftlichen Folgen des Phänomens „Selbsttötung" sollten daher, ganz abgesehen vom Aspekt der menschlichen Tragödien, die mit den meisten dieser Todesfälle verbunden sind, keineswegs unterschätzt werden.

Nach dieser Vorbemerkung bleibt dem Verfasser an dieser Stelle noch, namentlichen Dank an all diejenigen auszusprechen, die das Zustandekommen der vorliegenden Arbeit gefördert haben: Zuallererst möchte ich Frau DDr. Susanna Krainz als Psychiatriekoordinatorin des Landes Steiermark herzlich danken, die das Zustandekommen der vorliegenden Studie überhaupt erst ermöglicht hat und meine diesbezügliche Tätigkeit in allen, teils schwierigen Phasen konsequent und konstruktiv unterstützt hat.

Weiters gilt mein Dank ihren, mit meinen Forschungsanliegen ebenfalls befassten Mitarbeiterinnen und Mitarbeitern in der nunmehrigen Fachabteilung A8, Wissenschaft und Gesundheit. Ebenso habe ich Herrn DI Martin Mayer und Frau DI Dr. Sigrid Kern vom Referat Statistik und Geoinformation des Amtes der Steiermärkischen Landesregierung sehr zu danken, die mir auch diesmal, wie schon für die Pilotstudie, in zuvorkommender Weise umfassendes Datenmaterial der Steiermärkischen Todesursachenstatistik zur Verfügung gestellt haben. Im Bereich der Landesbehörden gilt mein Dank weiters all jenen Bezirkshauptmannschaften, die durch ihre Kooperation das Zustandekommen der vorliegenden Studie gefördert haben. Leider war dies keineswegs bei allen Bezirksbehörden der Fall.

Umso wertvoller war wiederum die konstruktive Zusammenarbeit mit den Polizeibehörden der Steiermark in den Jahren 2011/2012. Als meinen damaligen Ansprechpartnern im Landespolizeikommando Steiermark danke ich hierbei namentlich Herrn Oberst August Feyerer und Herrn AI Rainer Psenicnik. Obwohl schon länger zurückliegend, möchte ich an dieser Stelle auch Herrn OI Siegfried Köppel vom Stadtpolizeikommando Graz für seine eingehende Einführung in die Aktenlektüre von polizeilichen Berichten zu unnatürlichen Todesfällen im Rahmen der Pilotstudie nochmals herzlich danken – die diesbezüglichen Einsichten waren auch für die Fortsetzungsstudie von großem Wert.

Gleichermaßen danke ich hiermit der Steiermärkischen Gebietskrankenkasse, insbesondere Frau Generaldirektorin HR Mag. Andrea Hirschenberger, sowie Herrn Johann Perschthaller als Verantwortlichen in der Leistungsabteilung, für die gute Kooperation und die Zurverfügungstellung von Informationen zu sozialen, ökonomischen und gesundheitlichen Verhältnissen der 2005 bis 2009 in unserem Bundesland durch Suizid verstorbenen Menschen. Ich hoffe, die Darlegungen des vorliegenden Textes machen deutlich, wie ungemein wertvoll die betreffenden Daten für die weitere Aufhellung des Phänomens Suizid als biopsycho-sozialem Prozess sind. Weiteren Dank möchte ich, zum wiederholten Male, Frau Mag. Barbara Leitner als seitens der Statistik Austria für die Führung der österreichweiten amtlichen Todesursachenstatistik für die Bereitstellung wichtiger Daten auf der Aggregatebene der politischen Bezirke aussprechen, sowie Herrn Mag. Anton Sinabell von der Österreichischen Ärztekammer für die Übermittlung von Daten zur medizinischen Versorgungssituation auf Bezirksebene.

Den nachfolgend genannten Wissenschaftler/innen und Kollegen/innen will ich schließlich für anregende Gespräche zu Problemen der Suizidforschung, Gesundheitssoziologie, Epidemiologie und/oder Statistik respektive diesbezügliche Ratschläge herzlichen Dank aussprechen:

Karl Acham, Thomas Brunner, Eva Fleiß, Jürgen Fleiß, Eberhard Gabriel, Rainer Greca, Christian Haring, Sabine Haring, Hartmann Hinterhuber, Franz Höllinger, Thomas Hutsteiner, Nestor Kapusta, Verena Köck, Susanna Krainz, Helmut Kuzmics, Josef Missethon, Eva Nwobum, Bernhard Plé, Manfred Prisching, Dirk Raith, Ulrike Schrittwieser, Gernot Sonneck, Elise Steiner, Erwin Stolz, Sandro Stücker, Eva Tröbinger-Steinreiter, Wilfried Tröbinger, Human-Friedrich Unterrainer, Martin Wammerl.

Ganz besonderen Dank schulde ich unter den Vorgenannten Frau Eva Fleiß, Frau Verena Köck und Frau Eva Nwobum, sowie auch meiner lieben Frau, Elisabeth Watzka-Pauli, die alle an den der vorliegenden Studie zugrunde liegenden Forschungsarbeiten, insbesondere im Bereich der Datenerfassung, -kontrolle und aufbereitung, in wertvoller und konstruktiver Weise mitgearbeitet haben. Verena Köck hat zudem im Rahmen ihrer Masterarbeit eigenständig Indikatoren für die gesundheitliche Versorgungssituation auf Bezirksebene weiter- und neu entwickelt, auf ihre Relevanz für die Erklärung der Differenzen zwischen den regionalen Suizidraten geprüft sowie die entsprechenden Ergebnisse dankenswerterweise auch für diese Studie zur Verfügung gestellt. Weiters danke ich Erwin Stolz ganz herzlich dafür, meine „selbstgebastelten“ Karten zur Thematik in eine mit GIS-Software graphisch professionell gestaltete Form überführt zu haben.

Schließlich danke ich Springer VS, und namentlich Herr Dr. Andreas Beierwaltes als Verlagsdirektor für den Bereich Sozial- und Geisteswissenschaften sowie Frau Sabine Schöller als Lektorin, für die Möglichkeit, auch die vorliegende Studie unter kompetenter Betreuung von Verlagsseite in diesem Verlagshaus publizieren zu können. Weiters weise darauf hin, dass Zusatzmaterialien zur Printversion dieser Studie (Farb-Diagramme und Karten) im Rahmen des „OnlinePlus“-Programms auf der homepage des Verlags verfügbar sind.

Markt Hartmannsdorf, 15. März 2015 — Carlos Watzka

1 Einleitung

1.1 Das Problem der Selbsttötung, seine gesellschaftliche und politische Bedeutung in Österreich und speziell in der Steiermark

In der öffentlichen respektive medialen Wahrnehmung spielt Suizid als Todesursache immer noch eine völlig unterschätzte Rolle, was sich direkt in den für Präventionsarbeit (nicht) aufgewandten öffentlichen und auch privaten Mitteln widerspiegelt: Erheblich seltenere Phänomene mit letalen Folgewirkungen, wie bestimmte infektiöse Erkrankungen (z.B. AIDS), aber auch Verkehrsunfälle oder Suchtmittelkonsum werden regelmäßig – sowohl medial als auch in privat in breiten Bevölkerungskreisen – als gefährliche soziale und gesundheitliche Probleme wahrgenommen; in ihre Prävention fließen beachtliche Finanzmittel, und es existieren gut ausgebaute, auf hauptberuflichen Mitarbeiter/innen ebenso wie auf ausgedehnter Freiwilligenarbeit basierende Strukturen zur Umsetzung von breiten Paletten entsprechender, wissenschaftlich wie gesellschaftlich als wirksam anerkannten Präventionsmaßnahmen, was mittel- und langfristig auch zu erheblichen Senkungen der Zahl der durch diese Faktoren verursachten Todesfälle wesentlich beitrug.[1]

Nicht so im Bereich der Suizidprävention. Insbesondere konnten bislang Präventionsmaßnahmen im engeren Sinn der primären Prävention, also der Verhinderung schon des Entstehens von Suizidalität, meist nur punktuell, projektbezogen und in begrenztem Rahmen realisiert werden. Demgegenüber ist die Sekundär- und Tertiärprävention vergleichsweise stark ausgebaut, also die Betreuung und Behandlung von Menschen, welche bereits manifeste psychische Probleme aufweisen, die suizidales Verhalten nach sich ziehen könnten, bzw. jene von Menschen, die bereits – jedoch vorerst „erfolglos“ – versucht haben, sich das Leben zu nehmen. Insbesondere in diesen Bereichen sind die Aktivitäten der Kriseninterventionszentren in Wien, Salzburg, Oberösterreich, Kärnten und Tirol hervorzuheben,[2] deren Anfänge im Falle Wiens bis in die Zwischenkriegszeit zurückgehen.

---

[1] Vgl. hierzu, für die österreichische Situation: Nestor Kapusta, Aktuelle Daten und Fakten zur Zahl der Suizide in Österreich 2010. Online-Publikation. URL: http://www.suizidforschung.at/statistik_suizide_oesterreich _2010.pdf

[2] Vgl. als Übersicht: Carlos Watzka, Eine Frage der Erreichbarkeit. Soziologische Befunde zu Ausbaugrad und Angebotsstrukturen von Suizidprävention und Krisenintervention in Österreich. In: Suizidprophylaxe 39/2 (2012), S. 69-76, sowie bes. Gernot Sonneck et al., Krisenintervention. Von den Anfängen der Suizidprävention bis zur Gegenwart (= Enzyklopädie des Wiener Wissens 6), Wien 2008.

Österreichweite und inhaltlich umfassende Präventionsstrategien unter Einbeziehung des Primärbereichs wurden dagegen zwar von den einschlägigen ExpertInnen (vornehmlich MedizinerInnen, PsychologInnen und PsychotherapeutInnen) gerade auch aus den Kriseninterventionszentren seit den 1990er Jahren erarbeitet und in Form von detailreichen Konzepten den politisch Verantwortlichen vorgelegt,[3] sind aber noch nie über das Planungsstadium hinausgelangt, primär wohl aufgrund des fehlenden politischen Willens, hierfür ausreichend Finanzmittel zur Verfügung zu stellen.

Auf der für das österreichische Gesundheitssystem zentralen Ebene der Bundesländer stellt sich die diesbezügliche Lage heterogen dar. Zwar bestehen – wenn auch in regional sehr unterschiedlichem Maße – in jedem Bundesland ambulante, extramurale und fast überall auch stationäre Versorgungsangebote für Menschen mit psychischen Störungen und Krankheiten, institutionell etablierte, mit finanziellen Mitteln in relevanter Größenordnung und ausreichendem Planungshorizont sowie Pouvoir zu eigenständiger Gestaltung ausgestattete Suizid*präventions*agenturen gibt es bislang aber auch auf Länderebene nicht, jedenfalls nicht im Sinne behördlicher oder offiziöser Einrichtungen.[4]

Vorhandene Aktivitäten und Programme werden vielmehr von den Zuständigen im Bereich der psychosozialen Versorgung sowie der Suchtprävention getragen bzw. betreut; dies muss inhaltlich keineswegs ein Nachteil sein, geht es doch in allen drei Feldern in dem wichtigen Bereich der Primärprävention vor allem um die Förderung von „allgemeinen Lebenskompetenzen“.[5] Es zeigt aber nichtsdestoweniger den bislang geringen Stellenwert auf, welcher dem Problem Suizid und Suizidprävention politisch wie öffentlich zugemessen wird, lässt sich dieses doch weder mit dem Thema „psychische Krankheiten“ und ihrer Behandlung noch mit der Problematik von Suchterkrankungen in eins setzen, trotz der besagten Überschneidungen.

Im Österreich-Vergleich stellt sich die diesbezügliche Situation in der Steiermark ambivalent dar: Auf der einen Seite wurden seit den 1990er Jahren durch die Psychiatriekoordinationstelle des Landes Steiermark unter der Leitung von DDr.

---

[3] Erste umfassende, nur als graue Literatur erschienene Arbeit: Gernot Sonneck, Suizidpräventionsplan. Erstellt im Auftrag des Bundesministeriums für Arbeit, Gesundheit und Soziales. Wien 1999. Derzeit aktuell: Christian Haring et al. – Bundesministerium für Gesundheit (Hg.), SUPRA – Suizidprävention Austria. Wien 2011. Online abrufbar unter URL: http://www.suizidpraevention.at/pdf/suizidpraeventionsplan.pdf bzw. unter: http://www.bmg.gv.at/cms/home/attachments/0/1/5/CH1099/CMS1348578975700/supra_gesamt10092012.pdf

[4] Aktueller Erhebungsstand nach Recherchen des Verfassers sowie der anderen im SUPRA-Beitrat des Geundheitsministeriums tätigen ExpertInnen, Ende 2013.

[5] Vgl. hierzu: Anneke Bühler, Kathrin Hepppekausen, Gesundheitsförderung durch Lebenskompetenzprogramme in Deutschland – Grundlagen und kommentierte Übersicht. Köln 2005 (Broschüre der Bundeszentrale für Gesundheitliche Aufklärung).

Susanna Krainz mehrere fruchtbare Initiativen gestartet,[6] welche sowohl die Erhebung des epidemiologischen Ist-Standes zur Suizidalität[7] und die Entwicklung von Präventionsinstrumenten[8] umfassen, als auch seit der Gründung von „GO ON – Kompetenz-zentrum für Suizid-Prävention Steiermark" im Jahr 2011 unter der Leitung von Dr. Ulrike Schrittwieser bereits konkrete Präventionsaktivitäten in mehreren steirischen Bezirken realisieren.[9] Damit wurden beachtliche Maßnahmen zur Reduktion der Suizidhäufigkeit hierzulande gesetzt, die in anderen Bundesländern meist kein Pendant haben.

Auf der anderen Seite sind einige allgemein als zentral anerkannte „Bausteine" einer suizidpräventiven „Grundversorgung" in der Steiermark, im Gegensatz zu den meisten anderen Bundesländern, immer noch bloß angekündigt, und politisch nicht umgesetzt (zweifellos vorrangig aus Kostengründen, in zweiter Linie offenbar auch aufgrund gewisser Defizite in der öffentlichen Verwaltung). Hierzu zählen insbesondere eine professionell besetzte 24-Stunden-Krisenhotline mit ExpertInnen in der Steiermark, sowie ausreichend niederschwellige extramurale und ambulante Anlaufstellen für akut und schwer psychisch Leidende in allen Bezirken mit möglichst weitreichenden Öffnungszeiten für persönliche Kontakte mit idealerweise ausreichenden Ressourcen und Kompetenzen auch für nachgehende sozialpsychiatrische Bereuung.

Die hier nur knapp skizzierte Situation hat aber dazu geführt, dass zumindest auf Expertenebene gut bekannt ist, dass in der Steiermark aus epidemiologischer Sicht Suizidprävention besonders vonnöten ist: In unserem Bundesland nehmen sich nämlich seit Jahrzehnten mit steter Regelmäßigkeit deutlich mehr Menschen selbst das Leben, als im Österreich-Durchschnitt, was ebenso sozialwissenschaftlich und epidemiologisch auffallend wie menschlich und gesellschaftlich bedenklich erscheinen muss.

Die zur Rede stehende Differenz ist beträchtlich; je nach Beobachtungszeitraum handelte es sich in den Jahren 1970 bis 2004 – bei jeweils mehrjähriger Betrachtung – um Unterschiede von ca. 10 bis zu ca. 20 % mehr Todesfällen (bezo-

[6] Vgl. hierzu auch die Steirischen Psychiatrieberichte, zuletzt: Susanna Krainz – Gesundheitsplattform Steiermark (Hg.), Psychiatriebericht Steiermark 2012. Graz 2013 (http://www.plattformpsyche.at/dokumente/ psychiatriebericht2012.pdf) und Susanna Krainz – Amt der Steiermärkischen Landesregierung (Hg.), Psychiatriebericht Steiermark 2009. Graz 2009 (http://www.plattformpsyche.at/dokumente/ psychiatriebericht2009.pdf).

[7] Carlos Watzka, Sozialstruktur und Suizid. Ergebnisse einer epidemiologischen Studie für das Land Steiermark. Wiesbaden 2008.

[8] Gerda Krasser, Hans-Georg Zapotoczky, Entwurf eines Suizidpräventionskonzeptes für die Steiermark. Graz 2002 (Broschüre).

[9] Vgl. die Online-Informationen auf: http://www.suizidpraevention-stmk.at

gen auf die Bevölkerungszahl), welche in der Steiermark auf Selbsttötungen zurückzuführen sind, als im österreichischen Gesamtdurchschnitt.[10] Dieser Befund, der vom Verfasser in der 1. Steirischen Suizidstudie erhoben wurde, hat sich für den in der hier vorgelegten Folgestudie vorrangig behandelten Zeitraum 2005-2009 leider nicht positiv verändert – im Gegenteil:

Es sind zwar erfreulicherweise sowohl die absoluten Suizidzahlen als auch die (rohen) Suizidraten[11] in der Steiermark in den Jahren 2005 bis 2009 gegenüber den Jahren davor zurückgegangen, jedoch in einem deutlich geringeren Ausmaß, als dies für Österreich insgesamt der Fall war (siehe dazu ausführlich Kapitel 3.1.), sodass der Abstand der steirischen Suizidrate zur gesamtösterreichischen für die Periode 2005-2009 nun sogar fast 30 % (!) beträgt und damit höher ausfällt, als irgendwann zuvor seit 1970.

Zudem es zeichnet sich bereits ab, dass auch die nachfolgende Periode 2010-2014 erneut das Muster einer erheblichen Übersterblichkeit der Steierinnen und Steirer durch Suizid, im Vergleich zum Rest Österreichs, aufweisen wird, denn 2010 lag die Suizidrate der Steiermark bei 17,5 gegenüber 15,1 für Gesamtösterreich, 2011 waren es sogar 19,5 versus 15,3 und 2012 19,3 versus 15,1;[12] prozentual lag die Suizidrate in unserem Bundesland damit auch in den letzten Jahren erheblich, und zwar um 16 % (2010), 27 % (2011) bzw. 28 % (2012) über der gesamtösterreichischen Rate.

Der bedauerliche Umstand der deutlich erhöhten Suizidraten in unserem Bundesland ließ es schon nach Abschluss der besagten ersten Suizidstudie angebracht erscheinen, die Suizidalität in der Steiermark auch weiterhin einem möglichst umfassenden „Monitoring" zu unterziehen, wozu der nun vorliegende Bericht für den Zeitraum 2005 bis 2009 einen weiteren Baustein liefern soll. Tatsächlich können nun, auf Basis einer erweiterten Datengrundlage, neue Einsichten zu den Risikolagen einzelner Bevölkerungsgruppen in der Steiermark präsentiert werden; über den wissenschaftlichen Erkenntnisgewinn hinaus können die vorgelegten Ergebnisse freilich nur relevant werden, wenn sich auch in eine tatsächlich erweiterte und verbesserte, praktische Suizidpräventionsarbeit einfließen.

---

[10] Vgl. Watzka, Sozialstruktur und Suizid, S. 19, Carlos Watzka, Analysen zur Suizidstatistik in Österreich 2000-2009. In: Kurzberichte des Instituts für Suizid-Prävention und Forschung 2/1 (2010), S. 6, sowie die aktuellen Auswertungen in 3.1. dieser Studie. Bei Betrachtung aller Bundesländer können lediglich Kärnten und Salzburg bei diesem traurigen Rekord zeitweilig mit der Steiermark mithalten.

[11] Wo nicht gesondert angegeben, sind im Folgenden mit „Suizidrate" immer die tatsächlichen, nicht altersstandardisierten (sog. „rohen") Raten gemeint. Siehe dazu auch 1.2.

[12] Berechnung des Verfassers anhand der amtlichen Todesursachenstatistik der Statistik Austria. Die Rohdaten sind frei abrufbar unter: http://statistik.gv.at/web_de/statistiken/gesundheit/todesursachen/todesursachen_im_ueberblick/ index.html
Als Grundlage für die Ratenberechnung wurden die jeweiligen Jahresdurchschnittsbevölkerungen herangezogen, die ebenfalls von der Statistik Austria ermittelt und publiziert werden.

1.2 Erläuterung grundlegender Begriffe zum Thema

Hinsichtlich einer eingehenden Auseinandersetzung mit dem Begriff „Suizid" selbst kann hier auf die zahlreich vorliegende Fachliteratur verwiesen werden;[13] gemeint ist mit „Suizid" in der vorliegenden Studie, entsprechend der Definition der Weltgesundheitsorganisation stets „eine Handlung mit tödlichem Ausgang, die der Verstorbene mit Wissen und in Erwartung des tödlichen Ausgangs selbst geplant und ausgeführt hat mit der Absicht, die [...] gewünschten Veränderungen herbeizuführen",[14] also eine intentionale und „erfolgreiche" Selbsttötung. Diese tödlichen Handlungen bilden den Untersuchungsgegenstand dieser Arbeit; nicht tödlich endende Versuche von Selbsttötungen dagegen werden, wo überhaupt angesprochen, konsequent als „Suizidversuche" oder „Parasuizide" bezeichnet, und bleiben von den statistischen Analysen in dieser Studie ausgeklammert (mit Ausnahme von früheren Suizidversuchen in den Biographien später „erfolgreicher" Suizidenten).[15]

Entsprechend der obigen Definition sind auch Todesfälle, die auf mehr oder minder bewusst „risikofreudiges" Handeln bzw. dauerhaft selbstschädigendes Verhalten zurückzuführen sind (z.B. massiver Drogenkonsum, riskantes Autofahren, Nicht-Einnahme von Medikamenten trotz Wissens um eventuell lebensbedrohliche Konsequenzen u.a.), aber nicht einen gezielten Selbsttötungsakt beinhalten, wie allgemein üblich aus der Betrachtung des Phänomens „Suizid" ausgeklammert, trotz der unzweifelhaft gegebenen, erheblichen Schnittmengen sowohl in psycho- wie in soziologischer Hinsicht. Im vorliegenden Text ist weiters stets – synonym – von „Suizid" oder „Selbsttötung" die Rede; insbesondere die medial immer noch kursierenden Begriffe „Freitod" und „Selbstmord" sollten wegen ihrer massiv wertenden Konnotationen im wissenschaftlichen wie im öffentlichen Diskurs möglichst gemieden werden.[16]

Da die vorliegende Studie vornehmlich quantitativ orientiert ist, und anhand verschiedener Maßzahlen zur letalen Suizidalität Erkenntnisse zu deren Ursachen und Bedingungen zu erlangen bestrebt ist, seien auch hierzu gleich an dieser Stelle

---

[13] Vgl. dazu etwa: Thomas Bronisch, Der Suizid. Ursachen – Warnsignale – Prävention. München 2002; Manfred Wolfersdorf, Elmar Etzersdorfer, Suizid und Suizidprävention. Stuttgart 2011.

[14] Michael Kelleher et al., Suizid. In: Hanfried Helmchen et al. (Hg.), Psychiatrie der Gegenwart, Bd. 6. Berlin 2000, S. 228.

[15] Dies hat insbesondere seinen Grund in der hier noch weit mangel- und lückenhafteren Datenlage gegenüber den „vollendeten" Suiziden.

[16] Vgl. z.B. Watzka, Sozialstruktur und Suizid, S. 23f., sowie ausführlicher: Matthias Kettner, Benigna Gerisch, Zwischen Tabu und Verstehen. Psycho-philosophische Bemerkungen zum Suizid. In: Ines Kappert, Benigna Gerisch, Georg Fiedler (Hg.), Ein Denken, das zum Sterben führt. Selbsttötung - das Tabu und seine Brüche. Göttingen 2004, S. 38-66.

die wichtigsten Begriffe und ihr Gebrauch im vorliegenden Text möglichst präzise erläutert: Von grundlegender Bedeutung ist zunächst die absolute Zahl der Suizide, bezogen jeweils auf einen exakt bestimmten räumlichen und zeitlichen Untersuchungsbereich, also z.B. Österreich oder die Steiermark im Laufe des Jahres X oder Y. Selbst für diese basale Maßzahl ergeben sich bei der konkreten Datenerhebung gewisse Operationalisierungsprobleme.[17] Indem hier für den österreichweiten Untersuchungsteil auf Basis der Aggregatdaten den Definitionen der Statistik Austria gefolgt wird, für die Analyse der Individualdaten aber den Erfassungslogiken der jeweiligen Behörden Rechnung getragen wird, ist ein einheitliches, nachvollziehbares Klassifizieren gewährleistet.[18]

Als zentrale Maßzahl für vergleichende Berechnungen eignet sich aber die absolute Zahl von Suiziden kaum, vielmehr wird diese stets in Relation zur jeweiligen Bevölkerungszahl gesetzt, und so eine Suizidrate ermittelt. Im Folgenden wird vor allem die allgemein übliche epidemiologische Berechnungsweise für so genannte „rohe“ Suizidraten verwendet, und wenn ohne nähere Spezifikation von „Suizidrate“ die Rede ist, dann ist damit die nach untenstehender Formel ermittelte, nicht-altersstandardisierte Rate gemeint:

*SRrj = Srj / EWr * 100.000*

Hierbei gilt:

SRrj [ist] die zu ermittelnde Suizidrate in der Untersuchungsregion R für die Zeitspanne des Jahres J, Srj die Anzahl der in diesem Jahr in jener Region vorgefallenen Suizide, und EWr die Gesamtanzahl der Einwohner in der Untersuchungsregion.

Die ermittelte Kennzahl, welche im Aufbau dem allgemeineren epidemiologischen Maß der Inzidenzrate entspricht, stellt sich dann als Anzahl von Suiziden pro Jahr je 100.000 Einwohner dar“.[19] Diese Suizidrate wird im Folgenden bei eigenen Berechnungen des Verfassers, soweit möglich, auf Grundlage jährlicher Beobachtungszeiträume und unter Bezug auf die jeweiligen Jahresdurchschnitts-Bevölkerungen berechnet[20], auf deren Basis dann in einem zweiten Schritte gegebenenfalls Mehrjahres-Durchschnitte errechnet werden.

---

[17] Insbesondere muss geklärt sein, ob das Wohnsitz- oder das Durchführungsprinzip der Zurechnung zur Anwendung kommt, oder beide, ob also im Ausland durch Selbsttötung verstorbene Personen mit regulärem Wohnsitz in Österreich zur Menge der Suizide hinzuzuzählen sind, oder hierzulande von bloß vorübergehend Anwesenden Fremden durchgeführte Suizide, oder beides.

[18] Details hierzu siehe in Kapitel 2.4.

[19] Watzka, Sozialstruktur und Suizid, S. 28.

[20] Für einige Vergleichsanalysen auf Aggregatebene war es aber nötig, mit den jeweiligen Jahresanfangs-Bevölkerungen bzw., für Vergleichsdaten von 2001, mit den Volkszählungsdaten von Mai 2001 zu arbeiten, die rechnerisch sich ergeben könnenden Differenzen gegenüber einem Bezug zu den Jahresdurchschnitts-Bevölkerungen sind jedoch minimal. Anders sähe es dagegen bei einer (hier nicht erfolgten) Zugrundelegung der Anfangsbevölkerung für die Ratenberechnungen eines mehrjährigen

Neben diesem Maß wird teils auch die Berechnung von altersstandardisierten Suizidraten vorgenommen, die in der Darstellung stets als solche bezeichnet werden. Diese verkürzt oftmals nur als „standardisiert“ bezeichneten Raten kommen aber nur selektiv für bestimmte Fragestellungen zum Einsatz; eine grundsätzliche Kritik des Verfassers an einer generellen Bevorzugung altersstandardisiert transformierter Raten gegenüber den tatsächlichen Raten im Bereich der Suizidforschung findet sich in der ersten von ihm erstellten Suizidstudie.[21]

Erwähnt sei an dieser Stelle schließlich noch der Suizidratio als Maß des Anteils der Todesfälle durch Suizid in Relation zur Gesamtzahl der Sterbefälle innerhalb eines bestimmten Zeitraums. Die seltene Verwendung dieses Parameters steht in merkwürdigem Gegensatz zu seiner hohen Aussagekraft. Für die gesamtösterreichischen Verhältnisse ergab eine entsprechende Berechnung des Verfassers für den Zeitraum 2001 bis 2004 etwa einen Suizidratio von 2,0 %, für die steirischen sogar 2,3 %, was nichts anderes bedeutet, als dass in Österreich jeder 50. Todesfall, in der Steiermark sogar jeder 43. auf eine Selbsttötung zurückzuführen war.[22]

Führt man die analogen Berechnungen nun für den Zeitraum 2005 bis 2009 weiter, ergibt sich für Österreich ein Suizidratio von immer noch 1,7 %, für die Steiermark einer von 2,1 %;[23] auch diese Werte zeigen also einerseits einen gewissen Rückgang der Suizidsterblichkeit in Österreich insgesamt, und in der Steiermark im Besonderen, andererseits aber auch die vergleichsweise immer noch deutlich stärkere Betroffenheit unseres Bundeslandes von Selbsttötungshandlungen.

1.3 Der Forschungsstand

Im Kontext der hier vorgelegten Studie erscheint es nicht notwendig, den inter- und transdisziplinären wissenschaftlichen Forschungsstand zum Phänomen Suizid umfassend zu referieren; vielmehr kann für allgemeine Informationen auf die zahlreich vorhandene Fachliteratur verwiesen werden, die das Problem vornehmlich aus medizinischer, psychologischer und psychotherapeutischer, aber auch aus sozial- und kulturwissenschaftlicher, nicht zuletzt natürlich aus philosophischer und theologischer Sicht behandelt.[24] Betont sei aber, dass nach Auffassung des Verfassers

Zeitraums aus, was angesichts sich gerade auf regionaler Ebene relativ rasch wandelnder Bevölkerungszahlen unbedingt vermieden werden sollte, da so gegenüber den tatsächlichen Relationen divergierende Ergebnisse produziert würden.

[21] Vgl. Watzka, Sozialstruktur und Suizid, S. 29-31.

[22] Ebd., S. 32.

[23] Berechnung des Verfassers auf Basis der Daten der Todesursachenstatistik der Statistik Austria.

[24] Hier angeführt seien lediglich die wichtigsten aktuellen Einführungs- und Übersichtswerke deutscher Sprache sowie einige ausgewählte englischsprachige Arbeiten: Thomas Bronisch, Der Suizid. Ursa-

gerade epidemiologische Fragestellungen zum Suizid – also insbesondere die Frage nach regionalen und nationalen, aber auch zeitlichen Varianzen in den Suizidhäufigkeiten – nur durch transdisziplinäre Herangehensweisen jemals einigermaßen zufriedenstellend lösbar sein werden. Damit zusammenhängend wird auch ein einigermaßen vollständiges Bild der Möglichkeiten suizidpräventiven Handelns erst durch eine tatsächlich multiprofessionelle Perspektive entstehen können, in welche medizinisch-biologische, ökologische, psychologische und psychotherapeutische, nicht zuletzt auch verhaltens-, sozial- und kulturwissenschaftliche Forschungsergebnisse Eingang finden.

Ein Versuch einer Zusammenschau der fundamentalen bisherigen Einsichten der unterschiedlichen an der Suizidforschung maßgeblich beteiligten Disziplinen für den Zweck der Generierung und Detaillierung empirischer Fragestellungen zur erhöhten Suizidalität im Bundesland Steiermark wurde vom Verfasser bereits im Rahmen der 1. Steirischen Suizidstudie unternommen, sodass hier für eine ausführlichere Darstellung auf die diesbezüglichen Erörterungen in derselben verwiesen werden kann.[25]

Zusammenfassend sei an dieser Stelle lediglich wiederholt: Die epidemiologisch, also auf die Fragestellung der Verbreitung des Phänomens innerhalb der Bevölkerung hin orientierte Forschung zur Suizidalität ist sich seit langem weitestgehend einig, dass einige demographische – zugleich biologisch, wie sozial-kulturell hochbedeutsame – Merkmale das individuelle Suizidrisiko wesentlich beeinflussen, und damit bei Vorliegen unterschiedlicher Verteilungen in unterschiedlichen Populationen auch wichtige Teilerklärungen für die empirisch feststellbaren Varianzen kollektiver Suizidraten liefern können:

---

chen - Warnsignale - Prävention. München 2002; Gernot Sonneck, Krisenintervention und Suizidverhütung. Wien 2000; Wolfram Dorrmann, Suizid. Therapeutische Interventionen bei Selbsttötungsabsichten. Stuttgart 2009; Hans Wedler, Manfred Wolfersdorf, Rainer Welz (Hg.), Therapie bei Suizidgefährdung. Ein Handbuch. Regensburg 1992; Manfred Wolfersdorf, Christoph Franke (Hg.), Suizidforschung und Suizidprävention am Ende des 20. Jahrhunderts. Regensburg 2000; Manfred Wolfersdorf, Thomas Bronisch, Hans Wedler (Hg.), Suizidalität. Verstehen – Vorbeugen – Behandeln. Regensburg 2008; Günter Albrecht, Suizid. In: Günter Albrecht, Axel Groenemeyer (Hg.), Handbuch soziale Probleme, Wiesbaden 2012, Bd. 2, S. 979-1173; Klaus Feldmann, Tod und Gesellschaft. Sozialwissenschaftliche Thanatologie im Überblick. Wiesbaden 2010; Ines Kappert, Benigna Gerisch, Georg Fiedler (Hg.), Ein Denken, das zum Sterben führt. Selbst-tötung - das Tabu und seine Brüche. Göttingen 2004; Andreas Bähr, Hans Medick (Hg.), Sterben von eigener Hand. Selbsttötung als kulturelle Praxis. Köln 2005; Jörn Ahrens, Selbstmord. Die Geste des illegitimen Todes. München 2001; Ursula Baumann, Vom Recht auf den eigenen Tod. Die Geschichte des Suizids vom 18. bis zum 20. Jahrhundert. Weimar 2001; George Minois, Geschichte des Selbstmords. Düsseldorf 1996; Danuta Wasserman, Camilla Wasserman (Hg.), Oxford Textbook of Suiciology and Suicide Prevention. Oxford u.a. 2009; Keith Hawton, Kees van Heeringen (Hg.), The International Handbook of Suicide and Attempted Suicide. Chichester u.a. 2002; Armin Schmidtke et al. (Hg.), Suicidal behaviour in Europe: Results from the WHO/Euro multicentre study on suicidal behavior. Bern 2004; Christian Baudelot, Roger Establet, Suicide. The Hidden side of modernity. Cambridge - Malden 2008; David Lester, Bijou Yang, The Economy and Suicide. Economic perspectives on suicide. New York 1997; Ronald Clarke, David Lester, Suicide: Closing the exits. New Brunswick 2013.

[25] Vgl. Watzka, Sozialstruktur und Suizid, S. 33-78.

An allererster Stelle ist diesbezüglich das Geschlecht zu nennen; nahezu überall weltweit töten sich regelmäßig weitaus mehr Männer als Frauen selbst; in europäischen Gesellschaften liegen die festzustellenden Relationen (der sogenannte Gender-Ratio des Suizids) häufig bei etwa 3:1, stellen demnach Selbsttötungen von männlichen Personen etwa drei Viertel aller Suizide dar, und solche von weiblichen Personen „nur" etwa ein Viertel; allerdings sind festzustellende Abweichungen beträchtlich, und reichen, wenn man lediglich Staaten mit relativ solider Todesursachgenstatistik berücksichtigt, von Verhältnissen von ca. 2:1 in den Niederlanden in manchen Erhebungsjahren nach 2000 bis zu Relationen von ca. 6:1 zum Beispiel in Polen und Litauen in den Jahren 2008 bzw. 2009.[26] Schon diese Varianzen[27] weisen darauf hin, dass bei aller wahrscheinlicher Bedeutung biologischer Aspekte für das Zustandekommen der erheblichen Geschlechterdifferenz im letalen suizidalen Verhalten auch soziale und kulturelle Bedingungen stark einwirken.

Analoges kann vom Lebensalter behauptet werden: Auch hier zeigen sich im internationalen Vergleich dominierende Muster, zugleich aber beträchtliche Abweichungen in einigen Gesellschaften; vorherrschend im europäischen Raum sowie in industrialisierten Gesellschaften generell ist aber eine beträchtliche Übersterblichkeit älterer Menschen durch Suizid im Vergleich zu Personen jüngeren Alters.[28] Meist steigen die Suizidraten mit dem Lebensalter ab der Pubertät zunächst allmählich, ab dem Ende des Erwerbsalters dann aber stark an, wobei beide Geschlechter betrotten sind, Männer aber ungleich massiver als Frauen.[29] Diese fundamentalen Befunde wurden seit den 1980er Jahren systematisch international erhoben und bestätigen sich weiterhin anhand aktueller Daten. Auch hier dürfen die Trends empirischer Daten aber nicht mit ‚universalen' Naturgesetzen verwechselt werden, zeigen doch die Erhebungen für manche außereuropäische Länder ein gegenteiliges Bild des Absinkens der Suizidraten im höheren, im Allgemeinen nicht mehr dem Erwerbsleben gewidmeten Alter, und stellten sich auch in den traditionell-vorindustriellen Gesellschaften Europas, soweit die Datenlage hier sichere Schlüsse zulässt, die altersassoziierten Suizidrisiken noch erheblich anders dar, als in der Gegenwart[30]

[26] Vgl. hierzu besonders die zusammenfassende Darstellung der offiziellen nationalen Suizidstatistiken auf den Websites der WHO: http://www.who.int/mental_health/prevention/suicide_rates/en

[27] Bei globaler Betrachtung stellen sich die Unterschiede noch deutlicher dar; einzelne asiatische Länder weisen in etwa „ausgeglichene" oder sogar „umgekehrte" Geschlechterrelationen auf, d.h. es überwiegen die Selbsttötungen von Frauen über jene der Männer. Vgl. Baudelot/Establet, Suicide; Andrew Cheng, Chau-Shoun Lee, Suicide in Asia and the Far East. In: Keith Hawton, Kees van Heeringen (Hg.), The International Handbook of Suicide and Attempted Suicide. Chichester u.a. 2002, S. 29-48.

[28] Vgl. Baudelot/Establet, Suicide, sowie: Daniel Harwood, Robin Jacoby, Suidical behaviour among the elderly. In: Keith Hawton, Kees van Heeringen (Hg.), The International Handbook of Suicide and Attempted Suicide. Chichester u.a. 2002, S. 275-291.

[29] Vgl. die Zusammenstellung für ausgewählte Staaten in: Sonneck, Krisenintervention, S. 259f.

[30] Vgl. hierzu Watzka, Sozialstruktur und Suizid, S. 37, mit weiterführenden Angaben. Genau dieser Punkt ist aus Sicht des Verfassers ein zentrales Argument gegen ein ausschließliches oder vorrangiges

Ein weiterer – und aus medizinischer wie psychologischer Sicht wohl der wichtigste Faktor – für die Entstehung von Suizidalität und damit auch für die Abschätzung von individuellem bzw. kollektiven Suizidrisiken, ist das Vorliegen psychischer Störungen bzw. Erkrankungen bei einer Person respektive das Ausmaß von deren Verbreitung in einer gegebenen Bevölkerungsgruppe bzw. Gesamtbevölkerung. Zwar kennt die moderne Psychiatrie und Psychologie eine Vielzahl von unterschiedlichen mentalen Dysfunktionen mit ebenso unterschiedlichen Ursachen, Schweregraden und Auswirkungen auf die Betroffenen, und damit auch unterschiedlichen Konsequenzen für das Auftreten von Suizidalität, als deren Risiko in gewissem Maß erhöhend gelten aber nahezu alle.[31] Weitestgehende Einigkeit besteht darüber hinaus darin, dass bei starken affektiven Störungen, allen voran „major depressions" („schwere Depressionen") und bipolaren Störungen (Manie-Depression), sowie bei massiven Wahrnehmungs- und Denkstörungen (Schizophrenie, wahnhafte Störungen; sogenannte „Psychosen"), aber auch bei Abhängigkeitserkrankungen (Alkohol, Opiate etc. sowie nicht-substanzgebundene Suchten) das individuelle Suizidrisiko stark erhöht ist, wenngleich selbstverständlich nicht alle Betroffenen Selbsttötungsabsichten hegen, geschweige denn irgendwann konkrete Suizidhandlungen setzen. Für epidemiologische Fragestellungen ist es zudem von zentraler Bedeutung, zu beachten, dass das individuelle Auftreten einer psychischen Erkrankung seinerseits nicht ein isoliertes (und z.B. rein genetisch oder psychologisch erklärbares) Phänomen darstellt, sondern stets in komplexen gesellschaftlichen und ökologischen Zusammenhängen steht.

Neben psychischen Störungen erkennt die neuere Suizidforschung zunehmend auch die Bedeutung schwerer körperlicher Erkrankungen als suizid-disponierend und damit nicht nur für die individuelle Risikoabschätzung, sondern auch epidemiologisch hochrelevant an.[32] Hier besteht offensichtlich – unter den Gegebenheiten einer höchst potenten modernen Körpermedizin – ein starker Zusammenhang mit dem Phänomen der mit dem Alter zunehmenden Suizidhäufigkeit, steigt doch mit zunehmendem Lebensalter auch das Risiko des Leidens an auch nach aktuellem medizinischen Stand nicht heilbaren Erkrankungen (z.B. Karzinome, degenerative Herz-Kreislauf-Erkrankungen oder Erkrankungen des Muskel- und Skelettsystems). Auch derartige körperliche Erkrankungen sind wiederum in unterschiedlichen Bevölkerungen und Bevölkerungsgruppen in sehr unterschiedlichen Häufigkeiten anzutreffen, da diese den jeweiligen Risikofaktoren in sehr verschiedenem Maß ausgesetzt sein können.[33]

Arbeiten mit altersstandardisierten Raten in der Suizidologie, kann doch Suizidalität offenkundig nicht als „degenerative" oder sonst strikt altersassoziierte biologische Erscheinung angesehen werden.

[31] Vgl. z.B. Bronisch, Suizid, S. 40.

[32] Vgl. hierzu: Elsebeth Nylev Stenanger, Egon Stenanger, Physical illness and suicidal behavior. In: Keith Hawton, Kees van Heeringen (Hg.), The International Handbook of Suicide and Attempted Suicide. Chichester u.a. 2002, S. 405-420.

[33] Vgl. Ruth Bonita, Robert Beaglehole, Tord Kjellström, Einführung in die Epidemiologie. Bern 2008.

Neben für größere Populationen schwer exakt messbaren Verhaltensweisen, wie z.B. regelmäßigem Zigarettenrauchen, bedingen diesen Umstand der Ungleichverteilung von Krankheitsrisiken auch statistisch gut erhebbare Faktoren; abgesehen von schon angesprochenen demographischen Basisvariablen wie Geschlecht und Alter zählen hierzu nicht zuletzt soziale und ökonomische Parameter, die zweifellos vielfältig auf die individuellen Risiken für somatische und psychische Erkrankungen einwirken, aber auch direkt das Risiko für suizidales Verhalten zu beeinflussen scheinen

Als wichtigste unter den soeben angesprochenen, sozio-ökonomischen Risikofaktoren für Suizid können jedenfalls gelten: Niedriger sozialer Status insgesamt, respektive niedriges Einkommen, niedriger Berufsstatus bzw. Arbeitslosigkeit; niedriges Ausbildungsniveau; [34] allerdings sind auch Personen mit sehr hohem sozialen Status, den bisherigen Forschungsergebnissen zufolge, stärker suizidgefährdet, als „Durchschnittsbürger“.[35] Neben diesen im engeren Sinn sozialstrukturellen Aspekten werden aber seit dem Beginn sozialwissenschaftlichen Suizidforschung auch soziokulturelle Faktoren für die beobachtbaren Unterschiede in den Suizidhäufigkeiten unterschiedlicher Kollektive (Gesellschaften, Regionen, Gemeinden usw.) verantwortlich gemacht, allen voran Verschiedenheiten der Religionszugehörigkeiten und –praxen.

Schon Durkheim hat Ende des 19. Jahrhunderts auf das deutliche, gesamteuropäisch feststellbare Muster hingewiesen, wonach in stark protestantisch geprägten Regionen die Suizidraten meist deutlich höher sind, als in vorwiegend katholischen.[36] Dieser Befund dürfte noch heute nicht ganz an Gültigkeit verloren haben, freilich ist mit der sinkenden Bedeutung der Religionen für das Alltagsleben des Großteils der Bevölkerung auch ein Rückgang der Relevanz dieses Faktors für die Haltungen zum Suizid vermutbar. Allerdings werden die kollektiven Einstellungen zum Suizid, deren national, regional und auch subkulturell sehr unterschiedliche Ausprägung mittlerweile durch zahlreiche Studien belegt ist,[37] neben dem Einfluss religiösen Überzeugungen auch von vielen anderen Faktoren beeinflusst, und unterliegen, wie fundamentale Lebensauffassungen überhaupt, im Allgemeinen radikalen Veränderungen nur im Rahmen von langfristigen Prozessen.

[34] Vgl. Watzka, Sozialstruktur und Suizid, S. 47-58, Baudelot/Establet, Suicide, bes. S. 13-23 u. 141-160; Günter Albrecht, Suizid. In: Günter Albrecht, Axel Groenemeyer (Hg.), Handbuch soziale Probleme, Wiesbaden 2012, Bd. 2, S. 979-1173; Ilkka Henrik Mäkinen, Danuta Wasserman, Labour market, work environment and suicide. In: Danuta Wasserman, Camilla Wasserman (Hg.), Oxford Textbook of Suiciology and Suicide Prevention. Oxford u.a. 2009, S. 221-229; Stephen Platt, Keith Hawton, Suicidal Behaviour and the Labour Market. In: Keith Hawton, Kees van Heeringen (Hg.), The international handbook of suicide and attempted suicide. Chicester u.a. 2000, S. 309-384.

[35] Hierzu bereits: Emile Durkheim. Der Selbstmord. Frankfurt a.M. 1983 (zuerst frz. 1897).

[36] Vgl. Durkheim. Der Selbstmord, bes. S. 162-185.

[37] Vgl. Wasserman/Wasserman (Hg.), Oxford Textbook of suiciology and suicide prevention, S. 3-87.

Über diese Aspekte hinaus ist auch die jeweilige Wohnsituation offenkundig von erheblicher Bedeutung für das individuelle Suizidrisiko, und diese ihrerseits steht wiederum stark in Zusammenhang mit dem sozialen Status und der persönlichen (Erwerbs-)Biographie einerseits, der gesundheitlichen Verfassung andererseits. So haben Insassen nahezu aller Arten von „Anstalten“, wie Gefängnissen, psychiatrischen, aber auch allgemeinmedizinischen Krankenhäusern, Pflege-, Behinderten- und Altersheimen, deutlich erhöhte Suizidraten gegenüber der nicht-institutionalisiert, also in Privathaushalten lebenden Bevölkerung.[38]

Weniger eindeutig stellt sich der Einfluss der weiteren Wohnumgebung, also von Gemeindegröße bzw. Urbanisierungsgrad auf die Suizidhäufigkeit dar. Hierzu kann summarisch festgestellt werden, dass ältere Studien bis etwa zur Mitte des 20. Jahrhunderts fast immer eine erhebliche „Übersterblichkeit“ durch Selbsttötung in den großen Städten konstatierten, und dies meist wohl zu Recht;[39] jüngere Befunde zeigen jedoch, zumindest für die „alten“ Industriestaaten Europas, ein sich wandelndes Bild, mit zurückgehenden Suizidraten in den urbanen Zentren,[40] und unverändert hohen Raten in vielen ländlichen Regionen, welche damit insbesondere in Österreich mittlerweile seit mehreren Jahrzehnten die am stärksten betroffenen Regionen im innerstaatlichen Vergleich darstellen.[41] Allerdings ist diese bedeutsame Veränderung bislang nicht einmal in Expertenkreisen allgemein bekannt geworden, sodass insbesondere ein Teil der medizinischen und psychologischen Literatur immer noch fälschlich die großen Städte als stärker von Suizidalität betroffen darstellt, als das vermeintlich ‚idyllischere‘ Land.

Sucht man nach Erklärungen für diesen Wandel, rückt rasch ein weiterer Aspekt ins Zentrum der Aufmerksamkeit, der erst im Laufe der letzten Jahrzehnte größere Bedeutung erlangen konnte, nämlich das Entstehen von psychiatrischen, psychotherapeutischen und psychosozialen Therapie- und Betreuungsangeboten, denen erstens eine tatsächliche und erhebliche suizidpräventive Wirksamkeit unterstellt werden

---

[38] Für die österreichische Situation vgl. zum Bereich Gefängnisse: Stefan Fruehwald et al., Impact of overcrowding and legislational change on the incidence of suicide in custody. Experiences in Austria 1967-1996. In: International Journal of Law and Psychiatry 25/2 (2002), S. 119-128; Stefan Frühwald, Kriminalität und Suizidalität. Selbstmorde in Österreichs Haftanstalten 1975-1984. Ursachen, Statistik, Schlussfolgerungen. In: Zeitschrift für Strafvollzug und Straffälligenhilfe 45/4 (1996), S. 218-224; für psychiatrische Anstalten vgl. die Ergebnisse der Vorgängerstudie: Watzka, Sozialstruktur und Suizid, bes. S. 326-332. Zum Problem der „Hospitalisierung“ in „totalen Institutionen“ immer noch grundlegend: Erving Goffman, Asyle. Über die soziale Situation psychiatrischer Patienten und anderer Insassen. Frankfurt a.M. 1973.

[39] Vgl. Durkheim, Der Selbstmord, bes. S. 137-146; auch: Enrico Morselli, Der Selbstmord. Ein Kapitel aus der Moralstatistik. Leipzig 1881, bes. S. 171-179.

[40] Vgl. Baudelot/Establet, Suicide, S. 124-132.

[41] Vgl. Watzka, Sozialstruktur und Suizid, bes. S. 111-124, Nestor Kapusta et al., Rural-urban differences in Austrian suicides. In: Social Psychiatry und Psychiatric Epidemiology 43 (2008), S. 311-318.

kann, und die zweitens über begrenzte Kreise sozialer Eliten hinaus breiteren Bevölkerungskreisen zugänglich gemacht wurden.[42]

Diese gleichfalls für alle Industriestaaten beobachtbare Entwicklung des Einsatzes moderner Psychopharmaka und verbesserter psychotherapeutischer Verfahren, sowie der Schaffung zahlreicher ambulanter und extramuraler Behandlungsangebote – Facharzt- und psychotherapeutische Praxen, psychosoziale Zentren, betreute Übergangs-Wohngemeinschaften für psychisch Kranke u.a. – setzt in Österreich ab den 1980er Jahren an und erlebte im Laufe der 1990er und 2000er Jahre einen beträchtlichen Ausbau, der aber noch nicht abgeschlossen ist.[43]

Neben derartigen, soziokulturellen Faktoren wurden und werden immer wieder auch ökologische Unterschiede für regionale und nationale Differenzen in den Suizidraten verantwortlich gemacht, von verschiedenen durchschnittlichen Temperaturen über unterschiedlich langen Sonnenscheindauern und topographische Differenzen bis hin zu Unterschieden in der – natürlich gegebene oder auch menschengemachten – chemischen Zusammensetzung von Nahrungsmitteln und Trinkwasser. Nicht wenige diesbezügliche Hypothesen wurden in der Vergangenheit allzu generell formuliert; dennoch sind ökologische Einflüsse auf die Suizidhäufigkeiten einer Population durchaus anzunehmen, wenn auch die seriöse diesbezügliche Forschung erst in den Anfängen steckt.

So ist etwa sehr wohl von protektiven Wirkungen von ausreichend Sonneneinstrahlung gegen gewisse Formen von Depressionen auszugehen,[44] was in Regionen mit diesbezüglichen topographischen bzw. meteorologischen Einschränkungen durch hohe Gebirge oder sehr häufige Bewölkung umgekehrt negative Folgen für die Suizidrate nach sich ziehen sollte, wenn man nicht davon ausgeht, dass die Bewohner derartiger Gegenden gegen solche Beeinträchtigungen eine besondere „Resistenz" entwickelt haben. Und für den Bereich der geochemischen Gegebenheiten konnten erst kürzlich österreichische Suizidforscher bemerkenswerte neue Erkenntnisse präsentieren, indem sie einen deutlichen, negativen statistischen Zusammenhang zwischen dem Gehalt des Elements Lithium im Trinkwasser einer Region und der jeweiligen regionalen Suizidrate nachweisen konnten.[45]

---

[42] Vgl. hierzu Wasserman/Wasserman (Hg.), Oxford Textbook of suiciology and suicide prevention, Hawton, van Heeringen (Hg.), The international handbook of suicide and attempted suicide.

[43] Vgl. Joachim Hagleitner, Alexander Eggerth, Versorgung mit Psychotherapie und Psychopharmaka. Wien 2009 [Internetressource, abrufbar unter: http://www.goeg.at]; Heinz Katschnig et al., Österreichischer Psychiatriebericht 2001. Wien 2001, Heinz Katschnig, Peter Denk, Michael Scherer, Österreichischer Psychiatriebericht 2004. Wien 2004 [Internetressource, abrufbar unter: www.bmgf.gv.at].

[44] Vgl. Thomas Becker, Norman Sartorius, Ökologie und Psychiatrie. In: Hanfried Helmchen et al. (Hg.), Psychiatrie der Gegenwart, Bd. 1. Berlin 1999, S. 473-506.

[45] Nestor Kapusta et al., Lithium in drinking water is inversely associated with suicide mortality. In: British Journal of Psychiatry 198 (2011), S: 346-350.

Im Anschluss sei an dieser Stelle gleich der spezifische Forschungsstand zur Suizidalität in Österreich zumindest kurz unter Nennung der wichtigsten neueren Literatur angesprochen, wobei auch hier angesichts der Ziele der vorliegenden Studie vor allem epidemiologisch relevante Erkenntnisse von Interesse sind.[46]

Diesbezügliche Forschungen wurden innerhalb Österreichs in den letzten Jahren vornehmlich in Wien, Tirol, Salzburg und Steiermark betrieben, wobei allen voran die „Wiener Werkstätte für Suizidforschung" und das Kriseninterventionszentrum Wien zu nennen sind, die sowohl für die Suizid- und Suizidpräventionsforschung insgesamt, als auch im Bereich der Epidemiologie des Suizids seit den 1980er Jahren unter der Leitung von Gernot Sonneck eine umfassende und produktive Tätigkeit entfalten, gestützt auf eine größere Zahl sehr engagierter Mitarbeiter/innen.[47]

Für den epidemiologischen Bereich ist hierbei, neben sehr hilfreichen jährlichen Online-Darstellungen zu den aktuellen, fundamentalen Daten der österreichischen Suizid-Statistik durch Nestor Kapusta für die Jahre ab 2009[48], auf etliche rezente Publikationen von Nestor Kapusta, Gernot Sonneck, Martin Voracek, Elmar Etzersdorfer, Lisa Loibl, Kanita Dervic, Thomas Niederkrotenthaler, Kristina Ritter, Thomas Stompe u.a. hinzuweisen, die sich u.a. den Themen Kinder- und Jugendsuizide, Alterssuizide, Auswirkungen der Zugänglichkeit zu Suizidmitteln, Zusammenhang des psychosozialen und medizinischen Versorgungsgrades mit den Suizidraten, Stadt-Land-Differenzen der Suizidraten, Auswirkungen von medialer Berichterstattung auf die Suizidhäufigkeit, Auswirkungen kollektiver Einstellungen zu Suizid, sowie der Untersuchung der Bedeutung genetischer und ökologischer, ja sogar – mit negativem Ergebnis – astronomischer Faktoren widmen.[49]

---

[46] Österreich hat in der internationalen Suizidforschung allgemein eine durchaus prominente Stellung, und zwar seit den in vielem wegweisenden Arbeiten Erwin Ringels ab den 1950er Jahren.

[47] Vgl. eine Liste mit weit über 100 Publikationen der letzten 10 Jahre: http://www.suizidforschung.at

[48] Nestor Kapusta, Aktuelle Daten und Fakten zur Zahl der Suizide in Österreich 2009, Wien 2010; Nestor Kapusta, Aktuelle Daten und Fakten zur Zahl der Suizide in Österreich 2010; Wien 2011; Nestor Kapusta, Aktuelle Daten und Fakten zur Zahl der Suizide in Österreich 2011; Wien 2012 (Online abrufbar auf: www.suizidforschung.at).

[49] Vgl. bes. Kanita Dervic et al., Suicide among Viennese minors, 1946-2002. In: Wiener klinische Wochenschrift, 118 (2006), S. 152-159; Elmar Etzersdorfer, Nestor Kapusta, Gernot Sonneck, Suicide by shooting is correlated to rate of gun licenses in Austrian counties. In: Wiener Klinische Wochenschrift 118 (2006), 464-468; Nestor Kapusta, Elmar Etzersdorfer, Gernot Sonneck, Trends in suicide rates of the elderly in Austria, 1970-2004: an analysis of changes in terms of age groups, suicide methods and gender. In: International Journal of Geriatric Psychiatry, 22/5 (2007), S. 438-444; Nestor Kapusta et al., Availability of mental health service providers and suicide rates in Austria: a nationwide study. In: Psychiatric Services 61/12 (2010), S. 1198-1203; Benjamin Vyssoki et al., Inpatient treatment of major depression in Austria between 1989 and 2009: impact of downsizing of psychiatric hospitals on admissions, suicide rates and outpatient psychiatric service. In: Journal of Affective Disorders 133 (2011), S. 93-96; Nestor Kapusta et al. Influence of Psychotherapist Density and Antidepressant Sales on Suicide Rates. In: Acta Psychiatrica Scandinavica 119 (2009), S. 236-242; Nestor

Auch die Salzburger Suizid-Forschungsgruppe an der Paracelsus Medizinischen Privatuniversität um Reinhold Fartacek hat wichtige Beiträge zur Erforschung des Suizids in Österreich geliefert, wobei hier epidemiologisch bedeutsame Arbeitsschwerpunkte u.a. in den Zusammenhängen von Suizidalität und sexueller Orientierung sowie Suizidrisiko bei schweren und chronisachen psychischen Erkrankungen einerseits, bei Anpassungsstörungen andererseits liegen.[50]

In Tirol wiederum wurde unter der Leitung von Christian Haring in den letzten Jahren insbesondere die Umsetzung des österreichweiten Suizidpräventionsplans vorangetrieben, in welchem Kontext in bundesländer-übergreifender Zusammenarbeit mehrere zentrale Publikationen zur aktuellen Epidemiologie der Selbsttötung in Österreich entstanden sind: Neben der Publikation der erwähnten, aktualisierten Suizidpräventionsplans selbst (Akronym: SUPRA) im Jahr 2011[51] sei hier insbesondere auf die Arbeiten im Rahmen der WHO-multicentre-Studie zu suizidalem Verhalten sowie des europaweiten Suizidpräventions-Forschungsprogramms SEYLE sowie auf die Herausgabe mehrerer Österreich-Schwerpunktnummern in einschlägigen Journalen hingewiesen.[52] Darüber hinaus betreiben an

Kapusta et al., Rural-urban differences in Austrian suicides. In: Social Psychiatry und Psychiatric Epidemiology 43 (2008), S. 311-318; Thomas Niederkrotenthaler et al., The role of media reports in completed and prevented suicide–Werther versus Papageno effects. British Journal of Psychiatry (197) 2010, S. 234-243; Kristina Ritter, Thomas Stompe, Die Akzeptanz von Suizidmotiven – ein Schlüssel zu den Unterschieden nationaler Suizidraten? Neuropsychiatrie 22 (2008), S. 1-8; Gernot Sonneck et al., Suizid des alten Menschen. In: Österreichische Ärztezeitung 11/6 (2006), S. 31-48; Martin Voracek et al., Consistency of immigrant suicide rates in Austria with country-of-birth suicide rates: A role for genetic risk factors for suicide? In: Psychiatry Research 170 (2009), S. 286-289; Martin Voracek et al., Not carried away by a moonlight shadow: No evidence for associations between suicide occurrence and lunar phase among more than 65,000 suicide cases in Austria, 1970-2006. In: Wiener Klinische Wochenschrift, 120 (2006), S. 343-349.

50 Vgl. Martin Plöderl, Sexuelle Orientierung, psychische Gesundheit und Suizidalität. Weinheim 2005; Martin Plöderl, Reinhold Fartacek, Suicidality and associated risk factors among lesbian, gay, and bisexual compared to heterosexual Austrian adults. In: Suicide and Life-Threatening Behavior, 35 (2005), S. 661-670; Martin Plöderl, Reinhold Fartacek, Childhood gender nonconformity and childhood harassment as predictors of suicidality among gay, lesbian, bisexual, and heterosexual Austrians. In: Archives of Sexual Behavior, 38/3 (2009), S. 400-410; Karl Kralovec et al., Die Rolle von Religion und Religiosität in der Suizidologie. In: Psychiatrie und Psychotherapie, 1 (2009) 17-20; Martin Plöderl et al., Aggressivität, Impulsivität und die Entscheidung zu einer Suizidmethode. In: Suizidprophylaxe, 140 (2010) 3-7; Martin Plöderl, Gregor Faistauer, Reinhold Fartacek, The contribution of schools to the feeling of acceptance and the risk of suicide attempts among Austrian gay and bisexual males. Journal of Homosexuality, 57 (2010), S. 819-841; Karl Kralovec et al., Religion and suicide risk in lesbian, gay, and bisexual Austrians. In: Journal of Religion and Health 2012: Doi: 10.1007/s10943-012-9645-2.

51 Christian Haring et al., SUPRA – Suizidprävention Austria. Wien 2011.

52 Neuropsychiatrie 26/3 (2012); Suizidprophylaxe 39/2 (2012); Dirk Dunkel et al., Suicidal Behavior in Austria. In: Armin Schmidtke et al. (Hg.), Suicidal behaviour in Europe: Results from the WHO/Euro multicentre study on suicidal behavior. Bern 2004, S. 113-122; Armin Schmidtke et al., Sociodemographic characteristics of suicide attempters in Europe. In: Armin Schmidtke et al. (Hg.),

der Medizinischen Universität Innsbruck Hartmann Hinterhuber und Eberhard Deisenhmmer mit MitarbeiterInnen fruchtbare Forschungen u.a. zu Suizidalität im stationären Bereich sowie zu Migration als Einflussfaktor auf suizidales Verhalten.[53]

Für die Steiermark selbst sind schließlich, neben der erwähnten, ersten umfassenden epidemiologischen Suizidstudie des Autors aus dem Jahr 2007, auf mehrere rezentere Aufsatzpublikationen des Verfassers zu erwähnen, die sich ebenfalls vorrangig sozialen Aspekten des Suizidgeschehens widmen;[54] weiters Studien, die von Hans-Peter Kapfhammer, Human-Friedrich Unterrainer u.a. an der Medizinischen Universität Graz betrieben werden, und neben biologischen und psychopathologischen Aspekten von Suizidalität auch soziokulturelle und epidemiologische Fragestellungen betreffen.[55]

Suicidal behaviour in Europe: Results from the WHO/Euro multicentre study on suicidal behavior. Bern 2004, S. 29-43; Camilla Wasserman et al., Suicide prevention for youth--a mental health awareness program: lessons learned from the Saving and Empowering Young Lives in Europe (SEYLE) intervention study. In: BMC Public Health 9/12 (2012).

[53] Vgl. Eberhard Deisenhammer et al., Ethnic and migrational impact on the clinical manifestation of depression. In: Social Psychiatry and Psychiatric Epidemiology 47 (2012), S. 1121-1129, Eberhard Deisenhammer et al., The duration of the suicidal process. How much time is left for intervention between consideration and accomplishment of a suicide attempt? In: Journal of Clinical Psychiatry 70 (2009), S. 19-24.

[54] Carlos Watzka, Soziale Bedingungen von Selbsttötungen in Österreich. Eine Übersicht zu Risiko- und Schutzfaktoren. In: Neuropsychiatrie 26 (2012), S. 95-102; Carlos Watzka, Eine Frage der Erreichbarkeit. Soziologische Befunde zu Ausbaugrad und Angebotsstrukturen von Suizidprävention und Krisenintervention in Österreich. In: Suizidprophylaxe. Theorie und Praxis 39, Heft 2 (2012), S. 69-75; Carlos Watzka, Zur Suizidstatistik für Österreich 2000-2009. In: Kurzberichte des Institus für Suizid-Prävention und -Forschung 2/1 (2010), S. 1-8; Carlos Watzka, Zum Suizidgeschehen in Österreich 2001-2008. In: Kurzberichte des Institus für Suizid-Prävention und -Forschung 1/1 (2009), S. 1-4; Carlos Watzka, Thomas Hutsteiner, Josef Missethon, Stand und Perspektiven der Suizidprävention in Österreich. ExpertInnenbefragung zur Sicht von PsychotherapeutInnen, PsychologInnen und ÄrztInnen [Onlinepublikation 2009].

[55] Giancarlo Giupponi et al., The association between suicide and the utilization of mental health services in South Tirol, Italy: A psychological autopsy study. In: International Journal for Social Psychiatry 60/1 (2014), S. 30-39; Human-Friedrich Unterrainer, Hans-Peter Kapfhammer, Religious/spiritual well-being in mentally ill persons II: The development of a short scale and comparison scores for clinical psychiatric groups and healthy controls. In: Neuropsychiatrie 28/2 (2014), S. 49-55, Human-Friedrich Unterrainer et al., Religious/spiritual well-being in mentally ill persons: a comparison of anxious/depressives, addicts and healthy controls. In: Neuropsychiatrie 27/4 (2013), S. 172-179; Human-Friedrich Unterrainer, Andrew Lewis, Andreas Fink, Religious/Spiritual well-being, personality and mental health: a review of results and conceptual issues. In: Journal for Religion and Health 51/2 (2012).

2 Konzept, Methode und Durchführung der Studie

2.1 Konzept und Design der Studie

Für die vorliegende Fortsetzung der steirischen Suizidstudie für den Zeitraum 2005 bis 2009 wurden die Grundlinien des Konzeptes der ersten derartigen Studie, die vom Verfasser für den Zeitraum 1995 bis 2004 in den Jahren 2005 bis 2007 durchgeführt wurde, beibehalten.[56]

Es handelt sich demnach um eine quantitative, multivariat konzipierte epidemiologische Erhebung mit dem Fokus auf (psycho-)soziale und kulturelle, aber unter Einschluss auch ökologischer Faktoren zur Erhellung der Genese der im österreichweiten Vergleich – leider auch weiterhin – erhöhten Suizidraten im Bundesland Steiermark mit zwei Analysenebenen, nämlich jener des Individuums einerseits, und jener von kollektiven Erscheinungen andererseits, welche vorwiegend mittels Vergleichen von Aggregatdaten auf Bezirksebene untersucht werden.

Wie schon in der Vorgängerstudie wird auch diesmal ein besonderer Wert darauf gelegt, neben komplexen multivariaten Erklärungsmodellen auch eine umfassende Dokumentation univariater Verteilungen und bi- sowie trivariater Zusammenhänge vorzulegen, zum einen aufgrund des diesbezüglichen praktischen Informationsbedürfnisses für Akteure/innen in der Suizidprävention, zum anderen, weil so vorgängig zu komplexen multivariaten Modelle, denen bei allem potentiellen Erkenntniswert aufgrund der notwendigen Beschränktheit der in sie aufgenommenen Variablen immer eine gewisse Willkürlichkeit anhaftet, gewisse elementare Sachverhalte am deutlichsten erkennbar werden, auch wenn dabei das Risiko von Fehlinterpretationen groß ist und interpretativ daher besondere Vorsicht an den Tag gelegt werden muss.

Hinsichtlich des Studiendesigns wiederum stellt sich die vorliegende Arbeit, ebenfalls im Anschluss an die Vorgängerstudie, für den Individualdatenbereich als Kombination aus Prävalenzerhebung und retrospektiver Kohortenstudie dar – überall, wo es die Datenlage erlaubt, kommt letzterer Ansatz zur Anwendung, ansonsten die schlichte Erhebung von Häufigkeiten, für den Bereich der Aggregatdaten als multivariate Querschnitts- wie auch Trendanalyse.

---

[56] Vgl. Watzka, Sozialstruktur und Suizid, S. 79-105.

Der räumliche Untersuchungsrahmen erstreckt sich für den Bereich der Aggregatdaten auf ganz Österreich, für den Bereich der Individualdaten auf das Bundesland Steiermark, der zeitliche Untersuchungsrahmen ist zunächst mit den Kalenderjahren 2005 bis 2009 definiert, umfasst also eine 5-Jahres-Spanne; um langfristigere Prozesse untersuchbar zu machen, greifen die vorgenommenen Berechnungen vielfach aber – in vergleichender Weise oder für Durchschnitts- und Trendberechnungen – auch auf die schon vorliegenden Daten zu früheren Erhebungsperioden zurück, v.a. auf solche zum Zeitraum 2000 bis 2004.

Als Datenquellen dienen einerseits Makrodaten auf Bezirksebene aus dem Bereich der Todesursachenstatistik für die abhängige Variable der Suizidraten, sowie aus unterschiedlichen fachlichen Gebieten der öffentlichen Statistik für die unabhängigen Variablen, wobei die Statistik Austria der wichtigste „Datenlieferant" ist, zum anderen Individualdaten zu den steirischen Suizidenten aus drei institutionellen Kontexten, nämlich solche der amtlichen Todesursachenstatistik, die über das Amt der Steiermärkischen Landesregierung, Referat Statistik und Geoinformation, zugänglich gemacht wurde, dann Daten der steirischen Sicherheitsbehörden auf Grundlage der behördlichen Ermittlungen bei Todesfällen durch Suizid, und schließlich Informationen der Steiermärkischen Gebietskrankenkasse zu den durch Suizid verstorbenen Versicherten im Beobachtungszeitraum.

2.2 Hypothesen, Variable und Daten in der Aggregatdatenanalyse

Ausgehend von den theoretischen Überlegungen, dem Erhebungskonzept sowie den empirischen Befunden der Vorgängerstudie war es vergleichsweise einfach, die zu erhebenden Parameter für den makrosozialen Teil der vorliegenden Studie festzulegen: Selbstverständlich sollten alle jene Variable, welche sich früher bereits als inhaltlich relevante, und statistisch nachweisbare Einflussgrößen auf die regionalen Suizidraten erwiesen haben, nun wieder auf ihre diesbezügliche Bedeutung überprüft werden. Zudem wurden einige wenige Parameter neu in den Untersuchungsplan aufgenommen, für die eine Möglichkeit des Zusammenhangs mit der Suizidrate erst in der Zwischenzeit sichtbar wurde, oder aber für die erst jetzt geeignete Datengrundlagen vorlagen. Umgekehrt konnte manche Variable, deren etwaige Relevanz auf Grundlage der ersten Studie sehr unwahrscheinlich wurde, aus der Liste der Erhebungsparameter entfernt werden, oder aber von ursprünglich mehreren Indikatoren für eine Variable nur mehr der bestgeeignete herangezogen werden.[57]

[57] Vgl. zu den Erhebungsparametern der Vorgängerstudie: Watzka, Sozialstruktur und Suizid, S. 88f.

Die in die Untersuchung aufgenommenen Faktoren sind nachfolgend gemeinsam mit den zugehörigen Indikatoren und den jeweils angenommenen Zusammenhängen mit der Suizidrate als Tabelle aufgelistet. Hier wird jeweils die zugehörige Hypothese angegeben, ob eine positive oder eine negative Korrelation mit der Suizidrate erwartet wurde, also ob angenommen wurde, dass höhere Werte des betreffenden Indikators auch mit höheren Suizidhäufigkeiten einhergehen (positive Korrelation), oder umgekehrt, dass höhere Werte der unabhängigen Variable zu niedrigeren Suizidraten führen würden. Angegeben in Tabelle 1 sind weiters die jeweiligen Erhebungszeitpunkte für die Indikatoren. Diese richten sich nach der Datenlage; wo möglich, wurden Durchschnitte der jährlichen Zahlen für den Erhebungszeitraum berechnet. Oftmals konnten wegen größerer Intervalle der betreffenden statistischen Erfassungen (z.B. Volkszählung: 10-jähriges Intervall) aber auch nur einzelne Jahre herangezogen werden. In diesen Fällen wurde darauf geachtet, nach Möglichkeit zumindest jeweils Daten eines Jahr rund um den Beginn sowie eines Jahres rund um das Ende des Beobachtungszeitraums zu erfassen, und hieraus einen Durchschnitt zu bilden.[58]

In der Tabelle mit angeführt sind weiters die jeweiligen Datenquellen, wobei es sich vornehmlich um die Statistik Austria handelt; für einzelne Indikatoren wurden aber auch Datenreihen des Bundesministerium für Inneres, des Bundesministeriums für Gesundheit, der Österreichischen Ärztekammer und des Arbeitsmarktservice herangezogen; schließlich wurden einzelne Parameter gesondert für die vorliegende Studie durch österreichweite Erhebungen eruiert.

Die Notwendigkeit eigener Erhebungen betraf den Bereich der Erhebung des Standes der psychiatrischen, psychotherapeutischen und psychosozialen Versorgung, und hier konkret Daten zu vier Variablen: 1) Distanz des jeweiligen Bezirks – gemessen anhand der Bezirkshauptstadt – zum nächstgelegenen stationären psychiatrischen Versorgungszentrum, 2) Rate von Dienststellen betreuend tätiger Professioneller in extramuralen psychosozialen Einrichtungen (psychosozialen Zentren u.ä.), 3) Dauer des bisherigen Bestandes von extramuralen psychosozialen Einrichtungen im jeweiligen Bezirk, 4) Rate der beruflich pro Bezirk tätigen PsychotherapeutInnen.

Für die übrigen Daten konnte auf bereits vorliegende Statistiken zurückgegriffen werden; die bereits in der Vorgängerstudie wurden die Werte für alle am Beginn des Erhebungszeitraums existenten österreichischen Bezirke einbezogen, Wien jedoch aufgrund der völlig anderen Bedeutung von Bezirksgrenzen als eine einzige Einheit betrachtet, was insgesamt eine Zahl von 99 Erhebungseinheiten

[58] Vorausgesetzt wird hierbei eine in etwa lineare, wenigstens nicht kurzfristig stark volatile Entwicklung der betreffenden Parameter, was bei den hier betrachteten strukturellen Variablen durchaus adäquat erscheint.

ergibt. Wo nötig, wurden Daten, die teilweise nicht für alle Bezirke vorlagen, sondern z.B. in einigen Fällen nur für zwei Bezirke gemeinsam, auf die einheitliche Bezirksklassifikation als Durchschnittswerte für beide Bezirke umgelegt. Dies betraf jedoch nur sehr wenige Parameter, und hier nur einzelne Bezirke. Die Daten zu den angeführten Variablen wurden in eine Gesamttabelle zusammengefasst und anschließend mit gängigen statistischen Analyseprogramen weiterbearbeitet und ausgewertet.

Tabelle 1: Faktoren und Indikatoren im makrosozialen Untersuchungsteil – Hypothetische Korrelationen mit der (rohen) Suizidrate[59]

Faktor	Indikator(en) (und Erhebungszeitpunkte)	hyp. Korr.	Quelle
Topographie	Anteil Dauersiedlungsraum (2000; 2008)	–	Stat A
Landschaftscharakter	Anteil der Waldflächen (2000; 2012)	+	Stat A
	Anteil der landwirtschaftl. Flächen (2000; 2012) *	–	Stat A
	Anteil der Alpen *	–	Stat A
Urbanisierung	Bevölkerungsdichte (2001; 2011) *	–	Stat A
Zukunftsperspektive	Bevölkerungsveränderung 2001–2011	–	Stat A
Demographische Struktur	Anteil der Unter-15-Jährigen (2001; 2011)	–	Stat A
	Anteil der Über-60-Jährigen (2001; 2011)	+	Stat A
	Durchschnittsalter (2001; 2011)	+	Stat A
Familiäre Integration	Anteil der Ledigen (2001) *	+	Stat A
	Anteil der Verheirateten (2001) *	–	Stat A
	Anteil der Geschiedenen (2001)	+	Stat A
	Anteil der Verwitweten (2001)	+	Stat A
Ethnisch-kulturelle Diversität	Anteil ausländischer StaatsbürgerInnen (2001; 2011)	–	Stat A
	Anteil im Ausland geborene Personen (2001; 2011) *	–	Stat A
Religiös-kulturelle Diversität	Anteil von Katholiken/innen (2001)	–	Stat A
	Anteil von Evangelischen (2001)	+	Stat A
	Anteil anderer Konfessionen (2001)	–	Stat A
	Anteil von Konfessionslosen (2001)	+	Stat A
Haushaltsstruktur	Anzahl der Personen pro (Privat-)Haushalt (2001)	+	Stat A
Wohnstruktur	Nutzfläche pro Bewohner/in (2001)	–	Stat A
Ökonom. Niveau	Durchschn. Arbeitnehmereinkommen (2001; 2010)	–	Stat A
Sozioökonomische Integration	Anteil der Arbeitslosen (2001; 2004-2007)	+	AMS
	Anteil der Erwerbstätigen (2001; 2010)	–	Stat A
Erwerbsstruktur (jeweils: Anteile an …)	Land- u. Forstwirtschaft (ÖNACE A/B; 2001; 2010)	+	Stat A
	Produktionsbereich, Bauwesen (ÖNACE C-F; 2001; 10)	+	Stat A
	Dienstleistungsbereich (ÖNACE G-N; 2001; 2010)	–	Stat A
	Selbständige (2001; 2010)	+	Stat A
	Arbeiter/innen (2001; 2010)	+	Stat A
	Angestellte/Beamte/innen (2001; 2010)	–	Stat A

[59] Gegenüber der Vorgängerstudie neu aufgenommene Faktoren sind mit „(*)“ gekennzeichnet.

Faktor	Indikator(en) (und Erhebungszeitpunkte)	hyp. Korr.	Quelle
	(Fortsetzung Tabelle 1)		
Bildungsniveau	Anteil Akademiker/innen (2001; 2010)	–	Stat A
	Anteil Personen mit Matura (2001; 2010)	–	Stat A
	Anteil Pers. m. BMS-/Lehrabschluss (2001; 2010)	+	Stat A
	Anteil Pers. mit Pflichtschulabschluss (2001; 2010)	+	Stat A
Aggressionsniveau	Rate Tötungs-/Körperverletzungsdelikte (2001–09)	+	BKA
Allg.med. Versorg.	Rate praktische Ärzte gesamt (2001-2003; 2010)	–	ÖAK
Ambulante psychiat. Versorgung	Rate der psychiatrischen und neurologischen Fachärzte gesamt (2001-2003; 2010)	–	ÖAK
Stationäre psychiat. Versorgung	Distanz des Bezirks zu einem stationär-psychiatrischen Zentrum (2005)	+	ECW
psychosoziale Versorgung	Rate von Dienststellen in extramuralen psychosozialen Einrichtungen (2001-2009) *	–	EVK
	Dauer des Bestandes extramuraler psychosozialer Einrichtungen (bis 2009) *	–	EVK
psychoth. Versorg.	Rate der Psychotherapeuten/innen (2004; 2010)	–	BMG

2.3 Hypothesen, Variable und Daten in der Individualdatenanalyse

Auch für den Bereich der Individualdatenerhebung konnte nun bereits auf dem Untersuchungsplan der Vorgängerstudie aufgebaut werden; auch hier schien es aber angeraten, einerseits gewisse Erhebungsparameter auszuscheiden, die sich als inhaltlich irrelevant oder aber in der Praxis nicht reliabel und valide genug erhebbar erwiesen haben, und umgekehrt neue Variable in das Erhebungsraster aufzunehmen, wo eigene Erfahrungen oder neue Forschungserkenntnisse anderer weitere, neue Untersuchungsaspekte als sowohl theoretisch relevant wie auch methodisch und forschungspraktisch umsetzbar erscheinen ließen.

Wie weiter oben schon erwähnt, wurden die Informationen auf der Individualdatenebene (wie schon bei der ersten einschlägigen Studie des Verfassers), was die Suizidenten anlangt, aus drei verschiedenen Quellen bezogen und sodann zusammengeführt, nämlich Daten aus der amtlichen Todesursachenstatistik einerseits, die in anonymer Form vom Amt der Steiermärkischen Landesregierung, Referat für Statistik und Geoinformation zur Verfügung gestellt wurden, dann Informationen der steirischen Polizeibehörden, welche für die vorliegende Studie wiederum den behördlichen Akten zu den Suizidfällen entnommen werden konnten, und schließlich Informationen der Steiermärkischen Gebietskrankenkasse zu den in der Steiermark durch Suizid Verstorbenen im Erhebungszeitraum.[60]

---

[60] Auf eine Bearbeitung auch von Sozialversicherungsdaten zu bei anderen Kassen versichert gewesenen Personen musste in diesem Fall verzichtet werden.

Tabelle 2: Variable im mikrosozialen Untersuchungsteil[61]

Dimension	Variable	Fragestellung	Datenquelle
Zeitliche Verteilung	Sterbejahr	Trend ?	TU; PA; SVI
	Sterbemonat	Saisonales Muster ?	TU; PA; SVI
Regionale Verteilung	Wohnbezirk	Region. Differenzen ?	TU; PA
	Ereignisbezirk	Region. Differenzen ?	TU; PA
Mikroregionale Verteilung	Wohngemeinde	Mikroregion. Muster ?	TU; PA
	Wohnortgröße	Urbanisierung ?	TU; PA
Geschlechterverteilung	Geschlecht	Geschlechterdiff. ?	TU; PA; SVI
	Geschlecht/Bezirk	Region. Differenzen ?	TU; PA; SVI
Altersverteilung	Alter (in Jahren)	Altersdifferenzen ?	TU; PA; SVI
	Alter/Bezirk	Region. Differenzen ?	TU; PA; SVI
Familienstatus	Familienstand	Ungl. Suizidrisiken ?	TU; PA
	Partnerschaft	Ungl. Suizidrisiken ?	PA
	Elternschaft (mindj. Kinder)	Ungl. Suizidrisiken ?	SVI
Familienstruktur	Altersdifferenz Ehepartner *	Ungl. Suizidrisiken ?	TU
	Ehedauer *	Ungl. Suizidrisiken ?	TU
Staatsangehörigkeit	Staatsbürgerschaft	Ungl. Suizidrisiken ?	TU; PA
Geburtsregion	Geburtsland	Ungl. Suizidrisiken ?	TU; PA
	Geburtsbezirk	Ungl. Suizidrisiken ?	PA
Religion	Konfession	Ungl. Suizidrisiken ?	TU
Bildung	Akademischer Abschluss	Ungl. Suizidrisiken ?	PA
Erwerbstätigkeit	Erwerbsstatus (Arbeitslos.)	Ungl. Suizidrisiken ?	PA; SVI
Versicherung	Versichertenkategorien	Risikogruppen ?	SVI
	Anzahl Wechsel *	Risikogruppen ?	
	Versicherungsdauern *	Risikogruppen ?	
Berufstätigkeit	Art der Berufstätigkeit	Ungl. Suizidrisiken ?	PA; SVI
	Berufsposition nach ISCO	Ungl. Suizidrisiken ?	PA
	Wirtschaftsklasse n. ÖNACE	Ungl. Suizidrisiken ?	SVI
Einkommen	Höhe Einkommen	Risikogruppen ?	SVI
	Tendenz Einkommen *	Risikogruppen ?	SVI
Delinquenz	Vorhandensein Delinquenz	Risikogruppen ?	PA
	Art Delinquenz	Risikogruppen ?	PA
Körperliche Krankheit	Vorliegen/Häufigkeit u. Art	Risikogruppen ?	PA; SVI
Suchterkrankung	Vorliegen/Häufigkeit u. Art	Risikogruppen ?	PA; SVI
Psychische Krankheit	Vorliegen/Häufigkeit u. Art	Risikogruppen ?	PA; SVI
Suizidversuch	Vorliegen/Häuf.; Abstand Tod	Risikogruppen ?	PA
Suizidankündigung	Ankündigung/Verhaltensänd.	Risikogruppen ?	PA
Ambulante Arztkontakte	Vorl./Häuf. n. Fachgruppen *; Abstand zu Suizid *	Risikogruppen? Effekte?	PA; SVI
Krankenhausaufenthalt	Vorl./Häuf. n. Diagnosen *; Abstand zu Suizid *	Risikogruppen? Effekte?	PA; SVI
Bet. psy.soz. Zentrum	Vorliegen	Risikogruppen? Effekte?	PA

61. Im Verhältnis zur Vorgängerstudie neu aufgenommene Variable sind mit „*“ ausgewiesen.

	(Fortsetzung Tabelle 2)		
Dimension	Variable	Fragestellung	Datenquelle
Medikationen	Vorl./Häuf. n. Indikationen *; Abstand zu Suizid *	Risikogruppen? Effekte?	SVI
Arbeitsunfähigkeiten	Vorl./Häuf. n. Diagnosen *; Abstand zu Suizid *	Risikogruppen ?	SVI
Belast. Familienverh.	Vorliegen; Art	Risikogruppen ?	PA
Belast. Wohnverh.	Vorliegen; Art	Risikogruppen ?	PA
Belast. ökonom. Verh.	Vorliegen; Art	Risikogruppen ?	PA
And. belast. soz. Verh.	Vorliegen; Art	Risikogruppen ?	PA
Mentale Probleme	Vorliegen; Art	Risikogruppen ?	PA
Umstände der Suizidhandlung und amtlichen Registrierung	Berauschung/Intoxikation	Häufigkeit ?	PA
	Suizidmethode	Verteilungen Kateg.	TU, PA
	Ort des Suizids	Verteilungen Kateg.	TU, PA
	Obduktion *	Verteilungen Kateg.	TU, PA
	Umfang Polizeiakt *	Länge ?	PA
	Abschiedsbrief *	Häufigkeit ?	PA

Für die Berechnung von spezifischen Suizidraten und relativen Risiken wurden sodann, wo dies möglich war, in einem weiteren Schritt neben den ermittelten Summen bzw. Durchschnittswerten für die Untersuchungsgruppe der Suizidenten wiederum auch Daten für die steirische Bevölkerung bzw. bestimmte demographisch definierte Teilpopulationen ermittelt und in Relation zu den Suizidenten-Daten gesetzt, wobei hierfür auf bereits vorhandene, aggregierte statistische Daten zurückgegriffen werden konnte.

Für den Bereich der mikrosozialen Daten galt, wie für die makrosoziale Erhebung, die Periode von 2005 bis 2009 als Untersuchungszeitraum; in die Analyse einbezogen wurden sämtliche Todesfälle, die entweder von der amtlichen Todesursachenstatistik (und damit mittelbar von den Standesämtern) und/oder von den Polizeibehörden als Selbsttötungen klassifiziert wurden, und von Personen mit Wohnsitz bzw. dauerndem Aufenthalt in der Steiermark durchgeführt wurden. Dies umfasst auch eine – jedoch geringe – Anzahl von Suiziden von SteirerInnen in anderen Bundesländern; für diese 26 Fälle kam eine Aushebung auch der polizeilichen Akten und, daran anknüpfend, der Sozialversicherungsdaten nicht in Betracht, sodass für sie nur die Angaben der amtlichen Todesursachenstatistik bearbeitet wurden. Praktische Schwierigkeiten verhinderten aber auch in anderen Fällen die Einarbeitung von Informationen aus den letztgenannten Quellen; hierauf wird nachfolgend eingegangen. Insgesamt umfasst der Erhebungsplan für den Bereich der Individualdaten die in der folgenden Tabelle angeführten Variablen, zu denen wiederum jeweils die zugehörigen Fragestellungen sowie die Datenquellen mitangeführt werden.

2.4 Praktische Aspekte und Probleme der Datenerhebung

Der Umstand, dass die vorliegende Studie nun bereits zum zweiten Mal, wenn auch in etwas adaptierter Form, durchgeführt wurde, erleichterte selbstverständlich den Umgang mit manchen Schwierigkeiten; so war nun z.B. bereits vorab bekannt, dass manche Variable zu den Suizidenten, so interessant sie auf Forschungssicht auch sein mögen, praktisch nur eingeschränkt, wenig reliabel oder auch gar nicht erhebbar sein würden. Dies betrifft etwa die Frage nach dem Ausbildungsniveau, wo eine Bescheidung mit der Feststellung des Vorhandenseins oder Nichtvorhandenseins eines akademischen Grades Platz greifen musste.

Für andere Aspekte wiederum war klar, dass zumindest aus den bisher herangezogenen Datenquellen nicht optimal reliabel und valide Daten abzuleiten wären. Insbesondere gilt dies für die Frage nach der Inanspruchnahme von medizinischen, psychotherapeutischen und psychosozialen Angeboten durch die späteren Suizidenten in ihrer letzten Lebensphase und die Diagnose von psychischen, aber auch körperlichen Erkrankungen.[62]

Diese Umstände wurden bereits im Erhebungsplan (siehe oben) berücksichtigt, und insbesondere versucht, durch eine nunmehr deutlich erweiterte Berücksichtigung von Informationen der Sozialversicherungsträger den erwähnten „Schwachstellen" der polizeilichen Akten Rechnung zu tragen, was – zumindest für den Bereich der Steiermärkischen Gebietskrankenkasse als wichtigstem Träger hierzulande – auch zu einem erfreulich hohen Maß gelang.

Die praktische Umsetzung der Studie hatte diesmal jedoch auch mit anderen, unvorhergesehenen Problemen zu kämpfen, welche nach Auffassung des Verfassers zwar nicht die Qualität der Ergebnisse beeinträchtigen, wohl aber eine erhebliche Überschreitung des Zeitplans der Fertigstellung nötig werden ließen, und, in Abhängigkeit davon, auch den Verzicht auf einige Zusatzerhebungen nötig machten. Letzteres betrifft insbesondere die Erhebung von Sozialversicherungsdaten zu Suizidenten der „kleineren" Krankenkassen, welche aus erhebungstechnischen Gründen nur im Anschluss an die Datenerhebung im Bereich der STGKK sinnvoll möglich ist, und nun – wenigstens vorläufig – unterblieb, um nicht die zeitliche Distanz zwischen Berichtsvorlage und Erhebungszeitraum noch weiter auszudehnen. Wurde die vorliegende Studie ohnehin erst in einigem Abstand zum definierten, 5-jährigen Erhebungszeitraum 2005-2009 in Auftrag gegeben und begonnen, führte in der Folge eine ungünstige Kombination von vorübergehender Verlage-

[62] Vgl. hierzu bereits: Watzka, Sozialstruktur und Suizid, bes. S. 101f.

rung der hauptberuflichen Tätigkeit des Verfassers nach Deutschland mit überraschend eintretenden Defiziten in der zwischenbehördlichen Kooperation zu noch weitreichenderen Zeitverlusten.

Beklagenswert erscheint hierbei insbesondere die Haltung mancher Amtsträger in einem Teil der steirischen Bezirkshauptmannschaften. Diese verhinderten die im Sinne einer möglichst vollständigen Erfassung der Suizidfälle höchst wünschenswerte Nacherfassung von Suizidfällen anhand von bei den BH aufliegenden, polizeilichen Berichten, zu welchen – aus unterschiedlichen Gründen – bei den Polizeiinspektionen selbst keine Akten greifbar waren. Damit nicht genug, wurde sogar eine Stellungnahme des steirischen Datenschutzbeauftragten zur Studie angefordert, was eigenartig anmutet angesichts des Umstandes, dass die Studie vom Land Steiermark selbst in Auftrag gegeben wurden, und die Rechtslage eindeutig ist, indem die Erfassung von Daten bereits verstorbener Personen dem österreichischen Datenschutzgesetz nicht unterliegt,[63] und personenbezogene Daten im Sinne desselben für die Studie nicht verarbeitet werden mussten.[64]

Über diese Umstände hinaus, kam es auch bei der Datenerhebung im Bereich der Sicherheitsbehörden zu Schwierigkeiten, indem die bis 2011 hervorragend funktionierende Kooperation des Landespolizeikommandos und des Landeskriminalamtes für die Zwecke der Suizid-Studien nach eingetretenen strukturellen und personellen Veränderungen bedauerlicher Weise keine Fortsetzung fand. Hierdurch traten nicht nur weitere Verzögerungen im Abschluss der Studie ein, sondern es musste auch auf die Nacherfassung von Suizidfällen anhand der dem Landeskriminalamt zur Verfügung stehenden Suizidmeldebögen verzichtet werden, was, ebenso wie die für manche Bezirke nicht gelungene Nacherfassung über die Bezirkshauptmannschaften die Vollständigkeit der für die Auswertung zur Verfügung stehenden Daten aus polizeilicher Provenienz schmälert, und damit die Ergebnisse zwar nicht insgesamt unbrauchbar, aber doch weniger exakt interpretierbar macht.[65] Pro futuro, das sei an dieser Stelle bemerkt, ist freilich zu hoffen, dass durch die nunmehr fast lückenlose Umstellung der polizeilichen Aktenbearbeitung auf elektronische Speicherung und Indizierung das Problem der unvollständigen Eruierbarkeit der Suizidfälle bei den Sicherheitsbehörden selbst quantitativ deutlich zurückgeht, sodass, für den hoffentlich herstellbaren Fall einer künftig besseren Zusammenarbeit, die Problematik der Nacherfassungen „entschärft" wäre.

---

[63] Es handelt sich beim Recht auf Datenschutz eben um ein „personenbezogenes" Recht. Vgl. Bundesgesetz über den Schutz personenbezogener Daten (Datenschutzgesetz 2000 - DSG 2000) i.d.F. vom 22.06.2013.

[64] Entsprechend ergab die ergangene Stellungnahme des Datenschutzbeauftragten denn auch seine Unzuständigkeit in diesem konkreten Fall.

[65] Zu dieser Thematik siehe ausführlicher Abschnitt 3.1.3.

Weiters muss erwähnt werden, dass auch im Bereich der Sozialversicherungsdaten, trotz vollständiger EDV-Basierung derselben, für die vorliegende Studie nicht nur systematische Ausfälle durch den Nicht-Einbezug der „kleineren" Krankenversicherungsanstalten zu beachten sind, sondern auch für die ehemals bei der Steiermärkischen Gebietskrankenkasse Versicherten anhand der vorhandenen Informationen oftmals keine weiterführenden Daten ausgehoben werden konnten.[66]

Am Ende dieses Abschnittes sei, was forschungsethische Fragestellungen anlangt, nochmals betont, dass in der vorliegenden Studie zwar Informationen zu den Suizidopfern in der Steiermark als Individualdaten gesammelt wurden, um angemessene, über bloß univariate Betrachtungen hinausgehende Analysen zu Risikofaktoren überhaupt erst möglich zu machen, dass die Auswertung der Daten aber anonymisiert erfolgt, wie ebenso selbstverständlich in den zugehörigen Publikationen keinerlei Informationen, die Rückschlüsse auf konkrete Einzelpersonen erlauben würden, gegeben werden, und sich der Studienverfasser und seine Mitarbeiter/innen zur Geheimhaltung persönlicher Daten verpflichtet haben.

[66] Zu den Zahlenangaben siehe den Ergebnisteil.

3 Ergebnisse

3.1 Epidemiologische Basisdaten zum Suizid

An den Beginn der Darstellung der Studienergebnisse seien die grundlegenden Befunde zur Entwicklung der letalen Suizidalität in Österreich insgesamt und im Bundesland Steiermark im Besonderen gestellt, wie sie für den Untersuchungszeitraum, sowie in vergleichender Betrachtung zu den Vorperioden 1995-1999 und 2000-2004, aus der amtlichen Todesursachenstatistik der Statistik Austria hervorgehen.[67]

3.1.1 Suizid im Bundesländervergleich

Bereits in der Einleitung wurde auf die über Jahrzehnte hinweg im Österreich-Vergleich konstant ungünstige Position der Steiermark hinsichtlich der Suizidhäufigkeit ihrer Bewohner hingewiesen, welche ja auch die vorliegende Studie (und schon ihre Vorgängerin) motiviert hat. In konkreten Zahlen stellt sich die Lage für die Jahre 1995-2009 folgendermaßen dar:[68]

Wie aus der untenstehenden Tabelle zu ersehen ist, finden in der Steiermark in absoluten Zahlen mittlerweile die meisten Selbsttötungen vor, indem die Häufigkeit in den früher an erster Stelle stehenden Ländern Wien und Niederösterreich im Zeitraum 2005-09 deutlicher zurückgegangen ist, als jene hierzulande: Während in den fünf Jahren 1995-1999 in Wien 1573 Suizide zu verzeichnen waren, also etwa 315 im Jahresdurchschnitt, und in der Steiermark 1488, also durchschnittlich 298, sank die Anzahl der Selbsttötungen in Wien im nächsten 5-Jahres-Zeitraum 2000 bis 2005 auf 1350, was (im Durchschnitt) 270 pro Jahr entspricht, und in der Steiermark auf 1322, also 264 pro Jahr, jedoch setzte sich diese 2000-

---

[67] Siehe die Datenbank „Stat-Cube“: http://www.statistik.at/web_de/statistiken/gesundheit/todesursachen

[68] Als Grundlage zur Berechnung der Suizidraten dienten die Angaben zu den Jahresdurchschnittsbevölkerungen der einzelnen Jahre. Das Relative Risiko bezeichnet das Risiko des Eintretens von Suizid in einer bestimmten Bevölkerungsgruppe („Risikogruppe“) gegenüber dem Risiko des Eintretens unter den dieser Kategorie nicht zugehörigen Personen innerhalb der untersuchten Gesamtheit, hier also das Suizidrisiko der Bewohner eines bestimmten Bundeslandes gegenüber allen anderen Österreicher/innen. Für die Ermittlung dieser Kennzahl wurde als Referenz die jeweilige Einwohnerzahl laut Volkszählung 2001 herangezogen.

2004 ähnliche Reduktion (-11 % in der Steiermark, -14 % in Wien), ab 2005 unterschiedlich fort: In Wien reduzierten sich die Suizidzahlen 2005-2009 im Vergleich zu 2000-2004 nochmals deutlich stärker, auf 1070 durch Selbsttötung verstorbene Personen, was einer Abnahme um mehr als 20 % entspricht, in der Steiermark dagegen kam es zwar erfreulicherweise auch zu einer Reduktion, diese fiel aber mit einem Rückgang auf 1230 Suizidtote bzw. 7 % gegenüber dem Wert von 2000-04 weitaus geringer aus, sodass nunmehr in der Steiermark um 160 Suizidtote mehr zu verzeichnen waren, als in Wien, obwohl die Bevölkerungszahl der Steiermark nur etwa drei Viertel jener der Bundeshauptstadt beträgt. Diese Diskrepanz innerhalb des Gesamttrends eines Rückgangs der Suizide ist auch im Vergleich mit den gesamtösterreichischen Daten deutlich:

Tabelle 3: Suizide in den österreichischen Bundesländern 1995-1999; 2000-2004, 2005-2009: Absolute Zahlen (N), (rohe) Suizidraten (SR) und Relative Risiken (RR)

Periode	I: 1995 -99	I: 1995 -99	I: 1995 -99	II: 2000 -04	II: 2000 -04	II: 2000 -04	III: 2005 -09	III: 2005 -09	III: 2005 -09	Änd. II/I	Änd. II/I	Änd. II/I
Maß	N	SR	RR	N	SR	RR	N	SR	RR	N	SR	RR
B	237	17,1	0,83	220	15,9	0,84	177	12,6	0,78	-43	-3,3	-0,06
K	615	21,9	1,10	666	23,8	1,32	497	17,8	1,11	-169	-6,0	-0,21
NÖ	1478	19,4	0,96	1338	17,3	0,92	1199	15,1	0,95	-139	-2,2	0,03
OÖ	1421	20,8	1,04	1194	17,3	0,92	1103	15,7	0,99	-91	-1,6	0,07
S	594	23,3	1,18	527	20,3	1,10	430	16,4	1,03	-97	-3,9	-0,07
ST	1488	25,1	1,29	1322	22,2	1,22	1230	20,5	1,35	-92	-1,7	0,13
T	610	18,5	0,91	597	17,6	0,94	544	15,6	1,00	-53	-2,0	0,06
V	257	14,9	0,72	288	16,3	0,86	253	13,9	0,89	-35	-2,4	0,03
W	1573	20,4	1,01	1350	17,1	0,91	1070	12,9	0,82	-280	-4,2	-0,09
Ö	8273	20,8	---	7502	18,6	---	6503	15,7	---	-999	-2,9	

In den Jahren 2005-2009 suizidierten sich in Österreich insgesamt gemäß den Daten der Todesursachen-statistik 6503 Personen, fast exakt 1000 weniger als im Zeitraum 2000-2004 (7502 Menschen), was einem Rückgang von 13 % entspricht, dem die steirische Reduktion von 7 % gegenüberzustellen ist, welche damit nur etwa halb so stark ausfiel.[69]

In etwa derselbe Befund zeigt sich naturgemäß bei der durch die Bezugnahme auf die jeweils aktuellen Jahresdurchschnittsbevölkerungen genaueren Gegenüberstellung der ermittelten Suizidraten: Hatte die Steiermark schon 1995-1999 die höchste und 2000-2004 die zweithöchste Suizidrate im Bundesländervergleich (hier nach Kärnten), bleibt unserem Bundesland der traurige Spitzenplatz der in Bezug auf die Bevölkerungszahl häufigsten Selbsttötungen auch 2005-2009 erhalten: Nur in Oberösterreich kam es mit einer Rückgang der Suizidrate zwischen den letzten beiden Fünfjahresperioden um 1,6 zu einer ähnlich geringen, positiven Veränderung wie in der Steiermark mit -1,7, freilich von einem deutlich günstigeren Niveau aus.

Der durchschnittliche Rückgang der Suizidrate in Österreich betrug zwischen 2000-04 und 2005-09 fast 3, es kam also zu etwa 3 Suiziden weniger pro 100.000 Einwohnern und Jahr, und damit zu einer fast doppelt so starken Reduktion der Selbsttötungen, wie in der Steiermark, wo es zu immerhin 1,7 Suiziden pro 100.000 Einwohnern und Jahr weniger kam. Besonders deutlich stellt sich die Reduktion der (rohen) Suizidrate demgegenüber in Kärnten, in Wien und in Salzburg dar; nichtsdestoweniger nimmt im Zeitraum 2005 bis 2009 nach der Steiermark mit einer durchschnittlichen Suizidrate von 20,5 weiterhin Kärnten mit 17,8 den zweiten und Salzburg mit 16,4 den dritten Platz ein.[70]

Die nachfolgenden Länder, Oberösterreich (15,7), Tirol (15,6) und Niederösterreich (15,1) weisen bereits (rohe) Suizidraten im oder knapp unterhalb des Bundesdurchschnitts von 15,7 Suiziden pro 100.000 Personen und Jahr auf; nochmals d erkennbar geringer waren die Suizidraten in Vorarlberg (13,9), Wien (12,9) und dem Burgenland (12,6), wobei das letztere ebenfalls schon traditionell die geringsten Suizidzahlen pro Einwohnerzahl in Österreich aufweist, Wien dagegen von einer noch in den späten 1990er Jahren ziemlich durchschnittlichen Platzierung aus eine bemerkenswerte Reduktion verbuchen kann.

Für die Steiermark bedeuten diese Veränderungen einerseits doch eine positiv zu beurteilende Abnahme der Selbsttötungen in absoluten Zahlen wie auch in Relation zur Einwohnerzahl in den Jahren 2005 bis 2009 gegenüber den vorangegangenen Untersuchungszeiträumen, andererseits aber stellt die Steiermark im

---

[69] Man beachte, dass wegen der leicht steigenden Einwohnerzahl Österreichs im Untersuchungszeitraum die Reduktion der Suizid*raten* noch etwas deutlicher ausfällt.

[70] Diese drei Länder führen den Bundesländervergleich seit Jahrzehnten an.

Ausmaß dieses Rückgangs im Bundesländervergleich gemeinsam mit Oberösterreich das Schlusslicht dar, und bleibt so das Bundesland mit den weitaus meisten Suiziden pro Einwohnern.

Ermittelt man das Relative Risiko, also den epidemiologischen Faktor, der angibt, um wieviel für die Bewohner der Steiermark Tod durch Suizid wahrscheinlicher ist, als für die Bewohner der anderen Bundesländer, muss konstatiert werden, dass dieser mittlerweile auf 1,35 angewachsen ist (gegenüber von Werten von 1,29 bzw. 1,22 im Zeitraum 1995-1999 bzw. 2000-2004); die Wahrscheinlichkeit einer Selbsttötung hierzulande liegt demnach mittlerweile 35 % über jener für das übrige Österreich.[71]

Die eben vorgestellten Befunde werden nochmals deutlich spezifischer interpretierbar, wenn die Geschlechter- und Altersverteilungen bzw. –Differenzen in die Betrachtung mit einbezogen werden; der Einfachheit halber beschränken sich die Bundesländervergleiche hierzu auf die beiden letzten Erhebungsperioden 2001-2004[72] und 2005-2009 (siehe dazu die nachfolgende Tabelle):

So zeigt sich in einer ersten Annäherung, bei Betrachtung des österreichweiten Genderratios der Suizidalität, dass das Verhältnis von männlichen zu weiblichen Suiziden im Beobachtungszeitraum 2005-09 in etwa bei 3:1 liegt, mit einem Wert von 3,3:1 jedoch doch recht deutlich *über* dem für 2001-04 ermittelten Ratio von 2,9:1. Hieraus könnte man folgern, dass der Rückgang von Selbsttötungen bei Frauen stärker als jener bei Männern gewesen sei.

Tatsächlich liegt die Suizidrate von Frauen in Österreich insgesamt 2005-09 „nur" mehr bei 7,4 pro 100.000 und Jahr, gegenüber 9,0 in der Vorperiode, was einer prozentuellen Reduktion von 17,8 % entspricht. Die gesamtösterreichische Suizidrate der Männer erhält dagegen für den Zeitraum 2005-09 einen Wert von 24,5, gegenüber 28,1 in den Jahren 2001-04; hier beträgt der Rückgang im Verhältnis gesehen nur 12,8 %.

Allerdings fällt angesichts der weit höheren männlichen Suizidrate der „absolute" Rückgang bei den Selbsttötungen von Männern mit -3,6 Suiziden pro 100.000 Ew. und Jahr deutlich höher aus, als jener bei den weiblichen Suizidenten mit -1,6. Man kann also bei vereinfachender Darstellung ebenso gut behaupten, die Suizide der Männer seien, für Österreich insgesamt gesehen, stärker zurückgegangen als jene der Frauen, wie das genaue Gegenteil, dass nämlich ein stärkerer Rückgang der weiblichen Suizide gegenüber den männlichen beobachtbar sei.

[71] Siehe zu den gesamten Ausführungen die voranstehende Tabelle mit weiteren, detaillierten Angaben.

[72] Da die für eine Altersstandardisierung nötigen, sehr detaillierten Daten für das Erhebungsjahr 2000 nicht zur Verfügung standen, wurde in der Vorgängerstudie für die diesbezüglichen Berechnungen der Beobachtungszeitraum auf die Jahre 2001-2004 eingeschränkt, was hier beibehalten wird.

Tabelle 4: Suizidraten in den österreichischen Bundesländern 2005-2009 im Vergleich zu 2001-2004; nach Geschlecht u. altersstandardisiert[73]

2001-2004	SR G	SR M	SR F	GR	ASR G	ASR M	ASR F
Burgenland	15,7	27,6	4,4	6,0	12,7	23,7	3,7
Kärnten	23,0	35,8	11,1	3,0	19,9	32,7	8,8
Niederösterreich	17,1	27,8	6,9	3,9	15,0	25,8	5,7
Oberösterreich	17,4	27,1	8,1	3,2	15,7	26,3	6,8
Salzburg	19,2	29,7	9,4	3,0	17,6	28,4	8,1
Steiermark	22,1	34,2	10,6	3,1	19,2	31,5	8,8
Tirol	17,4	26,7	8,4	3,0	16,2	25,9	7,8
Vorarlberg	16,3	24,6	8,2	2,9	15,6	24,6	7,7
Wien	16,8	23,0	11,1	1,9	14,2	21,0	8,7
Österreich	*18,3*	*28,1*	*9,0*	*2,9*	*16,2*	*26,4*	*7,5*
2005-2009	SR G	SR M	SR F	GR	ASR G	ASR M	ASR F
Burgenland	12,6	21,4	4,2	5,1	10,0	18,0	3,1
Kärnten	17,8	27,9	8,2	3,4	14,9	24,9	6,5
Niederösterreich	15,1	24,4	6,2	4,0	12,9	22,3	4,8
Oberösterreich	15,7	24,1	7,7	3,1	13,9	22,4	6,5
Salzburg	16,4	26,7	6,7	4,0	14,7	25,0	5,6
Steiermark	20,5	32,6	8,9	3,7	16,9	28,5	7,1
Tirol	15,6	23,7	7,9	3,0	14,4	22,7	6,9
Vorarlberg	13,9	21,8	6,2	3,5	13,1	20,9	5,6
Wien	12,9	18,6	7,7	2,4	10,9	16,9	6,1
Österreich	*15,7*	*24,5*	*7,4*	*3,3*	*13,6*	*22,4*	*6,0*

[73] Der in der Tabelle angeführte Genderratio (GR) bezieht sich, wie üblich, auf die absoluten Suizidhäufigkeiten pro Einwohnerzahl, also die rohen Suizidraten.

(Fortsetzung Tabelle 4)							
Veränderung 05-09 zu 01-04 in %	SR G	SR M	SR F	GR	ASR G	ASR M	ASR F
Burgenland	-19,7	-22,5	-4,5	-15,0	-21,3	-24,1	-16,2
Kärnten	-22,6	-22,1	-26,1	13,3	-25,1	-23,9	-26,1
Niederösterreich	-11,7	-12,2	-10,1	2,6	-14,0	-13,6	-15,8
Oberösterreich	-9,8	-11,1	-4,9	-3,1	-11,5	-14,8	-4,4
Salzburg	-14,6	-10,1	-28,7	33,3	-16,5	-12,0	-30,9
Steiermark	-7,2	-4,7	-16,0	19,4	-12,0	-9,5	-19,3
Tirol	-10,3	-11,2	-6,0	0,0	-11,1	-12,4	-11,5
Vorarlberg	-14,7	-11,4	-24,4	20,7	-16,0	-15,0	-27,3
Wien	-23,2	-19,1	-30,6	26,3	-23,2	-19,5	-29,9
Österreich	*-14,2*	*-12,8*	*-17,8*	*13,8*	*-16,0*	*-15,2*	*-20,0*

Abgesehen von der hohen inhaltlichen Relevanz der Verteilung der Selbsttötungen auf die beiden Geschlechter mögen die eben erfolgten Darlegungen für die fachlich interessierten Leser/innen auch ein „warnendes Beispiel“ dafür sein, sich auch im Falle von Todesursachen- bzw. Suizidstatistiken möglichst nicht mit ganz allgemein formulierten Vergleichs- oder Trendaussagen zufriedenzugeben, sondern auch die konkret gemeinten Zahlenverhältnisse in Betracht zu nehmen.

Analysiert man nun die Daten für die Steiermark im Besonderen, zeigt sich ein von der gesamtösterreichischen Situation deutlich verschiedenes Bild: Während die Suizidrate der Steierinnen mit 8,9 auf 100.000 und Jahr im Zeitraum 2005 bis 2009 „nur“ um einen Wert von 1,5 über jener für ganz Österreich von 7,4 liegt, was 20 % entspricht, beträgt die Differenz der Suizidrate bei den Männern über 8! 32,6 Suizide pro 100.000 männlicher Steirer im Jahr stehen „nur“ 24,5 Suiziden pro 100.000 Männer in Österreich insgesamt gegenüber. Auch als Verhältnis stellt sich hier die Kluft mit 33 % deutlich größer dar.

Es liegt also die Suizidrate der steirischen Frauen im Zeitraum 2005 bis 2009 1/5 über der gesamtösterreichischen weiblichen Suizidrate, die der steirischen Männer aber sogar 1/3 über der Rate für alle Männer in Österreich. Vergleicht man dies mit der Situation 2000-2004, so zeigt sich, dass damals die weibliche Suizidrate in der Steiermark ca. 18 % erhöht war, die männliche aber „nur“ 22 %. In prozentualen Anteilen der jeweiligen Raten von 2000 bis 2004 gemessen beträgt der Rückgang der Suizide in der Steiermark 2005 bis 2009 zur Vorperiode insgesamt 7,2 %, was schon erwähnt wurde, im Bereich der Männer aber nur 4,7 %, dafür bei den Frauen 16,0 %.

Der im Österreich-Vergleich langsamere Rückgang der Selbsttötungen in der Steiermark ist also vor allem durch ein weiterhin sehr hohes Niveau von Suiziden von Männern verursacht, während die Suizidrate von Frauen in der Steiermark zwar nun auch die höchste aller Bundesländer darstellt – während in den Jahren 2000-04 jene in Kärnten und in Wien noch höher lagen – aber diese doch deutlich näher an der gesamtösterreichischen Rate situiert ist. Die Suizidhäufigkeit der männlichen Steirer liegt nun, angesichts eines bemerkenswerten Rückgang der Suizide der Kärntner Männer, weitaus an der Spitze, indem sie von jener fast ein Wert von 5 / 100.000 und Jahr trennt. In Kärnten als dem Bundesland mit der immer noch zweithäufigsten Suizidrate bei Männern töten sich also auf 100.000 männliche Personen pro Jahr bereits 5 weniger als in der Steiermark, auf Österreich insgesamt bezogen liegt der Unterschied bei 8 Selbsttötungen pro 100.000 jährlich. Da die Steiermark ca. 600.000 männliche Einwohner hat, folgt, dass es hierzulande etwa 50 Selbsttötungen von Männern im Jahr weniger gäbe, gelänge es nur, die Häufigkeit derselben auf das österreichische Durchschnittsniveau abzusenken! Immerhin 30 Suizide im Jahr weniger wären es, läge die Frequenz so hoch, wie sie für Kärnten 2005-09 feststellbar war. In Bezug auf die Suizide von Frauen nehmen sich die Zahlen deutlich geringer aus, dennoch resultiert die „Übersterblichkeit" durch Suizid im Österreich-Vergleich bei den Steirerinnen für die Jahre 2005-09 in etwa 10 zusätzlichen Selbsttötungen pro Jahr.

Die Verhältnisse der Suizidraten der österreichischen Bundesländer zueinander seien im Folgenden zur besseren Veranschaulichung für den Gesamtzeitraum der Dekade 2000 bis 2009 auch graphisch wiedergegeben, sowohl für die Gesamtraten, als auch für die geschlechterspezifischen Raten (siehe Diagramm 1). Wie anhand der Graphiken zu ersehen ist, stellen sich die Verhältnisse bei Betrachtung der gesamten Dekade 2000-2009 als einer Einheit, was die Differenzen der Steiermark zum Rest von Österreich betrifft, kaum anders dar, als bei der Untersuchung zweier Teilperioden zu je 5 Jahren; auch so betrachtet führt die Steiermark das „Negativ-Ranking" der Suizidhäufigkeit pro Einwohnerzahl an – sowohl insgesamt, als auch bei Männern und Frauen für sich genommen. Lediglich stellt sich der Abstand zu den jeweils nächst schlecht positionierten Bundesländern bei längerfristiger Betrachtung weniger stark dar; der Unterschied zum Österreich-Durchschnitt dagegen bleibt enorm.

Auf die Ursachen für die zum Teil recht deutlichen Unterschiede des Verhältnisses zwischen weiblichen und männlichen Suizidraten im Bundesländervergleich soll an dieser Stelle nicht näher eingegangen werden, vielmehr sei auf die dementsprechenden Erörterungen zu den Bezirksanalysen verwiesen.

Abbildung 1: Suizidraten im Bundesländervergleich 2000-2009

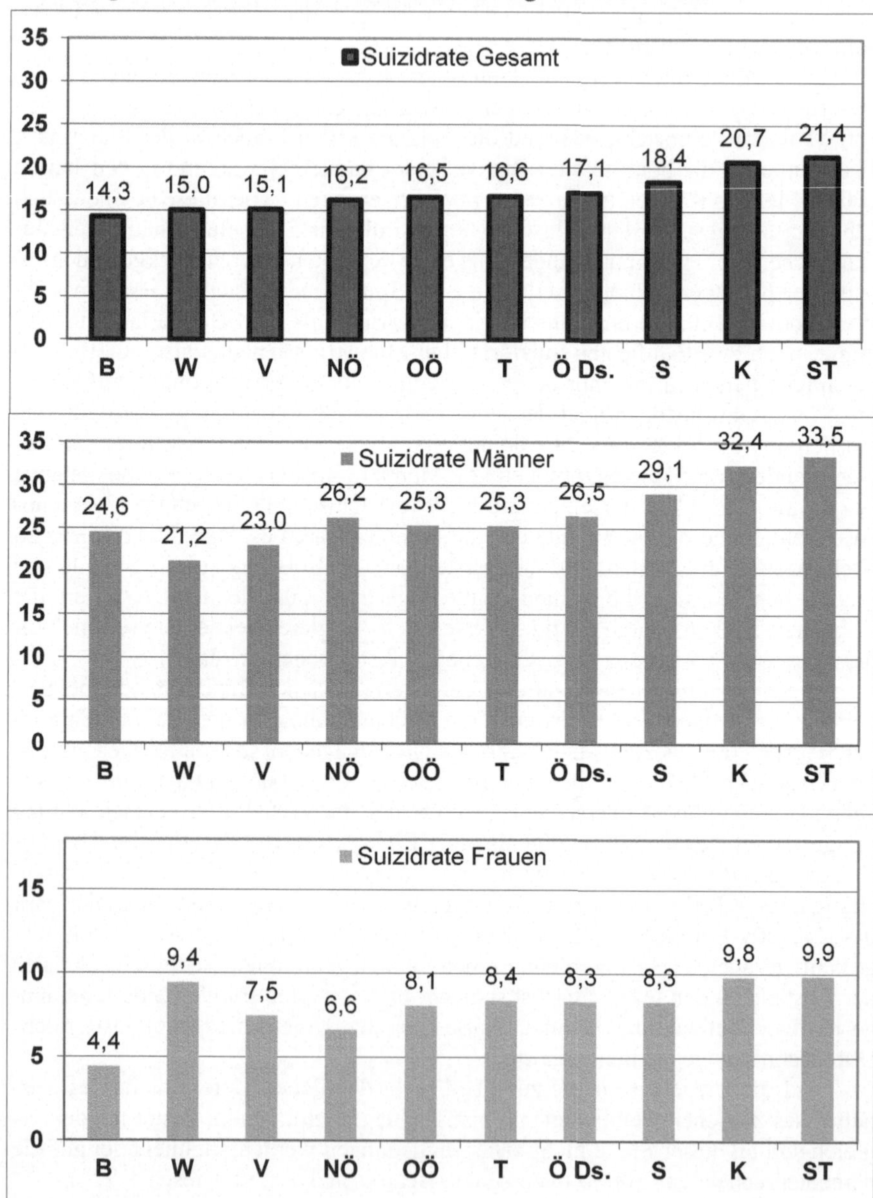

Bemerkt sei hier aber, dass sich der Genderratio der Suizide für die Bundeshauptstadt Wien als dem „modernsten" Bundesland mit 2,4 für die Jahre 2005-09 weiterhin markant, wenn auch weniger stark als 2000-04, nach unten vom gesamtösterreichischen Bild abhebt, dagegen das Burgenland weiterhin den für das männliche Geschlecht ungünstigsten Ratio aufweist, der mit nunmehr 5,1 aber auch etwas weniger markant vom Bundesdurchschnitt abweicht, wie jener von 2000-04 mit 6,0.

Für den „Sonderfall" Burgenland ist dabei aber zu konstatieren, dass sowohl männliche wie weibliche Suizidraten für österreichische Verhältnisse außergewöhnlich niedrig sind. Für die Steiermark zeigt die Auswertung des Genderratios im Verlauf von 2000-04 zu 2005-09 mit einer Steigerung von 3,1 auf 3,7 das oben schon besprochene, deutliche „Nachhinken" der Abnahme der männlichen gegenüber jener der weiblichen Suizidrate. Für den Gesamtzeitraum 2000 bis 2009 ergibt sich für die Steiermark im Übrigen ein Genderratio von 3,4, für Österreich insgesamt einer von 3,2.

Nun aber zum nächsten in der oben wiedergegebenen Tabelle repräsentierten Aspekt, jenem der altersstandardisierten Suizidraten: In der Einleitung wurde bereits hervorgehoben, dass aus Sicht des Verfassers altersstandardisierte Suizidraten keineswegs ein ideales Hauptinstrument zur Analyse von Suizidhäufigkeiten darstellen; nichtsdestoweniger ist die Verwendung dieses epidemiologischen Maßes[74] selbstverständlich auch im Bereich der Suizidforschung vielfach berechtigt und sinnvoll; zunächst, wenn im Altersaufbau differente Populationen unter „Ausblendung" dieses Faktors verglichen werden sollen, außerdem kann ein Vergleich von altersstandardisierten und „rohen" Suizidraten bereits einiges über die Relevanz unterschiedlicher Alterszusammensetzungen für die Höhe der „rohen" Raten aussagen.

Insgesamt resultiert jedenfalls die übliche Methode der Standardisierung anhand der „Europäischen Standardbevölkerung" im Bereich der Suizide in gegenüber den „rohen" Raten merklich abgesenkten Raten, die ohne vertieftes methodisches Wissen leicht Gefahr laufen, fehlinterpretiert zu werden.[75] Wie aus der obenstehenden Tabelle ableitbar, betrug die Differenz zwischen altersstandardisierten und rohen Suizidraten in den beiden Perioden 2001-04 und 2005-09 im gesamtösterreichischen Durchschnitt jeweils 2,1: Lag die „rohe" Suizidrate für Österreich 2001-04 bei 18,3 und 2005-09 bei 15,7, so die altersstandardisierte bei 16,2 bzw. 13,6. Bemerkenswert ist aber, dass die Abweichungen der beiden Raten in unterschiedlichen Bundesländern doch recht verschieden hoch ausfallen, von nur 0,7 (2001-04) bzw. 0,8 (2005-09) in Vorarlberg bis hin zu etwa 3 im Burgenland, Kärnten und der Steiermark in der Periode 2001-04 respektive sogar 3,6 im Falle

[74] Zu seiner Konstruktion vgl. etwa: Leon Gordis, Epidemiologie. Marburg 2001.

[75] Vgl. Watzka, Sozialstruktur und Suizid, S. 29f.

der Steiermark für die Periode 2006-09. Dieser Umstand verweist auf offensichtlich doch merklich differierende Altersstrukturen der Gesamtbevölkerung und/oder der Suizidenten in den einzelnen Bundesländern Österreichs, auch wenn die resultierenden Abweichungen keineswegs so stark sind, dass sie die anhand der rohen Raten ermittelbaren Verhältnisse des Bundesländervergleichs grundsätzlich ändern würden:

Auch bei Betrachtung der altersstandardisierten Suizidraten führt die Steiermark im Erhebungszeitraum 2005-09 mit deutlichem Abstand die Bundesländer-Rangliste nach Suizidhäufigkeit pro Einwohnern an: mit einem Wert von 16,9 ergibt sich hier zum Österreich-Durchschnitt von 13,6 eine Differenz von 3,3; bei den rohen Raten beträgt die Differenz 4,8; das prozentuale Verhältnis, in welchem die steirische Suizidrate (für beide Geschlechter) über der österreichischen lag, beträgt für den Zeitraum 2005-09 bei den rohen Raten 30,6 %, bei den altersstandardisierten 24,3 %, die Differenz nimmt sich daher geringer aus, ist aber immer noch beträchtlich. Dasselbe gilt für den Abstand der steirischen Rate zu jener des Bundeslandes mit der nächsthohen Suizidrate, Kärnten (siehe die Tabelle).

Die feststellbaren Differenzen lassen es nichtsdestoweniger sehr wünschenswert erscheinen, die Suizidalität in den einzelnen Bundesländern auch nach altersspezifischen Kategorien näher in den Blick zu nehmen: Um hierbei aber nicht zu ausgedehnte Tabellen mit zahlreichen, gering besetzten Analyseeinheiten zu erhalten, werden hierfür die Jahre 2001 bis 2009 als eine Einheit behandelt, und Altersklassen zu je 10 Jahren (und nicht: 5 Jahren) gebildet. Dennoch ist die Zahl der sich ergebenden Daten mit insgesamt 300[76] so groß, dass die betreffende Tabelle (siehe im Folgenden) schwer überschaubar ist; um die Interpretation zu erleichtern, wurden in einem weiteren Schritte alle Differenzen der jeweiligen Bundesländer-Werte nach Altersklasse und Geschlecht gegenüber den Daten für den Österreich-Durchschnitt berechnet, und in einer nachfolgenden Tabelle gesondert darstellt (siehe im Folgenden).

Wie die Tabellenanalyse zeigt, resultieren aus dem Suizidverhalten der unterschiedlichen Altersgruppen in den einzelnen Bundesländern sehr unterschiedliche „Beiträge“ zur jeweiligen Länder-Gesamtrate der Suizide. Für die Steiermark ist diesbezüglich zu konstatieren: Der Großteil der Suizid-„Übersterblichkeit“ in unserem Bundesland gegenüber dem Österreich-Durchschnitt resultiert aus stark erhöhten Suizidraten der männlichen Steirer, wiewohl auch die Suizidraten der Steirerinnen über dem Bundesdurchschnitt liegen: Die Differenz beträgt bei der männlichen Gesamtrate für alle Altersgruppen mehr als 7 pro 100.000 Ew. und Jahr, bei der weiblichen dagegen 1,5. Betrachtet man nun aber die Daten für die

[76] Jeweils 10 Daten für die einzelnen Bundesländer und den Österreich-Durchschnitt, kombiniert mit jeweils 3 Werten für die beiden Geschlechter und die Gesamtrate sowie mit jeweils 10 Angaben für 9 Altersklassen von 10 Jahren aufwärts sowie einen Durchschnittswert über alle Altersgruppen

einzelnen Altersklassen, zunächst für die steirischen Männer, wird deutlich, dass hier erhebliche Unterschiede vorliegen:

Die Suizidraten der Jugendlichen und jungen Erwachsenen in der Steiermark liegen für den Zeitraum 2002 bis 2009 mit 8,8 für die Gruppe der 10-19-Jährigen und 20,1 für jene der 20-29-Jährigen nur relativ wenig über den gesamtösterreichischen Raten von 7,6 bzw. 19,7; die Differenzen betragen 1,2 bzw. 0,4 Suizide pro 100.000 Personen und Jahr.

Dagegen sind für die Männer im mittleren Alter im Österreich-Vergleich deutlich erhöhte Suizidraten zu verzeichnen; die Differenzen liegen für die Altersklassen von 30 bis 70 durchgehend zwischen ca. 5 und ca. 10 Suiziden mehr pro 100.000 Personen dieser Kohorte und Jahr. Besonders aber weisen die Männer im Seniorenalter ab 70 in der Steiermark massiv erhöhte Suizidraten auf, und zwar gleichmäßig für alle drei betreffenden Alterskohorten, sodass diese die männliche Gesamtrate stark nach oben heben. Dieses Phänomen scheint jedenfalls höchst erklärungsbedürftig und verweist zugleich auf dringende Notwendigkeiten in der Etablierung zielgruppenspezifischer Präventionsangebote. Es ist wissenschaftlich umso bemerkenswerter, als vergleichbare Konstellationen für die anderen Bundesländer fehlen, mit Ausnahme lediglich Kärntens, wo, wenn auch abgeschwächt, ein ähnliches Muster beobachtbar ist, und die Raten der männlichen Senioren ab 70 ebenfalls durchgehend weit über den österreichischen Durchschnittsraten liegen. Die reale Bedeutung dieser Abweichungen nach oben wird anschaulich, wenn man zu konkreten Zahlenwerten zurückgeht:

Im Österreich-Durchschnitt liegt die Suizidrate der männlichen 70-79-Jährigen im Zeitraum 2001 bis 2009 bei 58[77], in der Steiermark aber liegt sie bei 81; die Differenz demnach bei 23. Tatsächlich leben in der Steiermark in etwa 40.000 Personen männlichen Geschlechts im betreffenden Alter; eine um ca. 23/100.000 und Jahr erhöhte Suizidrate in dieser Kohorte bedeutet demnach praktisch über 80[78] Selbsttötungen mehr von 70 bis 79-jährigen männlichen Steirern im Lauf dieser 9 Jahre, als bei Vorliegen der österreichischen Durchschnittrate vorfallen würden. Noch größer ist die Diskrepanz dann in der Altersklasse der 80-89-jährigen Männer: Hier beträgt die Differenz der Suizidrate volle 25 pro 100.000 und Jahr; dem ohnehin exorbitanten Wert von 101 (!) für Österreich insgesamt steht für die Steiermark eine Zahl von 126 gegenüber.

Diesen Zahlen zufolge tötet sich jedes Jahr von den männlichen 80-89-Jährigen in Österreich einer von 1000, in der Steiermark sogar 5 auf 4000! Innerhalb der zehn-jährigen Lebensspanne zwischen 80 und 90 tötet sich demzufolge einer

---

[77] Für die hier präsentierten, meist hohen Suizidraten wird in der Darstellung auf die Angabe von Bruchteilen bewusst verzichtet, um die Relationen besser verstehbar zu machen. Die exakten Werte sind in den Tabellen angeführt.

[78] 9 x 22,8 x 0,44 = 82,08

von 100 Männern in Österreich selbst, in der Steiermark sind es sogar noch 25 % mehr! Für die Altersgruppe der 90 und mehr-Jährigen steigern sich die betreffenden Zahlen nochmals, die Steiermark erreicht hier einen kaum glaublichen Wert der Suizidrate von 244! Freilich sind in dieser Kohorte die Fallzahlen bereits ziemlich gering, für die Steiermark handelt es sich aber doch um im Durchschnitt 4 Todesfälle jährlich in dieser Kategorie, für Österreich insgesamt um 17 pro Jahr, sodass es sich hier zwar um ziemlich ‚volatile', aber in Summe doch nicht auf „Zufälligkeiten" einzelner Fälle rückführbare Daten handelt.

Die Analyse der Daten zu den einzelnen anderen Bundesländern steht hier nicht im Vordergrund, weshalb diesbezüglich vor allem auf die Tabelle verwiesen sei. Bemerkt sei aber der auffällige Umstand, dass unter den Ländern mit insgesamt eher niedrigen männlichen Suizidraten (bis 25,0), Burgenland, Wien, Tirol und Vorarlberg, alle mit partieller Ausnahme des Burgenlandes deutlich geringere Suizidhäufigkeiten als der Österreich-Durchschnitt bei den Senioren verzeichnen. Lediglich für Burgenland stellt sich der Befund für die Altersklassen ab 70 uneinheitlich dar (siehe Tabelle); hier sind es vielmehr die quer durch alle Altersklassen bis 59 klar reduzierten Suizidhäufigkeiten, welche die Höhe der insgesamt geringen Suizidrate prägen. In Wien wiederum zieht sich das Phänomen der zum Österreich-Durchschnitt niedrigeren Suizidfrequenzen der Männer durch überhaupt alle Altersklassen, wenn auch mit stärkerer Ausprägung in den Kohorten ab 50.

Es scheint demnach, dass Männer im Seniorenalter in der Steiermark (und in Kärnten) noch deutlich vulnerabler hinsichtlich Suizidalität sind, als im Rest von Österreich, und dass diese erhöhte Vulnerabilität in Wien, aber auch in Westösterreich merklich abgeschwächt vorliegt. Über die Ursachen hierfür kann einstweilen nur spekuliert werden: Denkbar erscheint, dass in Tirol und Vorarlberg gerade in den Altersklassen ab 70 traditionelle Wertvorstellungen, die u.a. Suizid perhorreszieren, noch stärker in Geltung sind, als in den restlichen Regionen Österreichs, in Wien aber vor allem die deutlich bessere psychosoziale Versorgungslage auch für ältere Männer positiv wirksam ist.

Warum aber gerade die steirischen und kärntnerischen männlichen Senioren, etwa im Vergleich zu den salzburgischen, nieder- und oberösterreichischen, deutlich häufiger zu Selbsttötungen schreiten, muss vorläufig offenbleiben.[79]

Untersucht man in Folge auch die Bundesländer-Suizidraten der weiblichen Personen, so wird zunächst nochmals deutlich, dass deren „Beitrag" zu den Gesamt-Suizidraten deutlich geringer ist als jener der Männer (siehe Tabelle), und gleichermaßen die Abweichungen der Suizidraten zwischen den verschiedenen

[79] Denkbar wäre das Nachwirken unterschiedlicher traditioneller Familienstrukturen. Für diesen Hinweis danke ich Franz Höllinger herzlich; er erscheint höchst verfolgenswert, wenn auch sich die Analyse komplex gestaltet.

Bundesländern geringer ausfallen, als für jene: Während die höchste Bundesländer-Suizidrate bei Männern im Durchschnitt aller Altersklassen, die steirische, mehr als 7 Zähler über dem Österreich-Durchschnitt liegt, bewegen sich die Abweichungen der weiblichen Bundesländer-Raten von diesem unter 2 Zählern, mit einer Ausnahme, nämlich der starken Abweichung von fast 4 Suiziden pro 100.000 Personen und Jahr weniger bei den Burgenländerinnen; die Rate der steirischen Frauen ist dagegen um 1,5 höher, als der Österreich-Durchschnitt angesiedelt.

Betrachtet man nun wiederum das Zustandekommen der Gesamt-Abweichungen durch die einzelnen Altersklassen, zeigt sich, dass es in der Steiermark vor allem Frauen im Alter von 50 bis 79 sind, deren Suizidalität im Österreich-Vergleich merklich erhöht ist, bis zu einer Rate von 18,6 bei den 70-79-jährigen Steierinnen, die einer Durchschnittrate für Österreich in derselben Geschlechts- und Alterskategorisierung von 14,3 gegenübersteht. Demgegenüber liegen die Suizidraten der Steirerinnen im jüngeren und mittleren Erwachsenenalters zwar auch durchwegs über dem Österreich-Niveau, aber die Abweichungen sind eher gering. Bemerkenswert ist im Hinblick auf die Situation in anderen Bundesländern wiederum besonders das Muster einer gegenüber „Rest-Österreich“ deutlich niedrigeren Senioren-Suizidrate in den Bundesländern Burgenland, Tirol und Vorarlberg. Dieser Befund gleich dem analogen Bild für die männlichen Alterskohorten ab 70, mit Ausnahme jedoch von Wien, welches für die Männer ebenso wie die anderen drei genannten Länder vergleichsweise deutlich niedrigere Raten aufweist, nicht aber für die Frauen.

Die soeben vorgestellten Ergebnisse der Bundesländervergleiche verweisen bereits auf erhebliche regionale Differenzen, nicht nur der Suizidhäufigkeiten insgesamt, sondern auch in der demographischen Zusammensetzung der Suizidenten. Im Folgenden wird diese Betrachtung auf Bezirksebene fortgesetzt.

Tabelle 5: (Rohe) Suizidraten nach Altersklassen in den österreichischen Bundesländern 2001-2009[80]

BL	10 bis 19	20 bis 29	30 bis 39	40 bis 49	50 bis 59	60 bis 69	70 bis 79	80 bis 89	90 plus	Gesamt
M										
B	3,5	12,0	13,8	25,7	26,0	41,5	70,7	86,1	188,6	24,2
K	10,6	24,6	26,3	34,3	34,7	44,5	69,2	121,1	180,8	31,3
NÖ	6,0	19,5	22,5	27,8	32,7	37,4	56,3	109,6	189,7	26,0
OÖ	9,6	19,9	20,6	29,6	33,2	34,0	58,2	114,2	178,8	25,4
S	8,7	23,3	24,4	32,8	42,2	41,2	60,9	86,0	96,7	28,0
ST	8,8	20,1	29,4	34,9	41,8	46,9	80,9	126,3	243,8	33,3
T	9,1	22,6	22,9	32,7	34,0	35,1	46,3	74,2	134,9	25,0
V	8,2	19,2	22,9	27,9	37,3	43,3	28,8	82,4	33,7	23,1
W	4,5	16,8	17,8	26,5	23,1	27,8	42,0	75,8	128,0	20,5
Ö	*7,6*	*19,7*	*22,3*	*30,0*	*33,0*	*37,4*	*58,1*	*101,3*	*164,8*	*26,1*
F										
B	0,7	2,8	4,3	4,5	4,5	5,7	7,7	10,3	11,8	4,3
K	2,4	2,4	5,9	13,3	11,9	14,9	16,1	25,6	30,7	9,5
NÖ	1,2	2,4	4,2	7,0	8,8	10,3	12,0	18,3	22,6	6,5
OÖ	2,4	3,6	5,6	9,2	11,9	12,0	15,4	18,7	20,0	7,9
S	2,8	3,6	5,2	8,7	14,4	8,4	15,9	23,7	28,9	7,9
ST	2,8	4,0	7,1	10,3	13,8	14,1	18,6	21,8	23,1	9,6
T	2,4	4,1	8,0	10,8	11,4	16,4	10,5	14,7	8,6	8,1
V	2,4	6,5	6,9	8,4	7,9	13,6	12,4	13,2	8,1	7,1
W	2,4	4,3	7,7	11,5	10,8	9,8	14,3	27,4	42,9	9,2
Ö	*2,2*	*3,7*	*6,2*	*9,6*	*11,1*	*11,6*	*14,3*	*21,0*	*26,6*	*8,1*

[80] Angeführt sind alle Alterskategorien ab 10 Jahren; im Alter unter 10 wurde im Erhebungszeitraum in Österreich kein Suizid registriert. Die Daten in der Spalte „90 plus" dürfen nur mit Vorsicht interpretiert werden, insbesondere für wenig einwohnerreiche Bundesländer, da die ermittelten Raten hier teils auf nur ein oder zwei Suizidfällen in dieser Alterskategorie im gesamten Zeitraum 2001-09 basieren.

	(Fortsetzung Tabelle 5)									
BL	10 bis 19	20 bis 29	30 bis 39	40 bis 49	50 bis 59	60 bis 69	70 bis 79	80 bis 89	90 plus	Gesamt
G										
B	2,2	7,5	9,1	15,4	15,5	23,0	33,5	32,8	50,7	14,0
K	6,6	13,7	16,1	23,8	23,1	28,8	37,9	55,7	67,3	20,1
NÖ	3,7	11,1	13,4	17,5	20,7	23,5	30,7	45,2	58,8	16,0
OÖ	6,1	11,9	13,2	19,6	22,6	22,4	33,3	46,5	55,7	16,5
S	5,9	13,4	14,7	20,5	27,9	23,9	34,5	43,3	46,7	17,7
ST	5,9	12,2	18,5	22,7	27,6	29,6	44,5	53,6	74,2	21,2
T	5,8	13,4	15,5	21,7	22,5	25,4	25,8	32,8	40,1	16,4
V	5,4	12,9	15,0	18,3	22,7	27,9	19,3	34,0	14,0	15,0
W	3,5	10,5	12,7	19,0	16,7	18,1	24,9	40,9	60,1	14,6
Ö	*5,0*	*11,8*	*14,3*	*19,9*	*21,9*	*23,9*	*32,4*	*44,8*	*57,6*	*16,9*

Tabelle 6: (Rohe) Suizidraten nach Altersklassen 2001-2009 – Abweichungen vom österreichischen Durchschnitt in Zählern der Suizidrate

BL	10 bis 19	20 bis 29	30 bis 39	40 bis 49	50 bis 59	60 bis 69	70 bis 79	80 bis 89	90 plus	Gesamt
G										
B	-2,8	-4,3	-5,2	-4,5	-6,4	-0,8	1,1	-12,0	-6,9	-2,9
K	1,6	1,9	1,8	3,9	1,2	5,0	5,5	10,9	9,7	3,2
NÖ	-1,3	-0,7	-0,9	-2,3	-1,1	-0,4	-1,7	0,4	1,2	-0,9
OÖ	1,1	0,1	-1,1	-0,3	0,7	-1,4	0,9	1,7	-1,9	-0,4
S	0,9	1,7	0,4	0,7	6,1	0,1	2,1	-1,5	-10,9	0,8
ST	0,9	0,5	4,2	2,9	5,7	5,7	12,1	8,8	16,6	4,3
T	0,8	1,6	1,2	1,9	0,6	1,5	-6,6	-12,0	-17,5	-0,5
V	0,4	1,1	0,7	-1,6	0,8	4,1	-13,0	-10,8	-43,6	-1,9
W	-1,5	-1,3	-1,6	-0,9	-5,2	-5,7	-7,4	-3,9	2,4	-2,3

	(Fortsetzung Tabelle 6)									
BL	10 bis 19	20 bis 29	30 bis 39	40 bis 49	50 bis 59	60 bis 69	70 bis 79	80 bis 89	90 plus	Gesamt
M										
B	-4,1	-7,7	-8,6	-4,3	-7,0	4,1	12,6	-15,2	23,7	-2,0
K	3,0	4,8	4,0	4,3	1,6	7,2	11,1	19,8	16,0	5,2
NÖ	-1,6	-0,2	0,2	-2,2	-0,3	0,0	-1,9	8,3	24,9	-0,2
OÖ	1,9	0,2	-1,7	-0,4	0,2	-3,3	0,1	13,0	13,9	-0,7
S	1,1	3,5	2,1	2,8	9,2	3,8	2,8	-15,2	-68,1	1,9
ST	1,2	0,4	7,0	4,9	8,8	9,5	22,8	25,0	79,0	7,2
T	1,4	2,9	0,6	2,7	1,0	-2,3	-11,8	-27,0	-30,0	-1,1
V	0,6	-0,6	0,5	-2,1	4,3	5,9	-29,3	-18,9	-131,2	-3,0
W	-3,1	-2,9	-4,5	-3,5	-9,9	-9,6	-16,2	-25,5	-36,9	-5,6
F										
B	-1,4	-0,9	-1,9	-5,1	-6,6	-6,0	-6,6	-10,8	-14,8	-3,8
K	0,2	-1,3	-0,3	3,7	0,8	3,2	1,8	4,6	4,0	1,4
NÖ	-1,0	-1,3	-2,0	-2,6	-2,3	-1,3	-2,3	-2,7	-4,0	-1,6
OÖ	0,2	-0,1	-0,7	-0,4	0,8	0,3	1,1	-2,3	-6,7	-0,2
S	0,6	-0,1	-1,0	-0,9	3,4	-3,3	1,6	2,7	2,2	-0,2
ST	0,6	0,3	0,9	0,7	2,7	2,4	4,3	0,8	-3,5	1,5
T	0,2	0,4	1,8	1,2	0,4	4,8	-3,8	-6,3	-18,0	0,0
V	0,2	2,8	0,7	-1,1	-3,2	1,9	-1,9	-7,8	-18,6	-1,0
W	0,2	0,6	1,5	1,9	-0,3	-1,8	0,0	6,3	16,3	1,1

3.1.2 Regionale Differenzen der Suizidraten

Wie schon die Pilotstudie, basiert auch die vorliegende Arbeit wesentlich auf einer Analyse von mikroregionalen und mikrosozialen Daten; aus vorangegangenen Studien ist bekannt, dass Suizidhäufigkeiten nicht nur regional, sondern insbesondere auch kleinräumig stark variieren.

Die Analyseebene der politischen Bezirke hat für eine optimale Erfassung dieser Differenzen an sich vielleicht sogar schon einen zu „grobkörnigen" Raster; allerdings ist Suizid – zum Glück – ein insgesamt doch so seltenes Phänomen, dass eine hauptsächliche Basierung der Untersuchung auf Gemeindeebene mit erheblichen Schwierigkeiten durch „Zufallsschwankungen" (also Variationen, die nicht mit der regionalen Zuordnung in Zusammenhang zu bringen sind) konfrontiert wäre, solange keine langfristigen Untersuchungszeiträume realisierbar sind, ganz abgesehen von praktischen Problemen der Datenbereitstellung für derart kleinräumige Verwaltungseinheiten.

Selbst für die Bezirksebene stellt sich die Frage, inwieweit Suizidraten für kürzere Zeitspannen als inhaltlich aussagekräftig gelten können, hat der durchschnittliche österreichische Bezirk doch lediglich 66.000 Einwohner, und wird dieser Wert von etlichen Bezirken erheblich unterschritten, sodass z.B. eine Fehlklassifikation eines einzigen Falles, der in die Todesursachenstatistik irrtümlich als Suizid bzw. Nicht-Suizid einfloss, die für ein bestimmtes Jahr berechnete Suizidrate eines solchen, durchschnittlich großen Bezirks bereits um etwa 1,5 nach oben oder unten verzerrt.[81] Aus diesem Grund verwendet der Verfasser für Analysen auf Bezirksebene nach Möglichkeit nur Erhebungsdaten für mehrjährige Perioden, wobei nunmehr mit dem Beobachtungszeitraum 2005-2009 die bezirksweisen Suizidraten für eine weitere 5-jährige Periode sowohl gesamt als auch differenziert nach Alter und Geschlecht sowie altersstandardisiert geschlossen für alle österreichischen Bezirke zur Verfügung stehen.[82] Diese werden im Folgenden zum Einen den bezirksweisen Suiziddaten der Vorgängerstudie für die Jahre 2001-2004 gegenübergestellt, zum anderen wird aus den vorgenannten Gründen auch ein 9-Jahres-Durchschnitt der Suizidraten aller Bezirke für den Zeitraum 2001-09 ermittelt, der gegenüber den beiden Einzelperioden als nochmals deutlich aussagekräftiger gelten kann.

Während die Analysen zu den Zusammenhängen der bezirksweisen Suizidraten mit unabhängigen, potentiell erklärenden Variablen dem nächsten Kapitel vorbehalten sind, seien an dieser Stelle die basalen Befunde zu den regionalen Suizidraten insgesamt, sowie ihren geschlechts- und altersspezifischen Komponenten präsentiert:[83] Aufgrund der Vielzahl an Untersuchungseinheiten – im Zeitraum 2001-2009 bestanden in Österreich, ohne die Wiener Stadtbezirke – insgesamt 98 politische Bezirke, mit dem als eine Einheit betrachteten Wien 99 Einheiten – ist ein Überblick am einfachsten durch eine Karte zu erlangen.

---

[81] 100.000 / 66.000 ≈ 1,5. Vgl. auch Watzka, Sozialstruktur und Suizid, S. 114f.

[82] Wie weiter oben schon bemerkt, werden die Wiener Bezirke jedoch als eine Einheit behandelt, da hier die geographischen Unterschiede für die Auswirkungen zahlreicher unabhängiger Variable auf die bezirksweisen Suizidhäufigkeiten eine weit geringere Rolle spielen, als im Rest Österreichs.

[83] Tabellen mit den entsprechenden Daten finden sich im Anhang.

Wie aus Karte 1 im Anhang zu ersehen ist, konzentrieren sich innerhalb Österreichs auch[84] für den Gesamtzeitraum 2001 bis 2009 die sehr hohen Suizidraten, wenn man hierfür eine (rohe) Rate von 20 Suiziden pro Jahr und 100.000 Einwohnern als Schwellenwert festsetzt, in den alpinen und südlichen Regionen vom östlichen Tirol (Bezirk Schwaz) im Westen bis nach Hartberg und Jennersdorf im Osten, und von den an Slowenien grenzenden kärntnerischen und steirischen Bezirken im Süden (von Villach-Land bis Radkersburg) bis nach Hallein, Liezen und Mürzzuschlag im Norden, sodass der Eindruck einer relativ geschlossenen Hochrisiko-Region innerhalb Österreichs entsteht, welche mit wenigen „Ausreißern" nahezu ganz Salzburg, Kärnten und Steiermark umfasst:

Von den 6 Salzburger Bezirken weisen 4 im Erhebungszeitraum eine Suizidrate von 20 oder mehr auf, nur die beiden nördlichsten und urbansten Bezirke, die Stadt Salzburg und ihr Umgebungsbezirk stellen eine mit Raten zwischen 14 und 15 relativ deutliche Ausnahme dar (dazu kommt im Westen, wie schon erwähnt, noch der angrenzende Tiroler Bezirk Schwaz mit einer Rate knapp über 20). Hieran schließt die Steiermark mit 12 von (damals) 17 Bezirken an, deren Suizidraten gleichfalls, und vielfach deutlich, über der Grenze von 20 liegen. Ausnahmen stellen hier wiederum nur die Landeshauptstadt Graz samt Umgebungsbezirk dar, weiters die Bezirke Bruck a.d. Mur und Feldbach, deren Suizidraten allerdings durchwegs um 19 bzw. knapp bei 20 liegen, und die daher eher als Grenzfälle, denn als echte Ausnahmen zu betrachten sind. Als eine solche kann innerhalb der Steiermark für den Erhebungszeitraum 2001-09 lediglich Fürstenfeld im Südosten mit der doch deutlich geringeren Rate von 16 gelten. Ähnlich sodann die Lage in Kärnten: Hier sind von 9 Bezirken 6 über der Grenze von 20 situiert, und die beiden nordwestlichen, an Salzburg grenzenden Bezirke Spittal a.d. Drau und Feldkirchen stellen mit Raten um 19 wiederum Grenzfälle dar, während nur der Stadtbezirk Villach sowie der Grenzbezirk zu Italien Hermagor deutlich niedrigere Rten zwischen 15 und 16 verzeichnen. Geographisch an die Steiermark anschließend erweisen sich dann noch die Bezirke Jennersdorf im Burgenland und Lilienfeld in Niederösterreich als Regionen mit Suizidraten über 20 im Erhebungszeitraum.

Außerhalb der soeben beschriebenen, mehr oder weniger geschlossenen Region findet sich nur ein umgekehrter „Ausreißer", nämlich der Bezirk Waidhofen a.d. Thaya im niederösterreich-tschechischen Grenzgebiet mit einer Suizidrate von 23 für den Zeitraum 2001-09; bemerkenswerterweise stellt der ähnlich peripher gelegene Bezirk Rohrbach im Mühlkreis mit einer Rate von 19,3, der höchsten innerhalb des Bundeslandes, ein gewisses Analogon in Oberösterreich dar.

Insgesamt aber dominieren in Nieder- und Oberösterreich Bezirke mit mittleren Suizidraten zwischen 13 und 18; in diesen Bereich fallen (bei Rundung auf

[84] Ein entsprechender Befund war bereits in der Pilotstudie für den Zeitraum 2001-04 ermittelt worden.

ganze Zähler[85]) 18 der 25 niederösterreichischen Bezirke, während nur 4[86] höhere und 3 niedrigere Werte aufweisen.

Bei den letzteren handelt es sich um die Wien-Umgebungs-Bezirke Mödling und Wien-Umgebung sowie den kleinen Stadtbezirk Waidhofen a.d. Ybbs; die Betrachtung der Karte zeigt weiters, dass bei einem Schwellenwert von 15 zur Differenzierung von mittleren und eher niedrigen Suizidraten sich die letzteren für Niederösterreich rund um Wien und in dessen Osten konzentrieren. Der Einfluss der Nähe Wiens mit seinen gut ausgebauten psychosozialen Angeboten kann hier als ein Bedingungsfaktor vermutet werden.

Für Oberösterreich kann festgestellt werden, dass sogar 15 der 18 politischen Bezirke innerhalb der erwähnten „mittleren" Bandbreite der Suizidrate von 13 bis 18 zu liegen kommen, also fast alle. Ausnahmen bilden nur die Bezirke Rohrbach im Norden, dann Kirchdorf an der Krems im Grenzgebiet zur Steiermark, sowie die Stadt Linz – untypisch für einen Landeshaupstadt-Bezirk –, deren Raten etwas höher, jedoch sämtlich unter 20 liegen.

Vergleichsweise am günstigsten positioniert erscheinen innerhalb Oberösterreichs, wenn wiederum die Rate von 15 als Schwelle herangezogen wird, die beiden Umgebungsbezirke Linz-Land und Urfahr-Umgebung, dann das gleichfalls zentral gelegene Eferding sowie die Stadt Wels, die sämtlich Raten zwischen 13 und 15 aufweisen.

Vergleichsweise niedrige Suizidfrequenzen dominieren dagegen das Bild im äußersten Westen und im äußersten Osten Österreichs: Im Burgenland als dem insgesamt im Hinblick auf Suizidalität am günstigsten positionierten Bundesland, weisen 7 von 9 Bezirken (rohe) Suizidraten unter 15 auf, lediglich das schon erwähnte Jennersdorf und das gleichfalls an die Steiermark grenzende Oberwart stellen hier Ausnahmen nach oben hin dar. Zwei Bezirke, Rust und Neusiedl am See (darunter mit Rust allerdings der bei weitem einwohnerschwächste Österreichs) heben sich im Burgendland, zumindest für den hier betrachteten Zeitraum 2001-2009, mit Raten von unter 10 Suiziden pro 100.000 Einwohnern und Jahr sogar singulär positiv vom Rest Österreichs ab.

In Vorarlberg wiederum weisen zwei Bezirke Raten von etwas weniger, und zwei etwas mehr als 15 auf; die Spannbreite liegt insgesamt zwischen 13 und 17, also eher niedrig auch im Vergleich mit Ober- und Niederösterreich; hierzu passt, dass auch in Tirol, und dort besonders in den westlichen Bezirken, relativ niedrige Raten festzustellen sind, die sich insgesamt, mit der schon erwähnten Ausnahme von Schwaz nach oben, und von Landeck nach unten (12,3) wiederum zwischen 13 und 18 bewegen. Erwähnenswert ist noch, dass in Tirol, ähnlich wie in Oberösterreich, und im Gegensatz zur Steiermark, Salzburg u.a., die Landeshauptstadt im

[85] D.h. z.B. der Bezirk Tulln mit 12,9 wird dieser Gruppe zugerechnet, Amstetten mit 18,8 nicht.
[86] Waidhofen a.d.Thaya, Lilienfeld, Amstetten und Melk.

Hinblick auf Suizidalität eine eher ungünstige Position einnimmt, indem der Bezirk Innsbruck-Stadt mit 18,3 die zweithöchste Suizidrate innerhalb Tirols aufweist. Wien insgesamt weist mit einer Rate von etwas unter 15 gleichfalls eine im Österreich-Vergleich günstige Situation auf.

Alle diese Ausführungen beziehen sich auf die ermittelten Gesamtraten der Bezirke für beide Geschlechter und alle Alterskategorien im Erhebungszeitraum 2001-09; es wird nun auch erörtert, inwieweit Geschlechter- und Alterskohorten-spezifische Auswertungen hierzu ein anderes, differenzierteres Bild liefern können. Hierzu bietet sich gleichermaßen eine kartographische Darstellung an (siehe Karten 2 und 3 im Anhang). Betrachtet man zunächst die Darstellung zu den „männlichen Suizidraten" in den politischen Bezirken, vergleichend mit jener der Gesamtraten, so fällt neben der durchgehend deutlich höheren (in der Karte: dunkleren) Lage der ersteren vor allem eine weitgehende Übereinstimmung des geographischen Musters auf; dies ist auch nicht überraschend, stellen die Suizide der Männer wegen ihrer etwa dreifach höheren Anzahl in Österreich doch die Hauptkomponente der Gesamt-Raten für beide Geschlechter dar. Hinsichtlich der geographischen Verteilung abweichend stellt sich am deutlichsten noch die Region des westlichen Niederösterreich dar, die bei Betrachtung der Gesamtraten den anschließenden Bezirken Ober- und Niederösterreichs ähnelt, bei alleiniger Betrachtung der Suizidraten der Männer aber mehrere Bezirke aufweist, die bereits in die Kategorie der „Hochrisikoregionen" mit Suizidraten ab 30 fallen (Amstetten, Melk, Krems Stadt und –Umgebung sowie Waidhofen a.d. Thaya). Für die Suizidraten der Männer gilt zudem noch deutlicher, als für die Gesamtraten, dass die Regionen mit den höchsten Werten in der Steiermark und einigen Nachbarbezirken an dessen Landesgrenzen konzentriert sind:

Am schlimmsten stellt sich die Situation hinsichtlich der Suizidraten von Männern für den gesamten Zeitraum 2001-09 (wie schon für die erste Erhebungsperiode 2001-04) unverändert für die beiden steirischen Bezirke Murau und Mürzzuschlag dar, zu denen nun aber auch Jennersdorf im Südburgenland hinzutritt. Für diese drei Bezirke müssen Suizidraten der männlichen Bevölkerung von 45 bis 49 konstatiert werden, also Werte, die fast das Doppelte der Durchschnittsrate für alle männlichen Österreicher (26) erreichen! Entsprechend liegen diese Bezirke auch in der Liste der Gesamtraten „vorne"; lediglich Jennersdorf wird angesichts einer relativ niedrigen weiblichen Suizidrate noch knapp vom steirischen Bezirk Liezen überholt, für den sich die Suizidraten beider Geschlechter sehr hoch erzeigen (37 bzw. 13). Weitere Bezirke mit sehr hohen Suizidraten der Männer sind in Steiermark Leoben (39) und Weiz (37), in Salzburg Tamsweg (38) und in Kärnten St. Veit a.d. Glan (38) sowie Villach-Land (37).

Im Vergleich besonders gering stellt sich die Suizidhäufigkeit der Männer – neben dem „Zwergbezirk“ Rust als Ausnahme ohne einen einzigen Fall im Erhebungszeitraum – in der Stadt Waidhofen a.d.Ybbs sowie in den Bezirken Neusiedl am See (16) und Eisenstadt (18) dar; die anderen Bezirke in dieser Kategorie (siehe die Karte und die Tabelle im Anhang) liegen bereits knapp an der Grenze zur Schwelle von 20 Suiziden pro 100.000 Personen und Jahr.

Betrachtet man nun die Karte zu den Suizidzahlen der weiblichen Bevölkerung nach Bezirken, zeigt ein Vergleich ebenso sofort eine beachtliche, starke Übereinstimmung mit dem geographischen Muster der Männer: Auch die Suizidraten von Frauen sind in vielen Bezirken in einem Raum, der sich von Salzburg über die Steiermark bis Kärnten erstreckt, gegenüber dem Rest Österreichs erhöht, wenn auch auf einem insgesamt geringeren Niveau. Auch hier sind nur einige weniger geographische „Ausreißer“ zu konstatieren, die wieder einmal den Grenzbezirk zur Steiermark Lilienfeld, dann aber auch Ried im Innkreis sowie die beiden Landeshauptstädte Linz und Innsbruck betreffen, wo – im Gegensatz zu eher durchschnittlichen Raten bei den Männern – die weiblichen Suizidraten klar erhöht sind. Auch Graz als Hauptstadt der Steiermark weist bei den Frauen eine ungünstigere Lage auf.

Die höchsten feststellbaren Suizidraten der weiblichen Bevölkerung nach den Daten der Todesursachenstatistik finden sich für den Zeitraum 2001 bis 2009 im südsteirischen Radkersburg mit einem Wert von nur knapp unter 15, gefolgt von den Bezirken Rust[87] und Liezen mit Raten von ca. 13, Mürzzuschlag, Klagenfurt und Völkermarkt mit Raten von ca. 12, sowie Voitsberg, Lilienfeld, Graz, Ried, St. Johann im Pongau, Knittelfeld, Hallein, Linz, Leoben und Wolfsberg jeweils mit Raten von ca. 11 Suiziden pro Jahr und 100.000 weiblichen Personen im Bezirk. Am anderen Ende der Skala, weit unter dem Österreich-Durchschnitt der weiblichen Suizidraten von 8,1, finden sich dagegen die Bezirke: Eisenstadt-Umgebung, Oberpullendorf, Neusiedl, Krems (Stadt), Wels (Stadt), Jennersdorf, Bruck a.d. Leitha, Waidhofen a.d. Ybbs, Horn, Güssing, Lienz und Wiener Neustadt (Stadt), also vornehmlich Teile des Burgenlandes und des südöstlichen Niederösterreich, sowie einige mittlere Städte mit Bezirksstatus. Die genannten Bezirke weisen alle „weibliche Suizidraten“ von maximal ca. 4 auf, wobei die Spannbreite der ermittelten Werte bis 2,8 nach unten reicht (Eisenstadt-Umgebung), die Differenzen also nicht sehr ausgeprägt erscheinen.

Gegenüber den Bezirken mit den höchsten Suizidraten von Frauen (12-15) stellen die niedrigsten ermittelten Bezirksraten von ca. 3 jedoch eine auf ein Viertel bzw. sogar Fünftel reduzierte Suizidhäufigkeit dar; der maximale „absolute“ Abstand (Range) beträgt 12; im Vergleich hierzu beträgt der maximale Abstand

[87] Hier gilt es wiederum die Kleinheit dieses Bezirks zu beachten – die Rate von ca. 13 ergibt sich durch einen einzigen Suizidfall einer Frau während 9 hier beobachteten Jahren!

bei den männlichen Suizidraten[88], jener zwischen den Bezirken Mürzzuschlag einerseits und Neusiedl andererseits, 32; als Vielfaches berechnet stellt er sich dagegen als „nur“ das Dreifache dar. Die Betrachtung der bezirksweisen Suizidraten konnte somit erneut deutliche geographische Muster aufweisen, die sich in sehr ähnlicher, wenn auch nicht deckungsgleicher Weise für die Suizidalität beider Geschlechter zeigen.

Angesichts der weiter oben bereits festgestellten, deutlichen Bundesländerunterschiede auch hinsichtlich der Alterszusammensetzung der Suizidenten respektive den Suizidhäufigkeiten in verschiedenen Altersklassen, schien es angeraten, nun, nach Vorliegen einer fast zehnjährigen Spanne von Daten, auch eine Analyse der bezirksweisen Suizidhäufigkeiten in unterschiedlichen Alterskohorten vorzunehmen. Allerdings müssen hierzu relativ breite Kategorien gebildet werden, um nicht angesichts der relativen geringen Fallzahlen kausal nicht weiter verfolgbare zeitliche Schwankungen zu sehr in den Vordergrund treten zu lassen. Dem wurde entsprochen, indem drei sehr breite Altersgruppen gebildet wurden, deren erste mit einer Spanne von 10 bis 39 Lebensjahren vom Beginn des „Teenageralters“ bis zum Ende des „jüngeren Erwachsenenalters“ reicht, deren zweite sodann vom 40. bis zum 69. Lebensjahr sich erstreckt, und damit das mittlere Erwachsenenalter bis zum Ende der Erwerbstätigkeit bzw. etwas darüber hinaus abdeckt, und deren dritte die Senioren ab 70 umfasst, und damit weitestgehend eindeutig einer Lebensphase zugeordnet werden kann, in welcher das Erwerbsleben bereits beendet wurde.

Die hierzu ermittelten, bezirksweisen Daten können dem Anhang entnommen werden; im Hinblick auf geographische Muster ähnelt das Bild jenem für die Gesamtraten doch ziemlich: In der Altersklasse der 10-39-Jährigen (beiderlei Geschlechts) finden sich die niedrigsten Suizidraten (neben Rust) für Güssing (3), Neusiedl (4), Eisenstadt-Umgebung und Radkersburg (5), Tulln und Mattersburg (6), Wien-Umgebung, Eferding, Steyr-Land, Mistelbach, Feldkirchen und Krems (jeweils ca. 7); es dominieren also auch hier Bezirke des Burgenlandes und, weniger ausgeprägt, des östlichen Niederösterreichs. Bemerkenswert ist jedoch die sehr günstige Positionierung von Radkersburg, welches bei den alters-unspezifischen Suizidraten eine hohe Suizidalität zeigt.

Am anderen Extrem finden sich die Bezirke Knittelfeld, St. Veit, Amstetten. Eisenstadt (Stadt) und Zell am See mit jeweils Raten von ca. 14, Judenburg, Rohrbach, Klagenfurt (Stadt) und Murau mit Raten je bei 15, St. Johann, Wels-Land, Tamsweg, Mürzzuschlag und Leoben (je ca. 16) sowie schließlich Liezen (17), Klagenfurt-Land (18) und Schwaz (18,5). Unter diesen Bezirken mit besonders hohen Suizidraten von Jugendlichen und jüngeren Erwachsenen (bis 39) fällt

[88] Hier unter Ausschluss der Ausnahme Rust mit einer Rate von 0,0.

Wels-Land als ein Bezirk auf, dessen Gesamt-Suizidrate über alle Altersgruppen hinweg durchschnittlich ist, für alle anderen erweisen sich auch die Gesamtraten als hoch. Dessen ungeachtet ist dieser Befund aufschlussreich, da er belegt, dass in den betreffenden Bezirken die jüngeren Alterskohorten – leider – dasselbe deutlich stärkere Risiko für Suizid zeigen, wie die älteren Generationen, wenn auch noch auf niedrigerem absoluten Niveau.

Für die „mittlere“ Altersklasse der 40 bis 69-Jährigen ergibt eine analoge Betrachtung folgendes: Die niedrigsten Suizidraten finden sich in der Stadt Waidhofen a.d. Ybbs (11), in Eisenstadt-Stadt und –Umgebung sowie Neusiedl (je 12), in Wien-Umgebung (13), Mödling und Oberpullendorf (14), Gänserndorf und Linz-Land (15), also ausnahmslos in Bezirken, für die auch die Gesamtraten niedrig ausfallen. Die höchsten Suizidhäufigkeiten dagegen mussten in dieser mittleren Altersklasse beobachtet werden für die Bezirke: Weiz, Graz-Umgebung und Graz-Stadt, Hollabrunn, Voitsberg, Feldkirchen, Ried und Scheibbs mit jeweils um 25, Villach-Land, Amstetten, Kufstein und Rohrbach mit je ca. 26, Schwaz, Spittal a.d. Drau, Waidhofen a.d.Thaya. Zell am See und Leoben mit je 27, Oberwart, Dornbirn, Knittelfeld und Hallein (je 28), Hartberg und St. Veit (je 29), St. Johann (30), Wolfsberg und Leibnitz (ca. 31), Liezen (32), Radkersburg (33), Mürzzuschlag (ca. 34), Lilienfeld (36), Murau und Tamsweg (je 39). Abgesehen von dem Umstand, dass sich hierin erwartungsgemäß viele Bezirke finden, deren Gesamt-Suizidrate sehr hoch ist, sind einige Abweichungen auffällig, so das Auftreten von Holabrunn, Kufstein und Scheibbs, aber auch von Graz und Graz-Umgebung sowie Dornbirn, die bei nicht-altersspezifischer Betrachtung „nur“ mittelhohe Suizidraten aufweisen. Bemerkenswert ist auch, dass in dieser Altersklasse Tamsweg den allerhöchsten Wert der Suizidfrequenz aufweist. Die überproportionale Repräsentanz steirischer Bezirke ist augenfällig.

Für die Alterskohorte der Senioren ab 70 schließlich ergibt die vergleichende Betrachtung auf Bezirksebene, dass sich nur wenige Bezirke mit sehr niedrigen Suizidraten positiv abheben, neben Rust allen voran Eisenstadt-Stadt und Wiener Neustadt bei Raten von ca. 7 Suiziden pro 100.000 und Jahr, gefolgt von Lienz (12). Mit bereits deutlichem Abstand, aber immer noch weiter unter den durchschnittlichen Häufigkeiten, folgen dann Landeck und Wels-Stadt mit Raten um 19, Hollabrunn, Waidhofen a.d. Ybbs, Dornbirn sowie Reutte (je ca. 20).

Demgegenüber weisen sehr viele Bezirke – über 40 ! – im Segment der Senioren jährliche Suizidraten von 40 und mehr auf; die Extremfälle mit 50 oder mehr Suiziden pro 100.000 Personen dieses Alters und Jahr bilden: St. Pölten-Land und St. Johann (50), Judenburg, Radkersburg und Graz-Umgebung (52), Murau, Voitsberg und Völkermarkt (54), Feldkirchen und Kirchdorf (56), Wolfsberg (59) und schließlich Waidhofen a.d. Thaya (60), Mürzzuschlag (67), Deutschlandsberg (70), Weiz (76) und Jennersdorf (83).

Auch in diesem Bereich finden sich also sehr viele steirische Regionen an oberster Stelle der Suizidhäufigkeiten – unter den 16 schlechtest positionierten Bezirken mit Raten ab 50 sind es 8! Bemerkenswert erscheint weiters, dass die im Hinblick auf die altersunspezifischen Gesamtraten eher unauffälligen Bezirke St. Pölten-Land, Feldkirchen und Kirchdorf a.d. Krems sich bei ausschließlichem Einbezug der Senioren unter den Hochrisikoregionen für Suizid wiederfinden.

Schließlich ist erwähnenswert, dass eine nähere Betrachtung der altersspezifischen Suizidraten für die beiden „Ausnahmebezirke“ Waidhofen a.d. Thaya und Jennersdorf ergibt, dass dort jeweils die Suizidraten der 70 und mehr-Jährigen für die hohen Gesamtraten hauptverantwortlich sind, während sich die Raten in den Altersklassen darunter durchaus im durchschnittlichen Bereich bewegen. Umgekehrt gilt für Schwaz als weiteren „Ausnahmebezirk“, dass dort die Suizidfrequenzen vor allem der jungen Erwachsenen die Gesamtrate nach oben bewegen, während die Suizidrate der Senioren durchschnittlich ausfällt.

3.1.3 Die Suizidraten in den steirischen Bezirken gemäß Todesursachenstatistik und gemäß Aktenanalyse

Wie schon in der Pilotstudie, erlaubte der Umstand, dass für die vorliegende Studie auch die Akten der Sicherheitsbehörden, wenigstens zu einem Großteil der Suizidfälle, herangezogen werden konnte, unter anderem auch eine Reliabilitätsprüfung der amtlichen Todesursachenstatistik für den Bereich der Selbsttötungen, eingegrenzt freilich auf das Bundesland Steiermark. Für den Untersuchungszeitraum 2005 bis 2009 ergibt sich hierbei ein der Vorperiode sehr ähnliches Bild, wonach nur eine sehr kleine Zahl von Selbsttötungen zwar in Polizeiakten berichtet wird, später jedoch – zu Recht (Fehlklassifikation der Sicherheitsbehörden) oder zu Unrecht (Fehler in der Weiterbearbeitung) – nicht in die Todesursachenstatistik Eingang findet. Ergab sich für den Zeitraum 1995-2004 ein Anteil von 3,3 % an derart „verlorengegangenen“ Suizidfällen in der amtlichen Statistik,[89] so liegt derselbe für die Periode 2005-2009 nun bei 3,6 % (46 von gesamt 1276 Suizidfällen).

Den Ursachen für diese – allerdings eben eher geringe Diskrepanz – konnte der Verfasser im Rahmen der vorliegenden Studie nicht weiter nachgehen; jedoch wurden die nur in den Polizeiakten dokumentierten Suizidfälle, soweit sich eben als abschließender Befund der Sicherheitsbehörden Selbsttötung als Todesursache angegeben fand, in die auf die Steiermark bezogenen, mikrosozialen Analysen mit aufgenommen (wie dies schon in der Vorgängerstudie ebenso praktiziert wurde).

[89] Vgl. Watzka, Sozialstruktur und Suizid, S. 125.

Größere Lücken als diese existieren für den Beobachtungszeitraum 2005-2009 bedauerlicherweise im umgekehrten Verhältnis, in dem Sinn also, dass zwar Daten der amtlichen Todesursachenstatistik zu einem Suizidfall existieren, sich die zugehörigen Akten der Sicherheitsbehörden jedoch nicht eruieren bzw. einsehen ließen. Dieser Umstand ist zwar für die Ermittlung der Fallzahlen als solcher – auch pro Berichtsjahr bzw. pro Bezirk – ohne Belang, da diese Daten auch aus der amtlichen Todesursachenstatistik entnehmbar sind, hat aber negative Auswirkungen auf die Validität der Befunde zu denjenigen Parametern, welche lediglich in den Polizeiakten dokumentiert sind.

Von den 1230 in der amtlichen Todesursachenstatistik dokumentierten, „steirischen" Suizidfällen der Jahre 2005-2009 betreffen 26 Suizidhandlungen von in der Steiermark wohnhaft gewesenen Personen, die außerhalb des Bundeslandes begangen wurden, und daher folgerichtig nicht von den steirischen Polizeibehörden aktenmäßig bearbeitet wurden. Von den übrigen 1204 Fällen waren nur zu 907 polizeiliche Akten greifbar, was einer „Ausschöpfungsquote" von 75 % entspricht, während zu 297 Fällen bzw. knapp 25 % die entsprechenden Dokumente nicht bearbeitet werden konnten. Damit ist ein Vollständigkeitsgrad erreicht, der durchaus seriöse Aussagen auch zu den nur über die polizeilichen Berichte erhobenen Variablen erlaubt; jedoch sind die erhobenen Daten doch mit einer gewissen Unsicherheit behaftet, sodass insbesondere geringe Differenzen zwischen Teilpopulationen bzw. in kleinen Fallzahlen auftretende Merkmale nur mit Vorbehalt inhaltlich gedeutet werden dürfen, obwohl die Daten an sich einer Voll- und keiner Stichprobenerhebung entstammen.

Zugunsten der inhaltlichen Validität der vorhandenen Daten lässt sich aber anführen, dass vorwiegend solche Polizeiakten nicht untersucht werden konnten, deren Entstehung zum Zeitpunkt der Durchführung der Studie bereits länger zurücklag, und für welche bedauerlicherweise die behördeninternen Aufbewahrungsfristen zum Teil abgelaufen waren. So entfallen von den 297 nicht zugänglich gewesenen Polizeiakten 147, also fast die Hälfte, auf das Berichtsjahr 2005. Damit liegt die Annahme nahe, dass in vielen Fällen nicht irgendwelche sachlichen Kriterien, sondern bloß administrative Prozesse die Nicht-Verwertbarkeit des jeweiligen Aktes begründeten. Weiters kann angenommen werden, dass sich die Suizidfälle des Jahres 2005 hinsichtlich der hier interessierenden Faktoren kaum von jenen der Folgejahr 2006 und 2007 unterscheiden, sodass von dieser Unausgewogenheit hinsichtlich der Vollständigkeit der Daten zu den einzelnen Erhebungsjahren keine inhaltlichen Verzerrungen größerer Form zu erwarten sind. Auch die regionale Verteilung nicht zugänglich gewordenen polizeilichen Akten wurde einer Überprüfung unterzogen, ebenso jene der Suizidfälle, die nur in polizeilichen Akten dokumentiert sind. Die Ergebnisse stellen sich folgendermaßen dar:

Tabelle 7: Suizidfälle und -raten nach Wohnbezirken in der Steiermark gemäß Todesursachenstatistik (TU) u. Polizeiakten-Analyse (PA) 2005-09

Wohnbezirk	N nur TU	N TU u. PA	N nur PA	N gesamt	in %
Graz Stadt	42	173	12	227	17,8
Bruck/Mur	24	33	4	61	4,8
Deutschlandsberg	17	48	0	65	5,1
Feldbach	23	40	1	64	5,0
Fürstenfeld	5	14	0	19	1,5
Graz Umgebung	22	110	3	135	10,6
Hartberg	18	44	2	64	5,0
Judenburg	19	31	1	51	4,0
Knittelfeld	18	14	2	34	2,7
Leoben	11	54	3	68	5,3
Leibnitz	35	51	1	87	6,8
Liezen	15	76	2	93	7,3
Murau	4	33	3	40	3,1
Mürzzuschlag	18	39	1	58	4,5
Radkersburg	9	19	3	31	1,7
Voitsberg	19	51	3	73	5,7
Weiz	24	77	4	105	8,2
Stmk. gesamt	323	907	46 *	1276 *	100
Wohnbezirk	SR lt. TU	SR lt. TU+PA	Diff. SR	Rang lt. TU	Rang TU + PA
Fürstenfeld	16,5	16,5	0,0	1	1
Graz Stadt	17,4	18,3	0,9	2	2
Bruck/Mur	17,9	19,2	1,3	3	5
Hartberg	18,4	19,0	0,6	4	4
Feldbach	18,7	19,0	0,3	5	3
Graz Umgebung	19,0	19,5	0,4	6	6
Leoben	20,0	20,9	0,9	7	7
Deutschlandsberg	21,2	21,2	0,0	8	8
Judenburg	21,5	22,0	0,4	9	9
Knittelfeld	21,8	23,2	1,4	10	12
Leibnitz	22,5	22,7	0,2	11	10
Liezen	22,5	23,0	0,5	12	11
Weiz	23,3	24,2	0,9	13	13
Radkersburg	23,9	26,5	2,6	14	15
Murau	24,4	26,4	2,0	15	14
Voitsberg	26,5	27,6	1,1	16	16
Mürzzuschlag	27,5	28,0	0,5	17	17
Stmk. gesamt	20,5	21,2	0,7	--	--

* Incl. ein Fall, der nicht nach Wohnbezirk klassifizierbar war

Wie aus der Tabelle zu ersehen ist, verteilen sich auch die Fälle, in welchen unvollständige Datengrundlagen vorhanden sind (nur Todesursachenstatistik oder nur Polizeiakten) quer über alle Bezirke, zwar – wie auch nicht anzunehmen war – nicht in ganz gleichmäßiger Weisen, aber doch so, dass auch hiervon keine großen inhaltlichen Verzerrungen zu erwarten sind, indem das Verhältnis zwischen der Zahl nicht zugänglicher Polizeiakten und Gesamtzahl der festgestellten Fälle für die meisten Bezirke zwischen 15 und 35 % liegt (steirischer Durchschnitt 25 %). Der Anteil der nur in den Polizeiakten, aber nicht in der Todesursachenstatistik dokumentierten Fälle wiederum ist insgesamt klein, in den Bezirken schwankt er zwischen 0 (Deutschlandsberg, Fürstenfeld) und maximal 10 % in Radkersburg. Der Umstand, dass eine gewisse Anzahl von Selbsttötungs-Fällen nicht in die offizielle Todesursachenstatistik Eingang fand, erhöht selbstredend die Suizidraten, wenn diese Fälle nachträglich berücksichtigt werden. Die obenstehende Tabelle zeigt aber, dass hieraus insgesamt nur eine moderate Verschiebung nach oben resultiert; die steirische Gesamt-Suizidrate für den Beobachtungszeitraum 2005 bis 2009 liegt nach einer solchen Korrektur bei 21,2 statt 20,5. In den einzelnen Bezirken reichen die Veränderungen von 0,0 bis maximal 2,6 im Fall von Radkersburg, wobei aber zu berücksichtigen ist, dass es sich hierbei um einen kleinen Bezirk handelt, für welchen schon wenige Fälle – hier: 3 – starke Veränderungen in zu berechnenden Raten auslösen. Dass sich aber die regionalen Muster von stärker und weniger stark durch Suizide betroffenen Regionen aufgrund der insgesamt knapp 4 % nicht in die Todesursachenstatistik eingeflossenen Fälle kaum verändert darstellen, als mit Berücksichtigung derselben, kann besonders gut ein Vergleich der beiden betreffenden Rangreihen verdeutlichen, die in der Tabelle ganz rechts angefügt sind: Wie ersichtlich, führt eine entsprechende Korrektur lediglich zu Verschiebungen zwischen den Plätzen 3-5, 10-12 sowie 14 und 15.

Nun aber zur eigentlichen Erörterung der regionalen Unterschiede der Suizidhäufigkeiten, wie sie sich innerhalb der Steiermark für die Jahre 2005 bis 2009, darstellen. Hierbei bietet es sich an, gleich in einem auch die jeweiligen Veränderungen zu den Suizidraten der vorangegangenen Erhebungsperiode darzustellen, wobei hier wiederum die Jahre 2001-04 herangezogen wurden: Die für die Steiermark insgesamt feststellbare Reduktion der Suizidraten im Vergleich von 2005-09 zu 2001-04, die im Durchschnitt gemäß den Daten des Todesursachenstatistik 7 % beträgt, bei Berücksichtigung der nur in den Polizeiakten dokumentierten Fälle sogar 9 % (siehe nachfolgende Tabelle), lässt sich als abnehmende Tendenz der Suzidhäufigkeiten auch auf der Ebene der meisten Bezirke dokumentieren. Allerdings ist diese in unterschiedlichen Regionen verschieden stark ausgeprägt, und immerhin sechs Bezirke, etwa ein Drittel aller, weisen leider eine klar gegenläufige Tendenz auf.

Tabelle 8: Suizidraten nach Wohnbezirken in der Steiermark 2005-09 im Vergleich zu 2001-04

Wohnbezirk	SR lt. TU 2001-04	SR lt. TU 2005-09	Veränd.	Veränd. in %
Graz Stadt	20,9	17,4	-3,5	-16,7
Bruck/Mur	20,2	17,9	-2,3	-11,4
Deutschlandsberg	20,8	21,2	0,4	1,9
Feldbach	18,2	18,7	0,5	2,7
Fürstenfeld	15,3	16,5	1,2	7,8
Graz Umgebung	20,4	19,0	-1,4	-6,9
Hartberg	22,2	18,4	-3,8	-17,1
Judenburg	20,4	21,5	1,1	5,4
Knittelfeld	23,6	21,8	-1,8	-7,6
Leoben	20,9	22,5	1,6	7,7
Leibnitz	29,5	20,0	-9,5	-32,2
Liezen	26,9	22,5	-4,4	-16,4
Murau	31,3	24,4	-6,9	-22,0
Mürzzuschlag	32,3	27,5	-4,8	-14,9
Radkersburg	18,9	23,9	5,0	26,5
Voitsberg	16,9	26,5	9,6	56,8
Weiz	21,8	23,3	1,5	6,9
Stmk. gesamt	22,1	20,5	-1,6	-7,2
Wohnbezirk	SR Tu+PA 2001-04	SR TU+PA 2005-09	Veränd.	Veränd. in %
Graz Stadt	22,4	18,3	-4,1	-18,3
Bruck/Mur	21,3	19,2	-2,1	-9,9
Deutschlandsberg	22,0	21,2	-0,8	-3,6
Feldbach	20,4	19,0	-1,4	-6,9
Fürstenfeld	15,3	16,5	1,2	7,8
Graz Umgebung	21,5	19,5	-2,0	-9,3
Hartberg	24,4	19,0	-5,4	-22,1
Judenburg	21,5	22,0	0,5	2,3
Knittelfeld	23,6	23,2	-0,4	-1,7
Leoben	21,2	22,7	1,5	7,1
Leibnitz	29,8	20,9	-8,9	-29,9
Liezen	27,5	23,0	-4,5	-16,4
Murau	32,1	26,4	-5,7	-17,8
Mürzzuschlag	33,4	28,0	-5,4	-16,2
Radkersburg	20,9	26,5	5,6	26,8
Voitsberg	16,9	27,6	10,7	63,3
Weiz	22,9	24,2	1,3	5,7
Stmk. gesamt	23,2	21,2	-2,0	-8,6

Hervorzuheben ist diesbezüglich vor allem die Situation im Bezirk Voitsberg, wo es, wenn auch von einem in den Jahren 2001 bis 2004 vergleichsweise niedrigen Niveau aus, in den Jahren 2005 bis 2009 zu einer massiven Zunahme von Selbsttötungen kam; die Suizidrate des Bezirks stieg von 17 auf 27 (bzw. 28 bei Addition der nur aus den Akten bekannten Fälle) an! Diese Steigerung um, je nach Datengrundlage 57 bzw. 63 %, entspricht konkret etwa 25 Suizidtoten innerhalb von 5 Jahren mehr in diesem ca. 50.000 Einwohner umfassenden Bezirk. Die Ursachen für diesen gewaltigen Anstieg liegen vorläufig im Dunkeln. Auch für den Bezirk Radkersburg ergibt sich eine Zunahme der Suizidrate um ca. 27 %. Hier ist zwar zu berücksichtigen, dass es sich mit nur ca. 24.000 Einwohnern um einen relativ kleinen Bezirk handelt, und einzelne Suizidfälle demnach stark ins Gewicht fallen, dennoch gibt die Stärke des Anstiegs auch hier jedenfalls zu denken, und lässt sich wohl eher nicht auf rein „zufällige" Schwankungen zurückführen. Weitere Bezirke mit im Vergleich zu den Jahren davor eindeutig angestiegenen Suizidraten sind auch Fürstenfeld, Leibnitz und Weiz, mit prozentualen Zunahmen von jeweils 6-8 %, sowie schließlich Judenburg, wo die Erhöhung der Suizidzahlen bei Berücksichtigung der in der amtlichen Todesursachenstatistik nicht aufscheinenden, aber polizeilich dokumentierten Fälle, jedoch „nur" ca. 2 % beträgt. Auch für diese Bezirke muss die Frage nach den Ursachen der jeweiligen Erhöhungen der Suizidfrequenzen einstweilen offen gelassen werden. Darüber hinaus ist darauf hinzuweisen, dass auch die Bezirke Deutschlandsberg und Feldbach zumindest nach den Daten der offiziellen Todesursachenstatistik für die Erhebungsperiode 2005-09 gegenüber der Vorperiode leichte Erhöhungen der Suizidraten aufweisen (2-3 %); bei Erweiterung der Datenbasis durch zusätzliche Akten „dreht" sich hier die Tendenz aber in eine leichte bis mittestarke Abnahme der Raten (4 bzw. 7 %). Auch dieser Umstand verweist deutlich auf die Vorsicht, die angebracht ist, wenn die Suizidzahlen für einzelne Bezirke und nur wenige Erhebungsjahre inhaltlich interpretiert werden sollen. Einige wenige übersehene oder falsch klassifizierte Todesfälle können bereits zu dann vielleicht ungerechtfertigten Schlussfolgerungen verleiten, wenn die Problematik der bei allem Bemühen um Validität seitens der statistischen Behörden usw. doch vorhandene Unschärfe der zur Verfügung stehenden Daten nicht ausreichend berücksichtigt wird.

Dies zeigt im Übrigen auch das Beispiel des – wiederum besonders „einwohnerschwachen" – Bezirkes Knittelfeld; für ihn weisen die Daten der Todesursachenstatistik einen Rückgang der Suizidraten um fast 8 % aus; bei Berücksichtigung zusätzlicher polizeilicher Daten reduziert sich dieser aber auf unter 2 %. Eindeutige, erfreulicherweise beträchtliche Abnahmen in den Suizidzahlen, bezogen auf die Einwohnerzahl, zeigen dagegen acht steirische Bezirke, die damit auch für den rückläufigen Gesamttrend der Suizide in der Steiermark verantwortlich zeichnen: Noch vergleichsweise am geringsten ausgeprägt ist der Rückgang hierbei in den beiden Bezirken Graz-Umgebung und Bruck/Mur mit je 9-10 % bei Berücksichtigung auch der Daten der Polizeiakten (ohne diese beträgt das Minus 7 bzw. 11 %), was für eine Entwicklung von wenigen Jahren beträchtlich erscheint.

Noch viel deutlicher nehmen sich erfreulicherweise aber die Abnahmen der Suizidraten in den Bezirken Mürzzuschlag, Murau, Liezen, Hartberg und Graz-Stadt aus, die (mit oder ohne Einrechnung der zusätzlichen Fälle aus den Akten) jeweils 15-22 % im Vergleich zur Periode 2001-04 betragen. Allerdings muss hierzu unbedingt bemerkt werden, dass es sich großteils um starke Rückgänge von einem jedoch sehr hohen Niveau aus handelt! Dasselbe gilt für den Bezirk mit der weitaus stärksten Reduktion der Suizidzahlen im hier betrachteten Zeitraum, Leoben. Dort ging die Suizidrate von fast 30 Todesfällen pro Jahr und 100.000 Einwohner in den Jahren 2001-04 auf „nur" mehr 20 oder 21 im Zeitraum 2005-09 zurück! Prozentual gesehen liegt eine Abnahme um etwa 30 % vor. Auch hierfür liegt einstweilen keinerlei Erklärung vor; jedenfalls aber bedeutet die massive Reduktion umgekehrt nur eine zeitweilige Angleichung an den – seinerseits weiter deutlich über dem österreichischen Durchschnitt liegenden – Steiermark-Durchschnitt von ebenfalls 20-21.

Dies führt zurück zu einer nochmaligen Betrachtung der Rangfolge der Suizidraten 2001-04 und 2005-09: Wie schon erwähnt, ändert sich diese, bei einer allgemeinen Tendenz zum Rückgang der Selbsttötungshäufigkeiten, für den innersteirischen Bezirksvergleich nur wenig: Für die Periode 2005-09 weist mit Mürzzuschlag ein Bezirk die höchsten Werte auf, der bereits in den Jahren davor österreichweit zu den „Spitzenreitern" in punkto letaler Suizidalität zählte.[90] Ähnliches gilt für den Bezirk Murau ebenfalls weiter zu den Regionen mit den häufigsten Suiziden pro Einwohnerzahl gerechnet werden muss. Dagegen sind die in den Jahren 2001 bis 2004 unter den am wenigsten betroffenen Bezirken positionierten Regionen Radkersburg und Voitsberg neu in die negative „Spitzengruppe" gerückt, während das damals noch an drittschlechtester Stelle positionierte Leoben mittlerweile auf einem mittleren Rang zu finden ist. Lediglich zwei der vier 2001-2004 am günstigsten positionierten Bezirke, Feldbach und Fürstenfeld, behielten eine entsprechende Position auch im Zeitraum 2005-09, wobei der letztgenannte Bezirk weiterhin mit einer Suizidrate von ca. 17 im Steiermark-internen Vergleich besonders positiv hervorsticht. Die zweitniedrigsten Suizidraten hat mittlerweile aber mit, je nach Betrachtung, 17-18 der Bezirk Graz-Stadt aufzuweisen.

---

[90] Vgl. Watzka, Sozialstruktur und Suizid, S. 133.

3.2 Selbsttötungen und ihre biopsychosozialen Bedingungsfaktoren in Österreich 2001-09 – Deskription und Analyse von Aggregatdaten

Im Folgenden werden jene Studienergebnisse dargelegt, die aus der Analyse von Aggregatdaten zu möglichen gesellschaftlichen und ökologischen Einflussfaktoren auf die Höhen der regionalen Suizidraten in Österreich insgesamt und in der Steiermark im Besonderen resultieren.[91] Hierbei werden zunächst die Zusammenhänge dargestellt, welche sich als bivariate Korrelationen in Bezug auf die Suizidraten für alle Variablen einzeln errechnen ließen, die in Kapitel 2.3. angeführt wurden, und aufgrund bisheriger Erkenntnisse als (potentiell) relevant für die Suizidhäufigkeiten auf regionaler Ebene betrachtet werden können.

Als Erhebungseinheit wurde, wie schon in der Pilotstudie, die Ebene des politischen Bezirkes gewählt, wobei die Veränderungen von Bezirksgrenzen in den letzten Jahren noch nicht berücksichtigt wurden, da sich die Daten ja einerseits auf die Zeit bis 2009 beziehen, und andererseits möglichste Vergleichbarkeit gewährleistet sein sollte. Um möglichst aussagekräftige, von Zufallsschwankungen im zeitlichen Verlauf wenig abhängige Ergebnisse zu erhalten, wurde hier der Beobachtungszeitraum auf die gesamte Phase 2001 bis 2009 ausgedehnt. Betrachtet werden hier vorrangig die österreichweiten Korrelationen, also jene, die sich unter Einbezug aller 99 politischen Bezirke Österreichs ergeben,[92] aber auch jene für die steirischen Bezirke allein. Als abhängige Variable wird, um den Text nicht allzu sehr zu komplizieren, vorrangig die „rohe" Suizidrate als die eigentlich zu erklärende Größe der tatsächlichen Suizidhäufigkeiten pro Einwohnerzahl behandelt,

---

[91] Nach der Pilotstudie des Verfassers für die Jahre bis 2004 befasste sich mit dieser Fragestellung für den Zeitraum 2005-2009 – mit einem speziellen Fokus auf den Einfluss des psychosozialen Versorgungsgrades auf die Suizidraten – bereits Verena Köck in ihrer sehr gründlichen und aufschlussreichen, 2013 fertiggestellten Abschlussarbeit: Verena Köck, Extramurale psychosoziale Versorgung und Suizidraten in Österreich. Graz (sowi. Masterarbeit) 2013. Verena Köck hat auch an der Datenerhebung sowohl von Individualdaten wie von Aggregatdaten für die vorliegende Studie mitgewirkt. Insbesondere hat sie sich der durchaus mühevollen Aufgabe unterzogen, für alle österreichischen Bezirke Daten einerseits zum Versorgungsgrad mit extramuralen psychosozialen Einrichtungen (psychosozialen Zentren u.ä.) im Untersuchungszeitraum zu erheben – Vollzeitäquivalente von Dienststellen im betreuenden Bereich, als Rate bezogen auf die Einwohnerzahlen der Bezirke –, andererseits zur Dauer des jeweiligen Bestandes von derartigen Institutionen in einem Bezirk, da auch von diesem Parameter hinsichtlich Bekanntwerden von Hilfsangeboten, Enttabuisierung usw., potentiell Einflüsse auf den Umgang mit suizidalen Krisen zu erwarten waren. Vgl. hierzu Köck, Psychosoziale Versorgung und Suizidraten, bes. S. 24-34 u.. 48-61. Für die ertragreiche Zusammenarbeit sei ihr an dieser Stelle nochmals herzlich gedankt.

[92] Wien wird, wie weiter oben schon erwähnt, wiederum als eine Einheit behandelt, da die Bezirksgliederung, wiewohl keineswegs irrelevant, in diesem Ballungsraum doch wesentlich andere Implikationen hat, als in den „Flächenbundesländern".

und nicht etwa eine altersstandardisierte Rate, der diesbezüglich bereits eine gewisse Verzerrung anhaftet. Die Vorgängerstudie hat zudem gezeigt, dass die Ergebnisse für die Zusammenhangsanalysen gegenüber diesen beiden Variablen in der Regel nur wenig differieren (soweit es sich nicht um massiv altersassoziierte unabhängige Variable handelt).[93]

3.2.1 Bivariate Zusammenhänge möglicher Bedingungsfaktoren mit den regionalen Suizidraten – Ergebnisse der Analysen

Nachfolgend sind die Ergebnisse der bivariaten Korrelationsanalysen überblicksartig in einer Tabelle dargestellt:[94] Für die Interpretation der darin enthaltenen Ergebnisse[95] sei zunächst die Übereinstimmung bzw. Nicht-Übereinstimmung der ermittelten bivariaten Korrelationen mit den hypothetisch angenommenen Zusammenhängen besprochen: Wie ersichtlich, wird die vermutete Richtung der Assoziation für fast alle der 40 hier einbezogenen Indikatoren bestätigt.[96]

Ausnahmen bilden lediglich die drei neu hinzugezogenen Variablen: Anteil der Alpen, Rate der Körperverletzungen und Tötungsdelikte sowie Rate der Dienststellen in psychosozialen Einrichtungen – für die jeweils schwache bzw. sehr schwache Zusammenhänge in die Gegenrichtung der vermuteten Richtung ermittelt wurden –, weiters die vier bereits in der Pilotstudie behandelten Indikatoren: Anteil der Geschiedenen, Anteil der Katholiken, Anteil der Evangelischen und Anteil der Konfessionslosen. Für diese wurde angesichts nur schwacher feststellbarer Zusammenhänge in der Pilotstudie für die vorliegende Untersuchung zunächst an den jeweiligen Ursprungshypothesen festgehalten. Diese müssen nun allerdings verworfen werden:

Der Anteil der Geschiedenen in einer Region ist offensichtlich keineswegs mehr primär ein Ausdruck ungünstiger familialer Integrationsmuster, sondern steht wohl nicht zuletzt für Stadt-Land-Differenzen und ähnliche kulturelle Gefälle, sodass, zumindest bei bivariater Betrachtung, höhere Scheidungsraten eher mit niedrigeren Suizidzahlen einhergehen. Die Assoziation ist aber schwach.

---

[93] Vgl. Watzka, Sozialstruktur und Suizid, S. 137-203.

[94] Die angegebenen Werte sind Pearson-Korrelationskoeffizienten. Die Berechnungen des Verfassers kommen für die bivariaten Analysen zu denselben Ergebnisse, wie sie schon Köck ermittelt hat: Vgl. Köck, Psychosoziale Versorgung und Suizidraten, bes. S. 87-88.

[95] Angegeben in der Tabelle ist auch das Signifikanzniveau, obwohl stichprobentheoretisch eine solche Angabe bei Bevölkerungsdaten nicht adäquat ist, da ja keine Zufallsauswahl vorliegt, und sämtliche ermittelten Ergebnisse als aussagekräftig zu gelten haben.

[96] Die formulierten Annahmen bauen ja für die meisten untersuchten Variablen bereits auf den Annahmen und empirischen Ergebnissen der Vorgängerstudie, sowie natürlich den Ergebnissen der Forschungsliteratur zu anderen Untersuchungsregionen auf.

Tabelle 9: Bivariate Korrelationen mit der Suizidrate 2001-09, Ö bzw. ST

Faktor	Indikator(en) (und Erhebungszeitpunkte)	Hyp Korr.	emp. Korr. Ö	emp. Korr. ST
Topographie	Ant. Dauersiedlungsraum (2000; 2008)	–	-0,36 **	-0,59 **
Landschafts-charakter	Anteil Waldflächen (2000; 2012)	+	+0,57 **	+0,53 *
	Ant. landwirtsch. Flächen (2000; 2012)	–	-0,26 **	-0,50 *
	Anteil der Alpen	–	+0,14	+0,59 **
Urbanisierung	Bevölkerungsdichte (2001; 2011)	–	-0,14	-0,25
Demog. Entwicklung/ Struktur	Bevölkerungsveränderung 2001–2011	–	-0,57 **	-0,48 *
	Anteil Unter-15-Jährige (2001; 2011)	–	-0,12	-0,20
	Anteil Über-60-Jährige (2001; 2011)	+	+0,17 *	+0,43 *
	Durchschnittsalter (2001; 2011)	+	+ 0,14	+0,39
Familiäre Integration	Anteil der Ledigen (2001)	+	+0,27 **	-0,14
	Anteil der Verheirateten (2001)	–	-0,30**	+0,18
	Anteil der Geschiedenen (2001)	+	-0,16	-0,12
	Anteil der Verwitweten (2001)	+	+0,15	+0,26
Ethnisch-kult. Diversität	Ant. ausländ- Staatsbürger (2001; 2011)	–	-0,27 **	-0,15
	Ant. im Ausland Geborene (2001; 2011)	–	-0,32 **	-0,18
Religiös-kult. Diversität	Anteil von Katholiken/innen (2001)	–	+0,22 **	-0,13
	Anteil von Evangelischen (2001)	+	-0,16	+0,20
	Anteil anderer Konfessionen (2001)	–	-0,28 **	-0,18
	Anteil von Konfessionslosen (2001)	+	0,04	+0,16
Haushaltsstrukt	An. Personen/(Privat-)Haushalt (2001)	+	+0,18 *	-0,10
Wohnstruktur	Nutzfläche pro Bewohner/in (2001)	–	-0,41 **	-0,07
Ökon. Niveau	Durchs. Arbeitnehmereink. (2001; 2010)	–	-0,43 **	-0,08
Sozioökonom. Integration	Anteil Arbeitslose (2001; 2004-2007)	+	+0,14	-0,28
	Anteil der Erwerbstätigen (2001; 2010)	–	-0,30 **	-0,45
Erwerbsstruktur (Beschäftigte)	Anteil Land-/Forstwirtschaft (2001; 10)	+	+0,25 **	+0,13
	Ant. Produktionsbereich/Bau (2001; 10)	+	+0,39 **	+0,27
	Ant. Dienstleistungsbereich (2001; 10)	–	-0,38 **	-0,33
	Anteil der Selbständigen (2001; 2010)	+	+0,18 *	+0,02
	Anteil Arbeiter (2001; 2010)	+	+0,47 **	+0,25
	Anteil Angestellte/Beamte (2001; 2010)	–	-0,46 **	-0,20
Bildungsniveau	Anteil Akademiker/innen (2001; 2010)	–	-0,29 **	-0,24
	Anteil mit Matura (2001; 2010)	–	-0,39 **	-0,24
	Anteil mit BMS-/Lehrabschluss (2001; 10)	+	+0,43 **	+0,46
	Ant. nur Pflichtschulabschluss (2001; 10)	+	+0,04	-0,12
Aggressionsniveau	Rate Tötungs-/Körperverl.delikte (2001-09)	+	-0,01	-0,29
Allg.med. Vers.	Rate praktische Ärzte (2001-03; 2010)	–	-0,17 *	-0,19
Amb. psych. Vers.	Rate psychiat./neurolog. Fachärzte (2001-03; 10)	–	-0,27 **	-0,26
Stat. psych. Vers.	Distanz stationär-psychiat. Zentrum (2005)	+	+0,18 *	+0,59 **
psychosoz. Vers.	Dienststellen psychosoz. Zent. (2001-09)	–	+0,01	-0,20
	Dauer Bestand psychosoz. Einrichtungen	–	-0,41 **	+0,26
psychother. Vers.	Rate Psychotherapeuten/innen (2004; 10)	–	-0,25 **	-0,27

* 95 % Signifikanz (einseitig) ** 99 % Signifikanz (einseitig)

Dasselbe gilt für einen Teil der Parameter im Bereich der Konfessionszugehörigkeit; lediglich der Anteil der Katholiken ist bei österreichweiter Betrachtung etwas deutlicher (+0,22) mit der Suizidrate assoziiert; für die Steiermark allein stellt sich der Zusammenhang aber, wenn auch nur schwach, invers dar. Angesichts der schon besprochenen Probleme mit der statistischen Erfassung gerade der Religionszugehörigkeit in Österreich sind die Daten aber auch auf Aggregatebene ohnehin nur mit größter Vorsicht zu verwenden.

Für die übrigen Parameter bestätigen sich, wie gesagt, die angenommenen Zusammenhänge der Richtung nach grundsätzlich; einige sind aber im Ausmaß so schwach, dass sie besser nicht interpretiert werden sollten, auch wenn es sich um Populationsdaten handelt. So stellen sich die errechneten Zusammenhänge für die Variablen Bevölkerungsdichte, Anteile von Unter 15- und Über 60-Jährigen, Geschiedenen und Verwitweten, Anzahl der Personen pro Haushalt, Arbeitslosenquote, Selbständigenquote, Quote der Nur-Pflichtschul-Absolventen, Rate der praktischen Ärzte pro Bezirk und Distanz des Bezirks zu einem stationären psychiatrischen Versorgungszentrum mit jeweils unter 0,20 als schwach und daher fragwürdig dar.

Als stärkste – statistische, nicht unbedingt kausale! – Einflussfaktoren auf die Suizidrate präsentieren sich dagegen bei bivariater Korrelationsanalyse für alle österreichischen Bezirke folgende acht Indikatoren: Bevölkerungsveränderung im Untersuchungszeitraum (!) ($r = -0,57$), Anteil der Waldfächen im Bezirk (0,57), Anteil der Arbeiter/innen bzw. der Angestellten und Beamten/innen (0,47 bzw. -0,46); Anteil der Personen mit BMS- bzw. Lehrabschluss (0,43), Durchschnittliches Arbeitnehmereinkommen (-0,43), Nutzfläche pro Bewohner/in (-0,41), Dauer des Bestandes einer psychosozialen Einrichtung im Bezirk (-0,41).

Hierauf folgen als Parameter mit „mittelhohen" bis starken Zusammenhängen weitere sieben Variable: Anteil der Personen mit Matura (-0,39), Anteil der Beschäftigten im Produktions-bereich und Bauwesen (0,39), Anteil der Beschäftigten im Dienstleistungsbereich (-0,38), Anteil des Dauersiedlungsraumes (-0,36), Anteil der im Ausland Geborenen in der Bevölkerung (-0,32), Anteil der Erwerbstätigen (-0,30) und Anteil der Verheirateten (-0,30). 9 Indikatoren schließlich weisen immerhin noch Korrelationen zwischen +/- 0,20 und +/- 0,29 auf: Anteil der Akademikerinnen (-0,29), Anteil von Personen mit anderem Bekenntnis als katholisch bzw. evangelisch (-0,28), Anteil ausländischer Staatsbürger/innen (-0,27), Rate psychiatrischer und neurologischer Fachärzte (-0,27), Anteil der Ledigen (0,27), Anteil landwirtschaftlich genutzter Flächen im Bezirk (-0,26), Anteil Beschäftigte in der Land- und Forstwirtschaft (0,25), Rate der Psychotherapeuten/innen (-0,25).

Im Hinblick auf die Interpretation dieser bivariaten Korrelationen sei hier festgehalten: Die Quoten zur Erwerbsstruktur, aber auch zum kollektiven Bildungsniveau sind sachlich ohne weiteres nachvollziehbar – Personen mit höherer Bildung weisen tendenziell mehr mentale Problemlösungskompetenzen, soziale und ökonomische Ressourcen auf, und finden daher eher konstruktive Wege im Umgang mit psychischen Krisen und Störungen; dasselbe gilt für Personen in Dienstleistungsberufen gegenüber solchen mit vorwiegend manuellen/technischen Tätigkeiten. Auch für die negative Assoziation zwischen durchschnittlichem Arbeitnehmereinkommen und Suizidrate in einer Region und den ermittelten, (österreichweit gesehen) positiven Zusammenhang von Arbeitslosenquote und Suizidhäufigkeit erübrigen sich nähere Begründungen, gleichfalls – angesichts der bisherigen Ausführungen zu den unterschiedlichen Risiken der verschiedenen Lebensalter – für den Konnex zwischen hohen Seniorenanteilen und hohen Suizidraten respektive hohen Anteilen von Kindern und Jugendlichen in der regionalen Bevölkerung, und niedrigen Suizidraten.

Schließlich lassen sich auch die Einflüsse der Häufigkeiten der verschiedenen Familienstände auf die Selbsttötungsrisiken aus dem hierzu im mikrosozialen Untersuchungsteil gesagten direkt ableiten. Die entsprechenden Korrelationen können demnach alle als direkt kausal postuliert werden, wenn auch erst die nachfolgenden multivariaten Analysen hierzu verlässlicheren Aufschluss bringen werden, und selbstverständlich neben den direkten Zusammenhängen stets auch davon auszugehen ist, dass die betreffenden Erklärungsvariablen zugleich auch Effekte anderer, nicht einbezogener Hintergrundvariablen „mittransportieren". Sachlich erscheint auch der Zusammenhang zwischen höheren medizinischen, psychotherapeutischen und psychosozialen Versorgungsgraden und niedrigeren Suizidraten unmittelbar nachvollziehbar.[97]

Von einigen anderen hier untersuchten Parametern kann das aber nicht behauptet werden, weshalb gleich an dieser Stelle einige weitere, erläuternde Bemerkungen zu den angenommenen kausalen Strukturen erfolgen sollen: Die für die vorliegende Untersuchung neu aufgenommene Variable der Bevölkerungsdichte etwa verweist mit ihrem, wenn auch bivariat gemessen ziemlich schwachen, aber in die vermutete Richtung weisenden, inversen Zusammenhang mit der Selbsttötungshäufigkeit wohl nicht zuletzt auf den Faktor „Urbanisierung", für die er auch hauptsächlich in die vorliegende Untersuchung aufgenommen wurde (und nicht etwa, weil die Bevölkerungsdichte als abstrakte Zahl alleine hierzu als aussagekräftig betrachtet wird).

[97] Eine etwas nähere Diskussion zur Bedeutung der gefundenen Assoziationen erfolgt selbstverständlich dennoch, allerdings erst im Abschnitt zu den multivariaten Analysen, da die betreffenden Ergebnisse viel valider sind.

Die besonders stark mit der Suizidrate assoziierte Bevölkerungsentwicklung wiederum sollte selbstredend gar nicht als kausal auf die Selbsttötungshäufigkeit wirkend verstanden werden, wie dies auch der zugeordnete, angenommene Faktor „kollektive Zukunftsperspektive" verdeutlichen soll. Dieser, empirisch freilich nur aufwändig in seinen regionalen Varianzen messbare Faktor würde, einmal gemessen, wahrscheinlich sowohl zur Suizidrate wie für die Bevölkerungsentwicklung einen erheblichen Erklärungsbeitrag leisten. Insofern sollte dieser Parameter hier als bloßer Indikator ohne eigenes kausales Gewicht verstanden werden.

Ähnliches gilt für die Variable „Nutzfläche pro Bewohner", die in die Untersuchung mit der – zutreffenden – Vermutung aufgenommen wurde, sie könne als Ausdruck unterschiedlicher Lebensstile einen Zusammenhang derselben mit der Suizidrate aufzeigen, wenngleich dieser inhaltliche Konnex noch näher interpretiert werden müsste: Welche Strukturen könnten es sein, die in bestimmten Regionen zugleich zu beengteren Wohnverhältnissen wie zu höheren Suizidraten führen? Möglichweise handelt es sich hier neben „subkulturellen" Varianzen doch auch um schlichte Unterschiede in den ökonomischen Spielräumen: Zwar differieren die durchschnittlichen Werte pro Bezirk nur geringfügig. Geht man allerdings realistischerweise von einem großen Anteil von Menschen aus, die in Wohnungen mit bestimmten „Standardmaßen" pro Person innerhalb eher irrelevanter Schwankungsbreiten leben, dafür aber von regional stark variierenden Anteilen von Personen, die entweder notgedrungen in Kleinstwohnungen leben, oder aber aufgrund ihrer guten finanziellen Situation über sehr großzügige Wohnräume verfügen, könnten genau diese Differenzen die sachlichen Grundlagen für die bemerkenswerte, festgestellte statistische Korrelation der Raumgrößen zu den Suizidhäufigkeiten bilden.

Hierfür spricht im Übrigen auch der Umstand, dass der Parameter „Anzahl der Personen pro Haushalt" positiv mit der Suizidrate assoziiert ist, was ebenso in die Richtung der Relevanz beengter Wohnverhältnisse bei eher kleinen, aber in Punkto Suizidmortalität vielleicht bedeutsamen Teilpopulationen weist. Zugleich spiegelt diese Variable aber jedenfalls auch den Urbanisierungsgrad zu einem gewissen Teil wieder, indem städtische Haushalte tendenziell kleiner sind, als ländliche. Ebenfalls hiermit assoziiert dürfte der Faktor „Anteil der Erwerbstätigen an der Wohnbevölkerung" sein, der zugleich aber auch Bezirke mit höheren und niedrigeren Altersdurchschnitten distinguiert (nicht aber nach der Höhe der Arbeitslosenquote, da diese Kategorie hier unberücksichtigt bleibt, indem Arbeitslose als „Erwerbspersonen" gezählt werden).

Etwas erläuterungsbedürftig erscheinen weiters die beiden Indikatoren „Anteil ausländischer StaatsbürgerInnen" und „Anteil im Ausland geborener Personen". Selbstredend ist auch dem Verfasser bewusst, dass die Lebenssituation von Migranten/innen in Österreich zahlreiche Aspekte aufweist, die eindeutig zu einer höheren Suizidgefährdung im Vergleich zu den „indigenen“ Österreicher/innen beitragen, und für bestimmte Teilpopulationen (Herkunfts- bzw. Risikogruppen) lässt bzw. ließe sich bei entsprechender Datenlage solches auch unschwer nachweisen. Bemerkenswert ist aber, dass, wie bereits in der Vorgängerstudie anhand der Daten der österreichischen Todesursachenstatistik gezeigt werden konnte, in Summe doch auf der Individualebene die dem demographische Kategorie der „AusländerInnen“ *im Durchschnitt* niedrigere Suizidfrequenzen aufweist, als die Personen mit österreichischer Staatsbürgerschaft, und dass sich dies auch in einer analogen Korrelation der bezirksweisen Suizidraten mit den jeweiligen „Ausländeranteilen“ widerspiegelt.

Auf der kollektiven Ebene kommt aber noch hinzu, dass die Bezirke, in denen vergleichsweise viele Personen ohne österreichische Staatsbürgerschaft leben, vornehmlich städtische Bezirke sind, die aus zahlreichen Gründen in Punkto Suizidsterblichkeit besser gestellt sind als ländliche Regionen. Darüber hinaus ist aber anzunehmen, dass die in Punkto Suizidalität relativ zu Österreich offenbar günstigen – also weniger suizidogenen – Sozialisationsformen in Herkunftsländern insbesondere des südeuropäischen und nahöstlichen Raumes bei vielen von dort stammenden Migranten trotz ungünstiger Lebenslagen hierzulande und oft massiver mentaler Belastungen in der Biographie protektiv gegen Selbsttötungen wirken. Die analoge Konstellation ist natürlich für den Parameter der „im Ausland geborenen“ Personen pro Bezirk anzunehmen, welcher inhaltlich, im Hinblick auf das Ausmaß von Migrationspopulationen in einer Region, unzweifelhaft als der aussagekräftigere Wert zu betrachten ist.

Last not least muss an dieser Stelle auf jene Zusammenhänge eingegangen werden, welche die statistische Analyse zwischen topographischen und landschaftlichen Faktoren und Selbsttötungshäufigkeiten etablieren kann.

Auf die beiden stärksten von ihnen, die Konnexe der Anteil der Waldflächen und des Dauersiedlungsraumes mit der Suizidrate, wurde bereits in der Pilotstudie auf Basis der Daten hingewiesen, und kaum ein Aspekt hat für so viel Irritationen, Diskussionsbedarf, aber auch konstruktives Interesse gesorgt, wie eben jene anhand der statistischen Daten eindeutige, aber sachlich sehr erklärungsbedürftige Assoziation zwischen den vorwiegenden Bewuchs- bzw. Nutzungsformen des Bodens einer Region und der Höhe der dort vorfallenden Selbsttötungen. Tatsächlich wirft dieser bivariate Zusammenhang, zumal er auch in multivariaten Modellierungen bestätigt wird,[98] u.a. die unangenehme Frage auf, ob es in irgendeiner Weise „suizidogene Landschaftstypen“ geben könnte.

[98] Vgl. Watzka, Sozialstruktur und Suizid, S. 203-216 sowie, für den Gesamtzeitraum 2001-2009 die nachfolgenden Ausführungen, und Köck, Psychosoziale Versorgung und Suizidraten, S. 87-113.

Die vorliegenden Daten sprechen bis zu einem gewissen Grad dafür, es ist aber selbstverständlich möglich, dass es sich bei diesem ja lediglich korrelationsstatistisch ermittelten Zusammenhang um eine „Scheinkausalität" handelt, da auch die herangezogenen multivariaten Erklärungsmodelle ja nur mit einer begrenzten Zahl von (Kontroll-)Variablen operieren, und vielleicht gerade solche Faktoren darin nicht repräsentiert sind, welche sowohl das Ausmaß von Waldflächen in einer Region, wie die Suizidraten in derselben Weise beeinflussen. Allerdings lässt sich ein derartiger Zusammenhang schwer vorstellen, und es erscheint eher plausibel, die kausalen Zusammenhänge anders zu modellieren, und die topographisch-landschaftlichen Gegebenheiten – als vom Menschen nur begrenzt und aufwändig veränderbarer Strukturen – als kausale Bedingungsfaktoren für Differenzen in den Suizidraten anzunehmen, wobei dieser Zusammenhang, zumindest für den größten Teil des Effekts, zweifellos als ein indirekter angenommen werden muss, welcher durch eine oder mehrere mögliche intervenierende Variable erzeugt wird.[99]

Infrage kommen hierfür u.a. Strukturen des traditionellen Wirtschaftens, welche an die topographischen Gegebenheiten und die land- bzw. forstwirtschaftliche (Nicht-) Nutzbarkeit der Böden angepasst sind, und ihrerseits im Rahmen der vormodernen (weitgehenden) Subsistenzwirtschaft erhebliche Auswirkungen auf die Gestaltung von Familien- und Nachbarschafts-, Herrschafts- und Besitzstrukturen hatten. Diese wiederum prägten gerade im geographisch-landschaftlich so vielgestaltigen Österreich unzweifelhaft höchst unterschiedliche regionale Mentalitäten, und angesichts der enormen Beharrungstendenz derartiger, kollektiver mentaler und habitueller Strukturierungen erscheint es nicht unplausibel, dass es auch heute noch „atmosphärisch" und speziell hinsichtlich des psychischen Wohlbefindens einen gewissen Unterschied macht, ob man z.B. in einem agrikulturell wenig ertragreichen, abgelegenen obersteirischen Seitental sozialisiert wurde, wo typischerweise sehr hoher Waldanteil an der Gesamtfläche des Bezirks gegeben ist, und traditionell vorwiegend Vieh- und Forstwirtschaft im Rahmen von vergleichsweise großen Hofstellen mit einem erheblichen Anteil von „Gesinde" als Arbeitskräften unter der bäuerlichen Besitzerfamilie betrieben wurde, oder ob man etwa in einer südlicheren Region des Bundeslandes aufwuchs, wo traditionell Ackerbau im Rahmen kleinfamiliärer Betriebe dominierte.[100]

---

[99] Vgl. als übersichtliche Darstellung zu unterschiedlichen Modellen kausaler Zusammenhänge bei vorliegender statistischer Korrelation: Steffen Kühnel, Dagmar Krebs, Statistik für die Sozialwissenschaften. Grundlagen – Methoden – Anwendungen. Reinbek bei Hamburg 2007, S. 473.

[100] Die hier dargelegte, hypothetische kausale Kette, welche die Korrelation von Landschaftstypus und Suizidhäufigkeit zumindest teilweise erklären könnte, wurde in einer eingehenden Diskussion der Thematik zwischen dem Verfasser von Franz Höllinger vom Institut für Soziologie an der Universität Graz von letzterem entwickelt, wofür ihm an dieser Stelle nochmals herzlich gedankt sei.

Ob eine solche Annahme tatsächlich tragfähig wäre, wäre erst empirisch zu überprüfen. Die Konstellation eines indirekten Effekts von Variablen wie Waldanteil oder auch Dauersiedlungsraum auf die Suizidrate erscheint dem Verfasser jedenfalls, wie schon erwähnt, plausibler, als jene einer bloßen „Scheinkausalität“. Eine direkte kausale Wirkung ausgedehnter Waldflächen in einer Region im Sinne einer negativen Beeinflussung des psychischen Befindens zumindest gewisser, ohnehin vulnerabler Teilpopulationen möchte der Verfasser als weitere Teilerklärung, wohl von geringerer Einflussstärke, bei derzeitigem Erkenntnisstand explizit nicht ausschließen, zumal wenn die *Wahrnehmungsqualität* der jeweiligen Waldflächen sachlich mit in Betracht gezogen wird (siehe dazu auch die Abbildungen im Anhang).[101] Dass der statistisch feststellbare Effekt hauptsächlich auf diesem direkten Wege zustande kommen könnte, erscheint aber unplausibel, sodass es wohl übertrieben wäre, aus suizidpräventiven Überlegungen heraus die in den letzten Jahrzehnten ohnehin schon massive Abwanderung aus den Gebirgsregionen insbesondere der Steiermark noch zusätzlich anzuregen.

Ausgehend von den inhaltlichen Überlegungen zu den einzelnen potentiellen Einflussfaktoren sowie den empirischen Befunden der bivariaten Korrelationen wurde bereits die umfassendere Variablenliste der Vorgängerstudie auf die weiter oben dargestellte Liste reduziert. In einem weiteren Schritt wurde dann, im Hinblick auf die nachfolgenden multivariaten Analysen, für jeden inhaltlich definierten Faktor, mit drei sachlich begründeten Ausnahmen, nur ein Indikator ausgewählt (siehe untenstehende Tabelle) – und zwar jeweils der bivariat am stärksten mit der Suizidrate korrelierte –, da es sich fast durchwegs um stark untereinander korrelierte Indikatoren handelt.

[101] Tatsächlich war die erste Rückfrage eines Psychiaters, mit dem der Verfasser den irritierenden Befund des starken statistischen Zusammenhangs von Waldfläche und Suizidrate im Rahmen einer Präsentation der Ergebnisse der Pilotstudie diskutierte: „Welche Wälder? Laub- oder Nadelwälder?“ Die Einbeziehung dieses Aspekts in künftige Untersuchungen würde vielleicht lohnen. Jedenfalls ist zu beachten, dass es sich in Österreich seit Jahrzehnten– und zwar gerade in den an den Siedlungsraum angrenzenden Waldflächen – zu einem großen Teil um industrielle Nutzwälder handelt, vorwiegend Fichten-Monokulturen. Der Erholungswert derselben beim Begehen einzelner Schneisen (Forstwege) ist ebenso bescheiden, wie die Anmutung, speziell an relativ steilen Hängen, deprimierend.
Nichtsdestoweniger, das sei betont, glaubt auch der Verfasser der vorliegenden Studie nicht daran, dass dieser ökologische Faktor alleine, etwa bei sonst mental stabilen und gesunden Menschen suizidale Tendenzen hervorrufen könnte. Überlegenswert erscheint aber, ob nicht gewisse landschaftliche Strukturen bei bereits an schweren Depressionen erkrankten Menschen – speziell in solchen Krankheitsstadien, in welchen auf äußere Eindrücke stärker als bei gesunden Personen emotional reagiert wird – Gefühle etwa der „Ausweglosigkeit“ verstärken können. Diesbezüglich ist an enge Täler mit hohen Bergen (die zudem die Sonnenscheindauer reduzieren) ebenso zu denken, wie an monotone „Wüsten“, seien diese nun „natürlich“ oder „künstlich“ entstanden.

Tabelle 10: Jeweils stärkste Indikatoren für die inhaltlich definierten Einflussfaktoren, ermittelt in bivariaten Korrelationen

Nr.	Faktor	Indikator(en) (und Erhebungszeitpunkte)	emp. Korr. zu SR 01-09
1	Topographie	Anteil Dauersiedlungsraum (2000; 2008)	-0,36 **
2	Landschaftscharakter	Anteil der Waldflächen (2000; 2012)	+0,57 **
3	Urbanisierung	Bevölkerungsdichte (2001; 2011)	-0,14
4	koll. Zukunftsperspekt.	Bevölkerungsveränderung 2001–2011	-0,57 **
5	demog. Struktur	Anteil der 60- und Mehr-Jährigen (2001; 2011)	+0,17 *
6	Familiäre Integration	Anteil der Verheirateten (2001)	-0,30**
7	ethn.-kult. Diversität	Anteil im Ausland Geborene (2001; 2011)	-0,32 **
8	Rel.-kult. Diversität	Anteil von Katholiken/innen (2001)	+0,22 **
9	Haushaltsstruktur	Anzahl der Personen pro (Privat-)Haushalt (2001)	+0,18 *
10	Wohnstruktur	Nutzfläche pro Bewohner/in (2001)	-0,41 **
11	Ökonomisches Niveau	Durchs. Arbeitnehmereinkommen (2001; 2010)	-0,43 **
12a	Sozioökon. Integration	Anteil der Arbeitslosen (2001; 2004-2007)	+0,14
12b		Anteil der Erwerbstätigen (2001; 2010)	-0,30 **
13a	Erwerbsstruktur	Anteil Besch. Land-/Forstwirtschaft (2001; 2010)	+0,25 **
13b		Anteil der Arbeiter/innen (2001; 2010)	+0,47 **
14a	Bildungsniveau	Anteil der Maturanten/innen (2001; 2010)	-0,39 **
14b		Anteil P. mit BMS-/Lehrabschluss (2001; 2010)	+0,43 **
15	Aggressionsniveau	Rate Tötungs-/Körperverletzungsdelikte 2001–09	-0,01
16	Allg.med. Versorgung	Rate praktische Ärzte/innen (2001-2003; 2010)	-0,17 *
17	Amb. psychiat. Vers.	Rate psychiat. u. neurol. Fachärzte (2001-03; 10)	-0,27 **
18	Stat. psychiat. Vers.	Distanz stationär-psychiatrisches Zentrum (2005)	+0,18 *
19	psychosoziale Vers.	Bestand psychosoz. Einrichtungen (bis 2009)	-0,41 **
20	psychotherapeut. Vers.	Rate der Psychotherapeuten/innen (2004; 2010)	-0,25 **

Zum Beispiel hängen die verschiedenen Anteile von Personen mit bestimmten Bildungsabschlüssen direkt voneinander ab, indem eine höhere Quote in einer Kategorie unvermeidlich niedrigere Quoten in einer oder mehreren anderen Kategorien bedeutet. Dasselbe gilt für die verschiedenen Familienstände, Religionsbekenntnisse oder vorherrschenden Flächennutzungen. Ausnahmen wurden lediglich für den Faktor „Erwerbsstruktur“ gemacht, weil sich da zwei Aspekte, nämlich der Anteil der Arbeiter/innen und jener der Land- und Forstwirte, nicht auf einen einfachen „gemeinsamen Nenner“ bringen lassen, für den Faktor „Sozioökonomische Integration“ im Hinblick auf die Erwerbstätigen- und die Arbeitslosenquote, und für den Faktor „Bildungsniveau“ bezüglich der beiden Variablen „Anteil Maturanten/innen“ und „Anteil Personen mit BMS-/Lehrabschluss“, da es sich hier jeweils gleichfalls um zwei nicht aufeinander reduzible Aspekte handelt.

Hingewiesen sei hier darauf, dass für ein im Weiteren vorzustellendes, erstes multivariates Modell hier, im Gegensatz zur Vorgängerstudie, in der „Eingangsliste“ aus inhaltlichen Erwägungen insgesamt 7 Variable mit aufgenommen wurden, die im bivariaten Zusammenhang nur schwache Korrelationen unter 0,2 – aber zumindest 0,1 in der postulierten Richtung – aufweisen. Der Befund einer schwachen bivariaten Korrelation steht der Ermittlung eines starken Zusammenhangs bei Erstellung eines multivariaten Modells grundsätzlich nicht entgegen,[102] wenn er auch die Wahrscheinlichkeit des Vorliegens eines solchen reduziert; diesem Umstand soll hier Rechnung getragen werden. Im Folgenden werden die gefundenen bivariaten Zusammenhänge der unabhängigen Variablen mit der Suizidrate graphisch in Form von Streudiagrammen veranschaulicht. Diese zeigen neben dem Gesamtmuster der bivariaten Verteilung auch die jeweilige Zugehörigkeit des Bezirks nach Bundesland, was am übersichtlichsten durch eine farbige Darstellung zu erreichen war. Diese konnte aus verlagstechnischen Gründen leider nur in den Online- und E-Book-Versionen des vorliegenden Werkes auch farbig wiedergegeben werden, weshalb für den Nachvollzug der besagten Bundesländer-Zugehörigkeiten anhand der Streudiagramme an dieser Stelle hierauf werden muss.

Für Variable 1 aus der Liste, den Anteil des Dauersiedlungsraumes in % der jeweiligen Gesamtfläche des Bezirks, ergibt der oben dargestellt Scatterplot ein der deutlichen Korrelation (r = -0,36) entsprechendes Bild: Hohe Anteile (50 % und mehr) weisen hier vor allem (neben Wien) nieder- und oberösterreichische, burgenländische sowie einige steirische Bezirke auf; deren Suizidraten liegen im Allgemeinen deutlich niedriger, als jene der Bezirke mit geringen Dauersiedlungsflächen-Anteilen. Unter ihnen finden sich etwa die Hälfte der steirischen Bezirke, fast alle kärntnerischen und salzburgischen Bezirke, aber auch alle Tiroler und Vorarlberger Regionen, was wegen deren relativ geringen Suizidraten den Gesamtzusammenhang höherer Suizidraten mit niedrigeren Dauersiedlungsflächen-Anteilen deutlich abmildert. Die Regressionsgleichung lautet:

$$y = 20{,}26 - 0{,}06 * x$$

In etwa spiegelbildlich, aber noch deutlicher stellt sich der noch stärkere bivariate Zusammenhang zwischen Waldfläche in % und Suizidrate dar (r = + 0,57), für den die Regressionsgleichung lautet (Variable 2):

$$y = 12{,}28 + 0{,}13 * x$$

Die Betrachtung der Graphik zeigt eine Kumulation ober- und niederösterreichischer sowie burgenländischer Regionen im Bereich niedriger Anteile und niedriger Suizidraten, und eine Position v.a. steirischer und kärntnerischer Bezirke im Bereich hoher Werte für beide Variable.

[102] Methodologisch gesehen handelt es sich in einem solchen Fall um eine sogenannte „Supression“. Vgl. z.B. Kühnel, Krebs, Statistik für die Sozialwissenschaften, S. 481f.

Abbildung 2: Streudiagramm SR 2001-09 – Anteil Dauersiedlungsraum (V. 1)

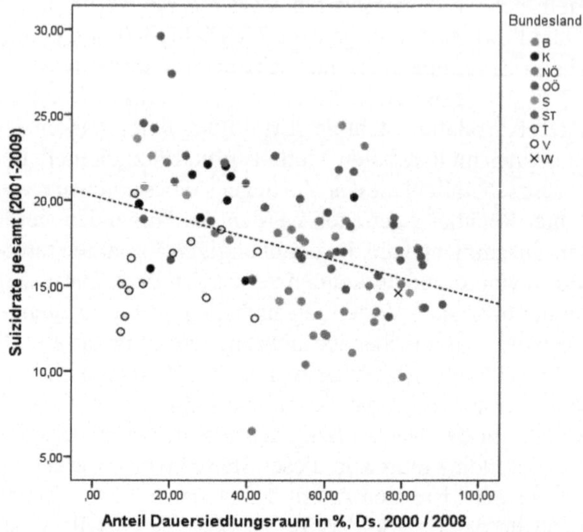

Abbildung 3: Streudiagramm SR 2001-09 – Anteil Waldfläche (V. 2)

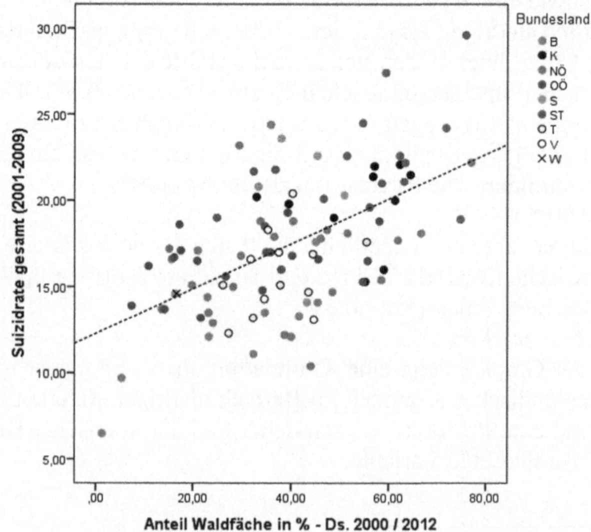

Für die Variable 3, die Bevölkerungsdichte – in der Darstellung gemessen je 1000 Einwohnern pro Quadratkilometer – zeigt die Darstellung dagegen sehr klar, warum dieser Indikator für Urbanisierung nur schwach mit der Suizidrate korreliert ist (r = -0,14): Es gibt einige wenige Regionen – allen voran Wien, dann die größeren Landeshauptstädte und wenige weitere Stadtbezirke in Ober- und Niederösterreich, die weitaus höhere Bevölkerungsdichten aufweisen, als alle übrigen Bezirke; die diesbezüglichen Unterschied zwischen den „Flächenbezirken“ selbst fallen so kaum ins Gewicht. Als Tendenz ergiben sich dessen ungeachtet fallende Suizidhäufigkeiten bei steigenden Bevölkerungsdichten. Mathematisch ergibt sich als lineare Regressionsgleichung:

$$y = 17{,}68 - 0{,}96 * x$$

Dieser Zusammenhang bleibt der Richtung nach aber auch erhalten, wenn die städtischen Ballungsräume mit ihren stark abweichenden Bevölkerungsdichten aus der Analyse ausgeklammert werden. Bemerkenswerter Weise erhöht sich die Korrelation sogar, wenn lediglich die ländlichen Regionen (ohne Wien und sämtliche Stadtbezirke Österreich) in die Analyse einbezogen werden: Der Korrelationskoeffizient nach Pearsons nimmt statt -0,14 den Wert -0,37 an (!), und die Regressionsgerade erhält die Form:

$$y = 19{,}46 - 18{,}28 * x$$

In Bezug auf die Bevölkerungsveränderung im Untersuchungszeitraum[103] (Variable 4), die hier als ein Indikator für regional verortete, kollektive Zukunftsperspektiven fungieren soll, zeigt das Streuungsdiagramm nicht nur sehr deutlich, dass es sich hier um einen der mathematisch am stärksten mit der Suizidrate assoziierten Indikator handelt (r = -0,57), sondern auch deutliche Bundesländer-spezifische Muster: Im Bereich der deutlich negativen Bevölkerungsentwicklung finden sich ein Großteil der steirischen und viele Kärntner Bezirke, aber auch etliche niederösterreichische. Erst im leicht negativen Bereich treten auch drei burgenländische Bezirke dazu, die im Hinblick auf ihre Suizidhäufigkeiten aber sehr heterogen sind. Dagegen finden sich unter den Bezirken mit (relativ) hohen Wachstumsraten der Bevölkerung (über 5 %) nur solche mit niedrigen bis mittleren Suizidraten (maximal ca. 20). Die zugehörige Regression lautet:

$$y = 18{,}44 - 0{,}46 * x$$

Von besonderer inhaltlicher Bedeutung ist angesichts des Umstandes, dass hier nicht-altersstandardisierte Suizidraten erörtert werden, der Zusammenhang mit der regionalen Altersstruktur (Variable 5). Die Korrelation dazu ist aber eher schwach ausgeprägt (r = + 0,17). Als Regressionsfunktion ergibt sich:

$$y = 11{,}54 + 0{,}26 * x$$

[103] Die Messung erfolgt für die Differenz zwischen den Volkszählungen 2001 und 2011.

Abbildung 4: Streudiagramm SR 2001-09 – Bevölkerungsdichte (V. 3)

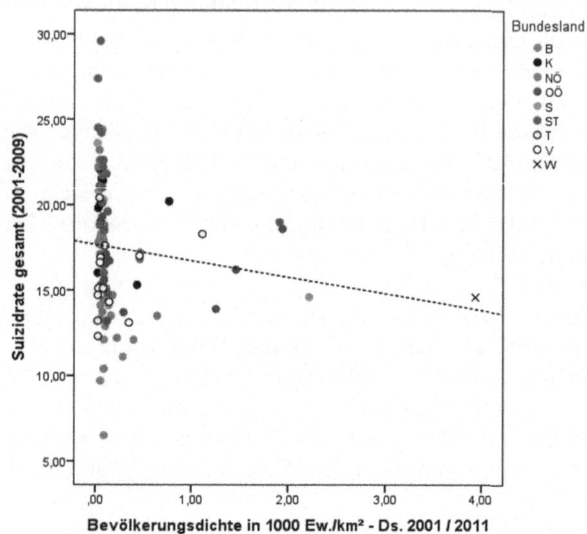

Abbildung 5: Streudiagramm SR2001-09 – Bevölkerungsdichte unter Ausschluss der Stadtbezirke sowie Wiens (V. 3)

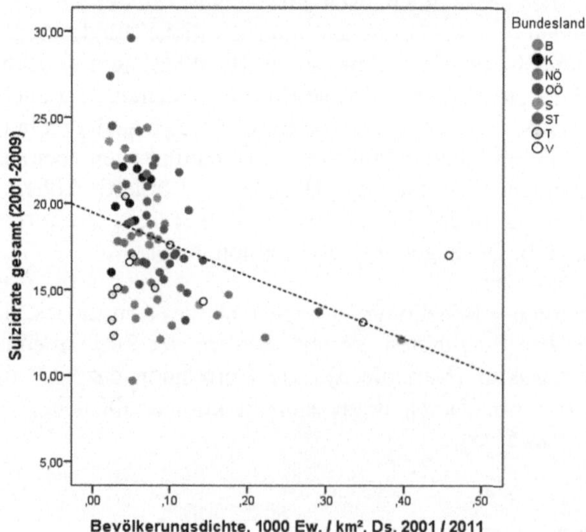

Abbildung 6: Streudiagramm SR 2001-09 – Bevölkerungsentwicklung (V. 4)

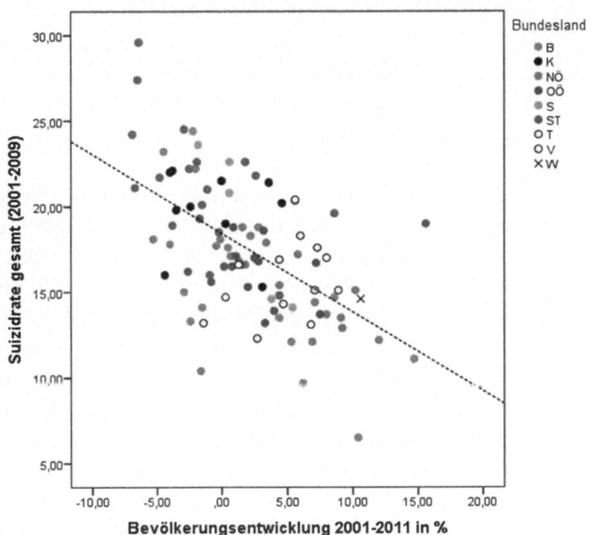

Abbildung 7: Streudiagramm SR 2001-09 – Anteil 60- und mehr-Jährige (V. 5)

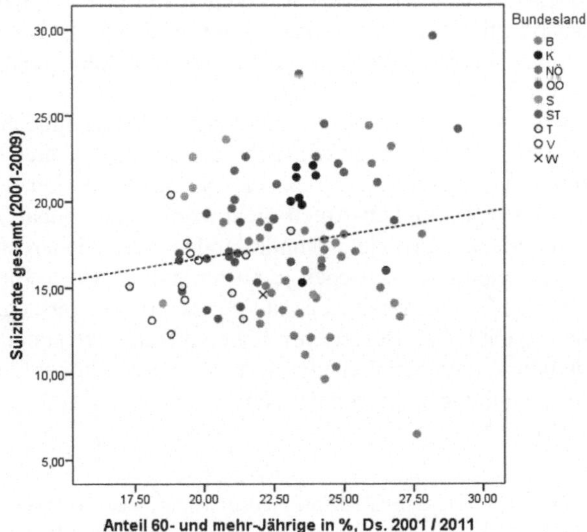

Ziemlich deutlich nehmen sich im scatterplot auch die regionalen Muster der Verheirateten-Quoten aus (Variable 6); hier unterscheiden sich vor allem die meisten niederösterreichischen und burgenländischen Bezirke durch höhere Anteile von allen anderen Bundesländern, und wiederum sind die hier „auffälligen“ Bezirke auch jene mit eher niedrigen Suizidfrequenzen. Die bivariate Regressionsfunktion wurde für die Verheirateten-Quote ermittelt als:

$$y = 37{,}30 - 0{,}44 * x$$

Für die nächste Variable der Liste, den Anteil der im Ausland Geborenen (Variable 7), zeigt das Streuungsdiagramm ein Bild, das eher dem der Zusammenhänge von Bevölkerungsdichten und Suizidraten ähnelt: Viele Untersuchungseinheiten im niedrigen Bereich der X-Achse, mit sehr heterogenen Suizidhäufigkeiten, und nur wenige deutlich „nach rechts“ abweichende Markierungen für hohe Anteile von im Ausland geborenen Personen (r ist hier -0,30). Die betreffenden Bezirke weisen wiederum durchwegs keine sehr hohen Suizidraten auf; es handelt sich natürlich vornehmlich um Landeshauptstädte und andere „Stadtbezirke“, dazu um den Großteil Vorarlbergs, wo die Suizidraten mittlerweile ebenfalls im Österreich-Vergleich eher niedrig ausfallen. Betrachtet man die Höhe der Anteile – teilweise über 15 %, bis zu Wien mit einem Wert von ca. 27 % – wird deutlich, dass der mathematische Effekt auf die Suizidraten durch die Immigration von kulturell divers geprägten Personen nicht unerheblich sein dürfte, da diese in manchen Bezirken erhebliche Teilpopulationen stellen. In anderen, gerade in den Regionen mit den höchsten Suizidraten, fehlt dieser Einfluss dagegen weitgehend, hier liegen die Raten der im Ausland geborenen Einwohner oft nur bei 3 bis 5 %. Die Regressionsgleichung für „im Ausland Geborene“ in Bezug zur Suizidrate lautet:

$$y = 19{,}86 - 0{,}25 * x$$

Für die Variable 8, den Anteil an Katholiken, stellt sich der Zusammenhang bei Betrachtung als Streuungsdiagramm eher schwach dar, wie dies ja auch dem ermittelten Korrelationskoeffizienten von + 0,22 entspricht. Auch sind regionale Muster im Hinblick auf den Katholiken-Anteil nicht deutlich erkennbar; die Anteile streuen auch innerhalb einzelner, Bundesländer wie Niederösterreich, Oberösterreich und der Steiermark, zwischen je 60-65 und ca. 95 %. Einen klar unterdurchschnittlichen Katholikenanteil weist mit nur ca. 50 % erwartungsgemäß Wien auf. Der Tendenz nach haben Bezirke mit höheren Katholikenanteilen, und dabei handelt es sich natürlich um ländliche Bezirke, auch etwas höhere Suizidraten.[104] Die Regressionsgleichung stellt sich dar als:

$$y = 10{,}89 + 0{,}08 * x$$

[104] Dieser Befund sollte aber nicht dahingehend fehlinterpretiert werden, dass Regionen mit hohen Anteilen von evangelischen Christen niedrigere Suizidraten aufwiesen – sollte gibt es in Österreich nur selten (13 Bezirke weisen Quoten von mehr als 10 % auf, und nur der Kleinstbezirk Rust hat eine von über 30 %). Vielmehr reflektiert die Katholiken-Quote hier vor allem das Ausmaß der Säkularisierung.

Abbildung 8: Streudiagramm SR 2001-09 – Anteil der Verheirateten (V. 6)

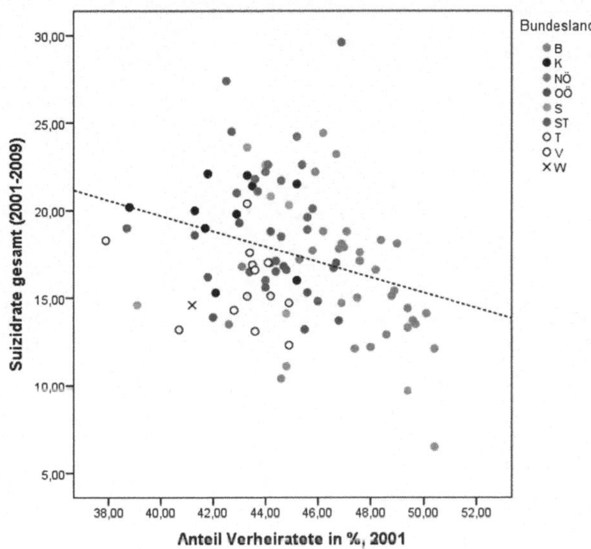

Abbildung 9: Streudiagramm SR 2001-09 – Anteil im Ausland Geborene (V. 7)

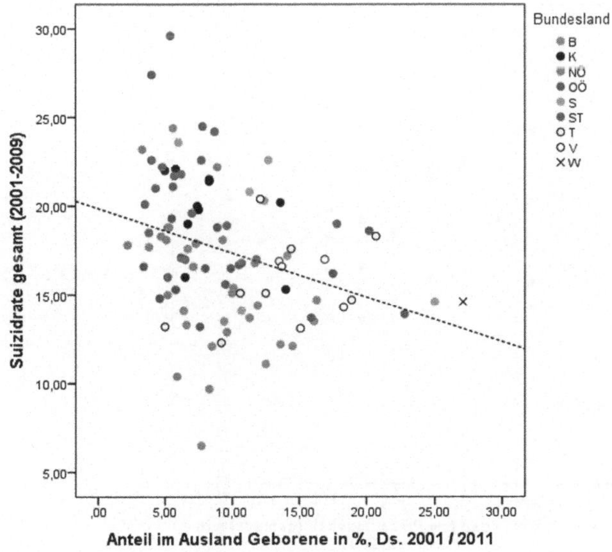

Abbildung 10: Streudiagramm SR 2001-09 – Anteil der Katholiken (V. 8)

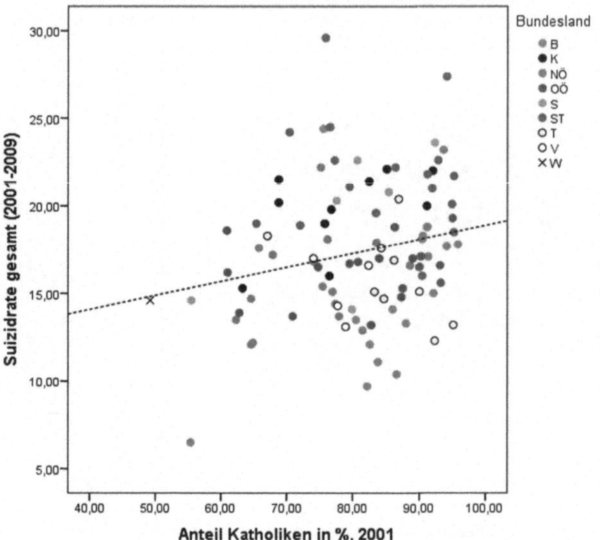

Abbildung 11: Streudiagramm SR 2001-09 – Anzahl Personen/Haushalt (V. 9)

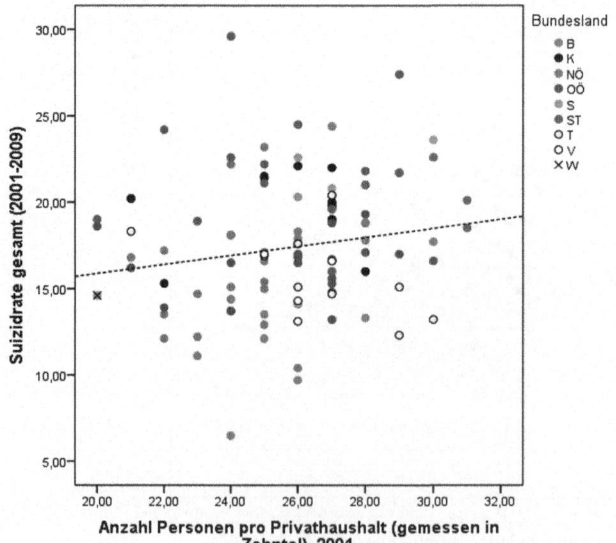

Variable 9, die durchschnittliche Anzahl der Personen pro Privathaushalt, reflektiert den Aspekt der Haushaltsstruktur. Hierzu zeigt der scatterplot anschaulich den schon korrelationsstatistisch als nur schwach herausgestellten Zusammenhang (r = + 0,18) . Die bivariate, lineare Regressionsgleichung ist:

$$y = 10,68 + 0,26 * x$$

Demnach haben Bezirke mit größeren durchschnittlichen Zahlen von Menschen in gemeinsamen Haushalten[105] im Mittel auch leicht erhöhte Suizidraten. Das Streuungsdiagramm liefert darüber hinausgehend kaum Hinweise auf bundesländer-spezifische Eigenheiten (abgesehen vom erwartbaren Umstand, dass Wien eine der Untersuchungseinheiten mit den geringsten Werten betreffend diese Variable ist).

Unter den Ergebnissen der Vorgängerstudie viel diskutiert war u.a. der Befund des statistischen Zusammenhangs zwischen Wohn-Nutzfläche pro Person (Variable 10) und Suizidhäufigkeit in den Bezirken; auch diese starke Assoziation (r = - 0,41) wird für den Zeitraum 2001-2009 – zunächst bivariat – bestätigt.[106] Die Regressionsgleichung lautet:

$$y = 40,21 - 0,59 * x$$

Wie anhand des Streuungsdiagramms gut ersichtlich, verdankt sich der ziemlich starke Zusammenhang der beiden Variablen wieder einmal teilweise einem geographischen Muster. Geringe durchschnittliche Wohnflächen (hier definiert als weniger als 35 m²)[107] finden sich in einem Gutteil der Salzburger Bezirke, die zugleich hohe Suizidraten aufweisen, daneben noch in drei Tiroler Regionen mit allerdings in zwei Fällen niedrigen Suizidfrequenzen. Im weiteren Bereich rund um das Österreich-Mittel (35 m² - 41 m²) liegen neben den restlichen westösterreichischen Bezirken alle steirischen, Kärntner und oberösterreichischen Bezirke sowie Wien, schließlich noch die Mehrheit der niederösterreichischen und ein kleinerer Teil der burgenländischen Regionen, während die Bezirke mit klar überdurchschnittlich großzügigen Wohnverhältnissen (über 42 m²/Person) ausschließlich in einem Teil Niederösterreichs und im Burgenland anzufinden sind, und es sich zugleich ausnahmslos um Bezirke mit niedrigen bis allenfalls mittleren Suizidfrequenzen handelt! Wie schon erwähnt, ist eine eingehendere kausale Rekonstruktion dieser statistischen Assoziation hier noch ein Desiderat; differente regionale Mentalitäten dürften aber wohl eine erhebliche Rolle spielen, und sowohl die Suizidraten, wie auch die familiären Wohnverhältnisse beeinflussen.

---

[105] Zu beachten ist, dass im Diagramm als Einheit „Zehntel-Personen“ gewählt wurden. Der Wert „20“ bedeutet also: genau 2 Personen, „25“ einen Durchschnittswert von „2,5“ Menschen je Haushalt usw.“

[106] Für die anderen Parameter wird hier nicht nochmals jeweils ausdrücklich auf die Ergebnisse der Pilotstudie rückverwiesen; vgl. hierzu. Watzka, Sozialstruktur und Suizid, S. 137-203.

[107] Gering sind diese natürlich nur gemessen am österreichischen Mittel von 38 m² (Stand VZ 2001).

Abbildung 12: Streudiagramm SR 2001-09 – Wohnfläche pro Bewohner (V. 10)

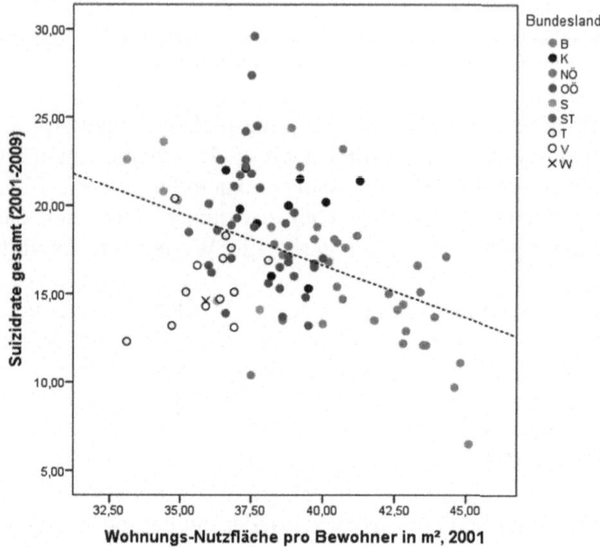

Abbildung 13: Streudiagramm SR 2001-09 - Durchschnittseinkommen (V. 11)

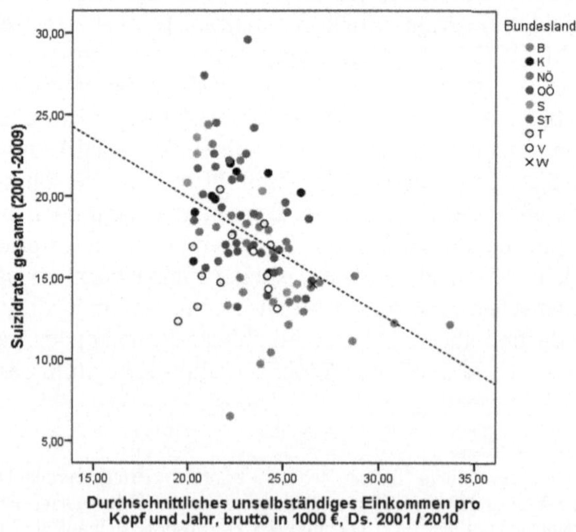

Variable 11, das durchschnittliche Arbeitnehmereinkommen, bereitet in der Interpretation seines Zusammenhangs mit den Suizidraten weniger Schwierigkeiten; die beträchtliche Stärke der negativen Korrelation (r = - 0,43) spiegelt sich recht klar im Diagramm. Dieses zeigt auch, dass unter den acht Bezirken mit besonders niedrigen Suizidraten (unter 12,5 im Zeitraum 2001-09) immerhin drei herausragend hohe Durchschnittseinkommen aufweisen, und der einzige Bezirk, der sonst noch diese monetären Höhen erreicht (über 28.000 € Brutto-Einkommen pro Jahr im Durchschnitt aller Arbeitnehmer), mit einer SR von 15 gleichfalls ziemlich günstig positioniert ist. Die errechnete Regressionsgleichung hierfür ist:

$$y = 34,12 - 0,71 * x$$

Als traditionell für die Untersuchung von sozialen Faktoren von Suizidalität wichtiger Parameter wurde auch die Arbeitslosenquote als ein Indikator für sozioökonomische (Des-) Integration in der Variablenliste belassen, trotz der, wie schon erwähnt, geringen bivariaten Korrelation (r = + 0,14). Das Streuungsdiagramm zeigt hierzu kein sehr deutliches Gesamtmuster, wohl aber lassen sich wiederum gewisse Cluster von Bezirken nach Bundesländer-Zugehörigkeit feststellen, indem ersichtlich ist, dass sich die meisten ober- und niederösterreichischen Bezirke im Bereich relativ geringer Arbeitslosenraten von unter 6 % befinden, und zugleich eher niedrige Suizidraten aufweisen, während fast steirischen und Kärntner Bezirke sowohl hohe Arbeitslosenquoten über 6 %, als auch hohe Suizidraten (nahe oder über 20) verzeichnen. Auffällig ist weiters, dass es nur einen einzigen Bezirk mit einer Suizidrate über 20 gibt, der zugleich eine besonders niedrige Arbeitslosenrate von unter 4 % aufweist. Umgekehrt finden sich allerdings unter den Regionen mit sehr hohen Anteilen von Arbeitslosen durchaus einige mit vergleichsweise niedrigen Suizidraten unter 15 – hierzu zählt Wien, aber auch zwei Tiroler Bezirke fallen in diese Kategorie. Die Regressionsgleichung lautet:

$$y = 15,48 + 0,33 * x$$

Für den Aspekt der sozialen Integration wurde weiters der Indikator „Anteil der aktiv Erwerbstätigen (ohne Arbeitslose) an der Gesamtbevölkerung“ untersucht, für den sich eine bivariate Korrelation von -0,30 ergeben hatte. Die bivariate Regressionsgleichung lautet:

$$y = 43,49 - 0,55 * x$$

Wiederum erweist sich das Diagramm vor allem im Hinblick auf Bundesländerunterschiede als aufschlussreich: Die Hälfte der steirischen und fast alle Kärntner Bezirke weisen hier niedrige Werte auf (maximal 46 %), zugleich hohe Suizidraten, während relativ hohe Erwerbsquoten vor allem in Nieder- und Oberösterreich sowie dem Burgenland, Tirol und Vorarlberg zu finden sind, besonders in Bezirke mit mittleren bis niedrigen Suizidraten.

Abbildung 14: Streudiagramm SR 2001-09 – Arbeitslosenquote (V. 11)

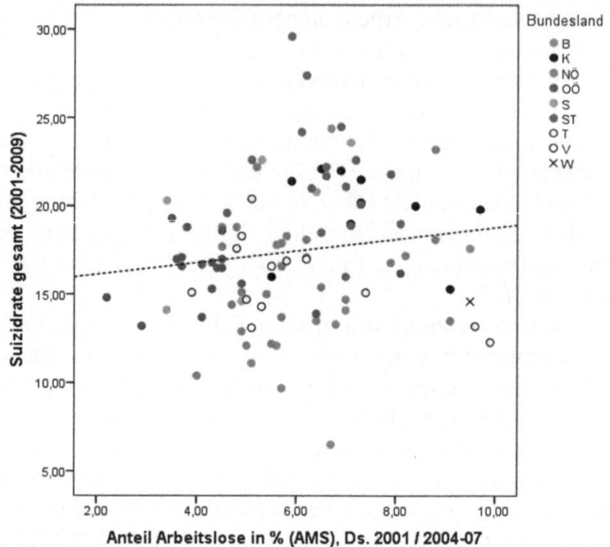

Abbildung 15: Streudiagramm SR 2001-09 – Erwerbsquote (V. 12)

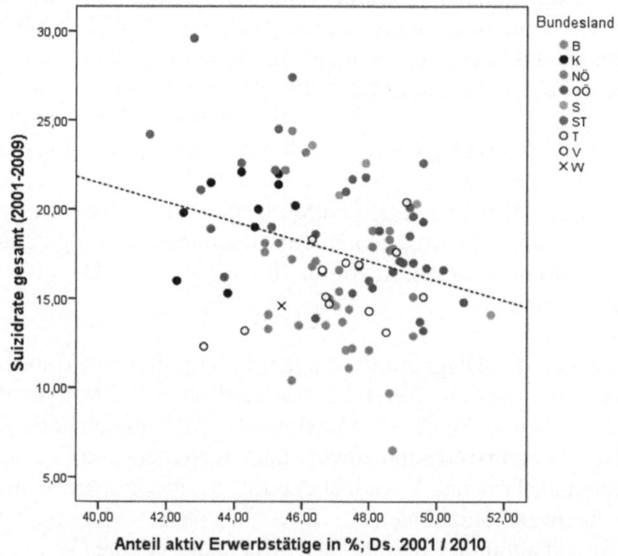

Abbildung 16: Streudiagramm SR 2001-09 – Qu. Land- u. Forstwirte (V. 13a)

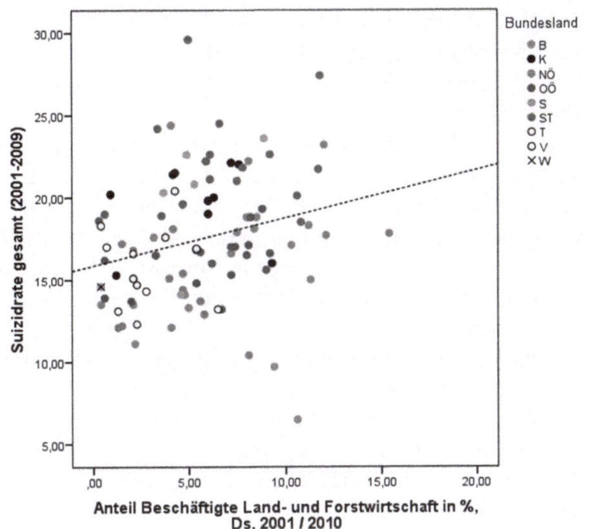

Abbildung 17: Streudiagramm SR 2001-09 – Qu. Arbeiter/innen (V. 13b)

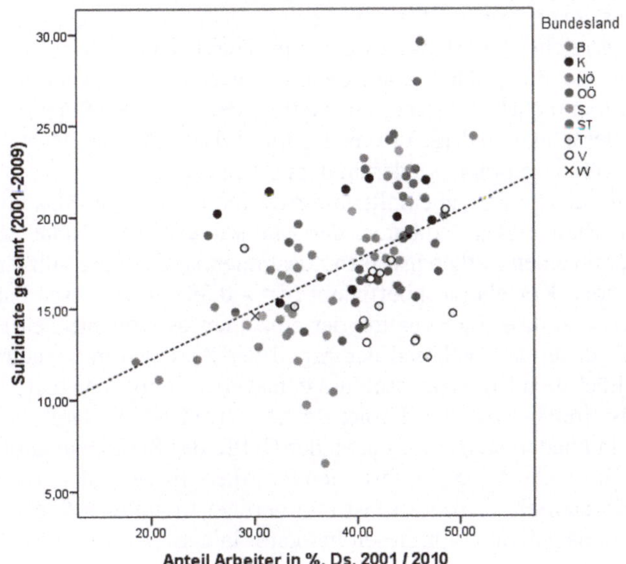

Mit Variable 13a wurde der Anteil der in Land- und Forstwirtschaft Beschäftigten innerhalb der Erwerbsbevölkerung erfasst; die Korrelation zur Suizidrate war nur mittelmäßig hoch (r = + 0,25); die Regressionsgerade stellt sich dar als:

*y = 15,86 + 0,29 * x*

Das Streuungsdiagramm (siehe oben) zeigt, dass Bezirke mit sehr niedrigen Quoten von Land- und Forstwirten (maximal 3 %) im Untersuchungszeitraum fast ausnahmslos auch niedrige Suizidfrequenzen hatten, während die immerhin 10 Bezirke mit – für rezente österreichische Verhältnisse – sehr hohen Anteilen dieser Erwerbsklasse (10 % und mehr) fast durchwegs mittlere bis hohe Suizidraten zeigen, und geographisch mit einer Ausnahme den beiden Bundesländern Steiermark und Niederösterreich zugehören.

Als einer der in der Vorgängeruntersuchung wichtigen Faktoren für die Höhe der regionalen Suizidraten hatte sich die „Arbeiterquote" erwiesen, also der Anteil der Arbeiter/innen unter der Erwerbsbevölkerung (Variable 13b). Auch nun erweist sich schon bivariat dieser Zusammenhang als einer der stärksten, mit einem Korrelationskoeffizienten von + 0,47. Als Regressionsgleichung resultiert:

*y = 15,48 + 0,33 * x*

Das Streuungsdiagramm zeigt weiters auch hier eine deutliche Ungleichverteilung der bezirksspezifischen Situationen nach Bundesländern: Hohe Arbeiteranteile ab ca. 44 % dominieren in der Steiermark, Salzburg und Tirol und betreffen – mit Ausnahme Tirols – vorwiegend Bezirke, die auch sehr hohe Suizidraten aufweisen. Die oberösterreichischen Bezirke weisen im Durchschnitt etwas, die niederösterreichischen und burgenländischen deutlich niedrigere Arbeiteranteile auf, und sind, wie schon mehrfach betont, hinsichtlich der Höhe der Suizidraten vorwiegend im mittleren und niedrigen Bereich situiert. Das Kärntner Muster ähnelt, wenn auch weniger ausgeprägt, wiederum dem steirischen.

Variable 14 bezieht sich, ebenfalls mit zwei Indikatoren, auf das kollektive Bildungsniveau. Zum ersten Indikator, der Maturanten/innen-Quote zeigt das Streuungsdiagramm einen starken inversen Zusammenhang mit der Suizidrate, auf den bereits der hohe Korrelationskoeffizient (r = - 0,39) hingewiesen hatte. Gut erkennbar ist weiters, dass die Situation der einzelnen österreichischen Bundesländer teils stark differiert: Während der Anteil der Personen mit Matura (bzw. Kolleg u.ä.) als höchstem Bildungsabschluss in fast allen steirischen und Kärntner, aber auch oberösterreichischen und Tiroler Bezirken nur 10-13 % der Bevölkerung beträgt, liegt er in Niederösterreich in etwa der Hälfte der Regionen darüber, und betreffend dem Burgenland sogar in fast allen Bezirken. Insbesondere die Bezirke mit hohen Suizidraten ab 20 weisen fast alle geringe Maturanten/innen-Quoten auf. Die Regressionsgleichung für diesen Indikator lautet:

*y = 24,03 - 0,51 * x*

Abbildung 18: Streudiagramm SR 2001-09 – Quote Maturanten/innen (V 14a)

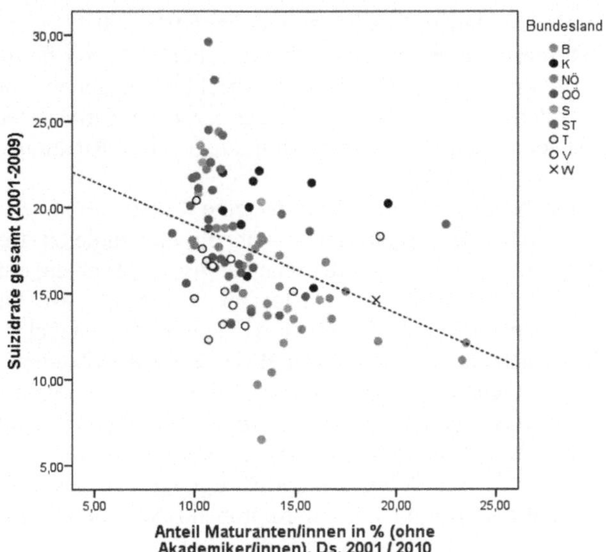

Abbildung 19: Streudiagramm SR 2001-09 – Qu. BMS-/Lehr-Absolventen (V 14b)

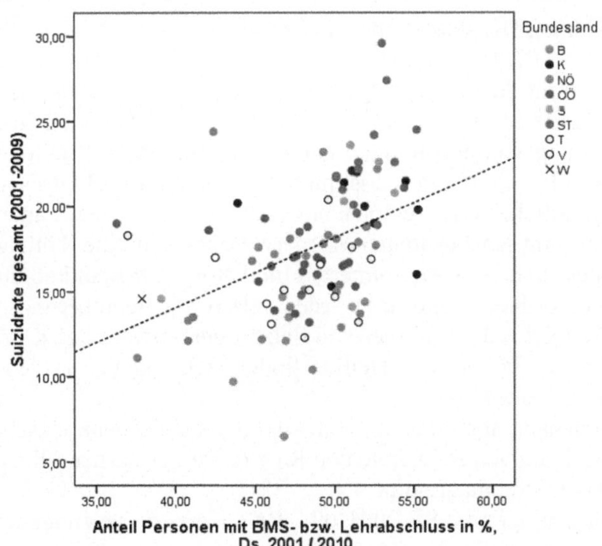

Ein deutlicher korrelationsstatistischer Zusammenhang (r = + 0,43) war auch im Bereich des Bildungsabschlusses für den Indikator „Personen mit berufsbildendem mittlerem oder Lehrabschluss als höchstem Abschluss“ gegeben. Für die Regression ergibt sich interessanterweise ein gleich hoher unstandardisierter Koeffizient, wie für die Akademikerquote, wenn auch in umgekehrte Richtung:

$$y = -2{,}34 + 0{,}41 * x$$

Aus dem scatterplot selbst geht für diese Variable eine Konstellation hervor, die – wenig überraschend – jener der Arbeiterquote – ähnelt, und zugleich, wenn auch mit größeren Prozentsatz-Differenzen in der unabhängigen Variablen, einer Spiegelung der Akademiker-Quote, was ebenso logisch folgerichtig ist: Die steirischen, aber auch die Kärntner Bezirke kumulieren in jenem Bereich rechts im Bild, der – im Vergleich – sehr hohe Quoten von BMS-/Lehr-Absolventen darstellt (über 50 %), und diese Regionen weisen zum Großteil auch hohe Suizidraten auf. Interessanterweise liegen bezüglich der unabhängigen Variable des Bildungsabschlusses hier etliche niederösterreichische Bezirke mit den südösterreichischen gleichauf, ohne dass sie deswegen hohe Suizidhäufigkeiten zu beklagen hätten. Die meisten nieder- und oberösterreichischen Regionen finden sich aber auch hier wieder betreffend beider Variablen im „Mittelfeld“.

Als – zumindest in bivariater Betrachtung – unergiebig erweist sich, in der Regression ebenso bei Korrelation (r = -0,01), sodann die Variable 15, die Rate der Körperverletzungs- und Tötungsdelikte nach Bezirk, in ihrer Gegenüberstellung mit der Suizidrate. Die statistische Abhängigkeit ist hier gleich Null:

$$y = 17{,}5 - 0{,}01 * x$$

Allerdings lässt sich für die unabhängige Variable selbst ein nicht uninteressantes geographisches Muster ausmachen, das hier erwähnt sei, weil es doch Differenzen in der der Verbreitung von bestimmten, nämlich gewaltsamen Problemlösungsstrategien aufzeigen könnte (natürlich ist hier aber die Dunkelfeldproblematik zu beachten, für die möglicherweise regional unterschiedliche Ausmaße anzunehmen sind): Die meisten amtlich bekannten Körperverletzungen (die Tötungsdelikte nehmen, zum Glück, in diesem kombinierten Indikator als Bestandteil numerisch nur eine sehr untergeordnete Rolle ein) werden, relativ zur Bevölkerungszahl in je mehreren oberösterreichischen, Tiroler und Salzburger, sowie zwei Kärntner begangen. Besonders wenig derartige Delikte finden sich dagegen in den meisten burgenländischen Regionen.

Nicht sehr prägnant, aber doch mit einer deutlichen Tendenz versehen, zeigt sich der Zusammenhang von Suizidrate und Rate niedergelassener Allgemeinmediziner (r = -0,17) im Streudiagramm:

Abbildung 20: Streudiagramm SR 2001-09 – Rate Körperverletzungs-und Tötungsdelikte (V. 15)

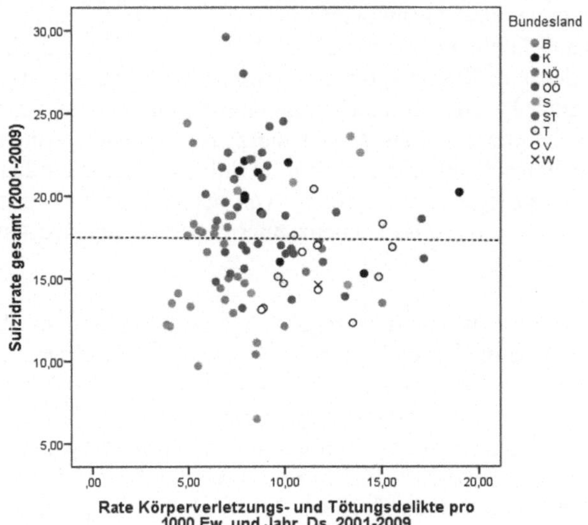

Abbildung 21: Streudiagramm SR 2001-09 – Rate Allgemeinmediziner (V. 16)

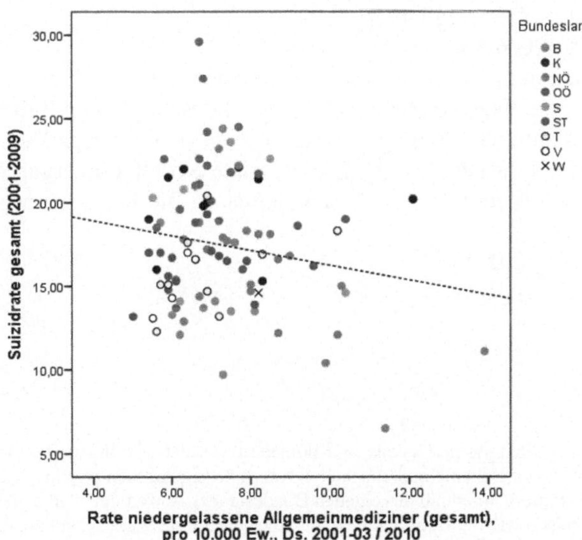

Für die unabhängige Variable finden sich hier der Großteil aller Bezirke österreichweit – zweifellos aufgrund der ja österreichweit koordinierten Planung der

Gesundheitsversorgung durch Gesundheitsministerium, Hauptverband der Sozialversicherungen u.a. – in einem Bereich zwischen 0,5 und 0,9 praktischen Ärzten (berufstätig, mit oder ohne Kassenverträgen) pro 1.000 Einwohnern (bzw. 5-9 pro 10.000). Kein einziger Bezirk fällt unter diese Grenze, nur wenige, ca. 10, liegen darüber, und selbst bei diesen ist die Abweichung großteils eher gering (Rate von ca. 1 Allgemeinmediziner/1.000 Ew.). Immerhin fällt auf, dass unter den besagten 10 Bezirken nur ein einziger eine Suizidrate von mehr als 20 aufweist. Hieraus resultiert dann auch die statistische Tendenz einer gewissen inversen Assoziation, als Regressionsgleichung:

$$y = 20{,}65 - 0{,}44 * x$$

Gleichfalls, jedoch im Ausmaß stärker, negativ assoziiert zeigt sich das Verhältnis von Suizidrate und Rate niedergelassener Psychiater und Neurologen pro Bezirk (r = -0,27). Auch hier, bei Variable 16, zeigt das Streudiagramm aber den Großteil der Bezirke, ohne erkennbare Tendenz eines Zusammenhangs mit der jeweiligen Suizidrate, im Bereich sehr niedriger Werte von 0/0,1 (!) bis zu ca. 0,8 psychiatrisch-neurologischen Fachärzten je 10.000 Ew. Auch hier heben sich wenige Bezirke, immerhin aber 18, positiv durch eine höhere Versorgungsquote (ab 1,0) vom Rest ab. Diese zeigen sehr unterschiedliche, in keinem Fall aber sehr hohe Suizidraten (nur ein Kärntner Bezirk mit guter fachärztlicher Versorgung, die Stadt Klagenfurt, liegt knapp über einer Rate von 20 Suiziden pro Jahr und 100.000 Personen). Die Regressionsgleichung lautet:

$$y = 18{,}55 - 0{,}16 * x$$

Von Interesse schien dem Verfasser, auch in der vorliegenden Studie, und damit auf breiterer Datengrundlage, nochmals den Aspekt des möglichen Einflusses der Distanz des Bezirks zum nächstgelegenen stationär-psychiatrischen Versorgungszentrum aufzugreifen (Variable 17).[108] Die bivariate Korrelation ergab den Wert + 0,18, also einen schwach positiven Zusammenhang. Die Regressionsgleichung dazu lautet:

$$y = 16{,}37 + 0{,}02 * x$$ [109]

[108] Operationalisiert als Verkehrswege-Distanz in Kilometern von der jeweiligen Bezirkshauptstadt zum nächstgelegenen psychiatrischen Krankenhaus bzw. der nächstgelegenen psychiatrischen Abteilung mit zumindest 100 Betten, innerhalb des eigenen Bundeslandes, soweit dort vorhanden.

[109] Für die Interpretation ist – wie für die anderen wiedergegebenen Regressionsgleichungen auch – zu beachten, dass die Gleichung ja den unstandardisierten Koeffizienten b enthält, und die herangezogene Einheit km in dem Zusammenhang eine relativ „kleine“ darstellt, mit empirischen Werten von 0 bis 180. Daher weist die Regressionsgerade einen durchaus deutlichen Anstieg auf, trotz des sehr geringen Zahlenwertes 0,02.

Abbildung 22: Streudiagramm SR 2001-09 – Rate Psychiater/Neurologen (V. 16)

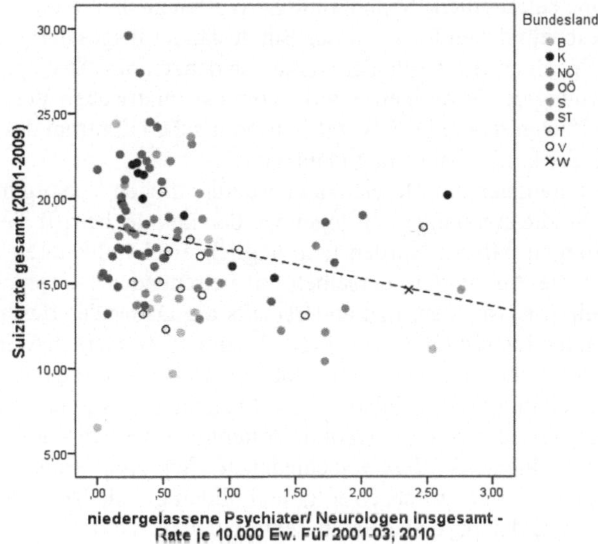

Abbildung 23: Streudiagramm SR 01-09 - Distanz stat. psychiat. Zentrum (V. 17)

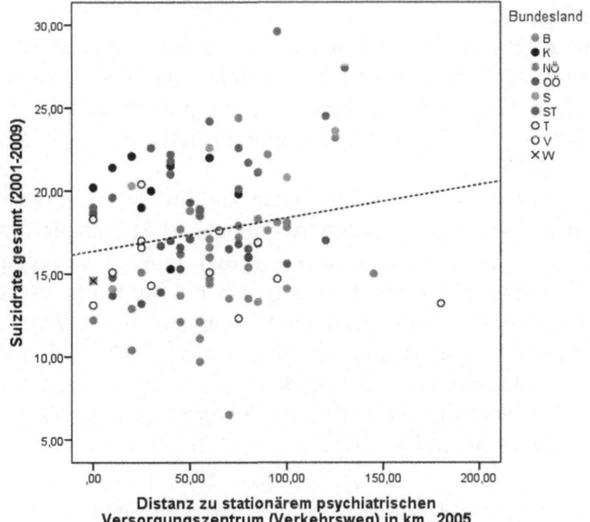

Wie aus dem Streudiagramm zu sehen ist, gibt es in allen flächenmäßig größeren Bundesländern eine beträchtliche Spannbreite an Werten zu dieser Variablen, und ähneln die die diesbezüglichen Lagen dieser Bundesländer insgesamt; jedoch finden sich für die einzelnen Bundesländer starke Tendenzen des Anstiegs der Suizidrate mit Entfernung des jeweiligen Bezirks vom psychiatrischen Versorgungszentrum – das vielfach mit dem gesellschaftlich-politischen Zentrum des Bundeslandes insgesamt, der Landeshauptstadt ident ist.

Ein weiterer Parameter zum Bereich der gesundheitlichen Versorgung, der in der vorliegenden Studie erstmalig einbezogen werden konnte, betrifft die psychosozialen Einrichtungen. Hierzu wurden ursprünglich zwei Indikatoren erhoben, nämlich einerseits die Ausstattung derselben mit betreuenden Dienstposten, gezählt nach Vollzeit-Äquivalenten, und andererseits die Dauer des Bestandes der ersten entsprechenden Institution im jeweiligen Bezirk.[110] Bemerkenswerterweise erwies sich der erste Faktor als wenig relevant (bivariat: $r = 0{,}01$), dies auch bei multivariater Betrachtung,[111] was inhaltlich wohl nicht so zu interpretieren ist, dass das psychosoziale Betreuungsangebot insgesamt unerheblich wäre. Vielmehr substituieren sich einerseits die verschiedenen Sektoren (niedergelassen, extramural, stationär) vielfach wechselseitig, und bilden gerade bei einem „intermediären" Bereich wie den psychosozialen Zentren u.ä. de facto vielfach mehrere Bezirke gemeinsame Versorgungsregionen, so dass die vielfach auch zwischen benachbarten Bezirken sehr unterschiedlichen Personalstände sachlich, in Bezug auf die psychosoziale Versorgungsintensität der einzelnen Bezirke, offenkundig wenig aussagekräftig sind.

Umso interessanter erscheint, dass sich aus der Dauer des Bestandes einer psychosozialen Einrichtung im Bezirk dagegen sehr wohl, jedenfalls statistisch, ein gewisser Einfluss auf die Höhe der Suizidrate in der Region ableiten lässt. Die bivariate Korrelation ist mit -0,41 hoch. Als Regressionsgleichung ergibt sich:

$$y = 21{,}50 - 0{,}16 * x$$

Zu beachten ist, dass für diese Variable Daten zu Tirol nicht ermittelt werden konnten. Zudem differieren hier graphischen Symbole im Streudiagramm für Vorarlberg und Wien differieren hier von denen in den anderen Streudiagrammen. Direkt aus dem Diagramm ablesbar ist, dass gerade die burgenländischen Regionen, die fast alle vergleichsweise niedrige Suizidraten aufweisen, überwiegend auf eine sehr lange Tradition psychosozialer Zentren zurückblicken können. Es wird sogar deutlich, dass just der einzige Bezirk in diesem Bundesland mit hoher Selbsttötungsrate, Jennersdorf, auch die mit Abstand geringste Präsenz einer extramuralen Einrichtung aufweist.

---

[110] Erhebung durch Verena Köck im Rahmen ihrer vom Verfasser betreuten Masterarbeit: Köck, Psychosoziale Versorgung und Suizidraten.

[111] Vgl. ebd., bes. 87-113.

Abbildung 24: Streudiagramm SR 01-09 – Bestand extramur. Einrichtung (V. 18)

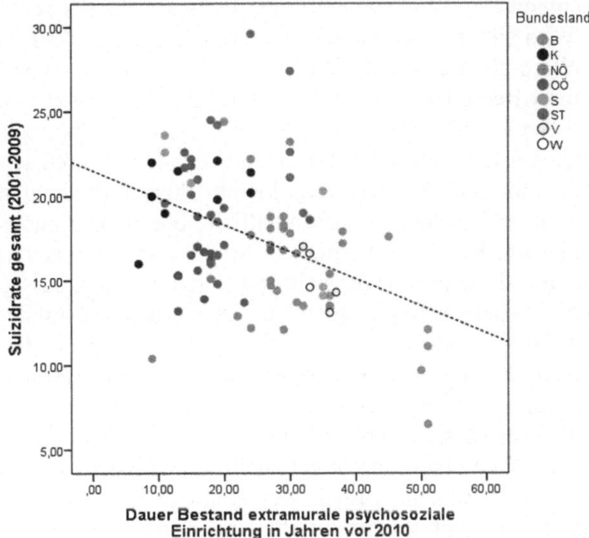

Abbildung 25: Streudiagramm SR 01-09 – Rate Psychotherapeuten (V. 19)

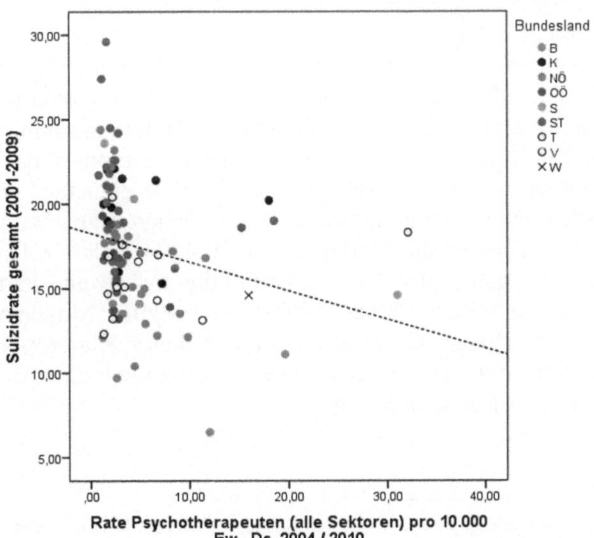

Schon dieser Befund spricht sehr für die hier vertretene These langfristiger suizidpräventiver Wirksamkeit der Tätigkeit derartiger, regional verorteter extramuraler Zentren. Verstärkt wird dieser Eindruck noch dadurch, dass auch Vorarlberg, Niederösterreich und Wien als drei Bundesländer mit relativ niedrigen Suizidraten, mit der Mehrzahl ihrer Regionen hier deutlich günstiger positioniert sind, als die „Suizid-Hochrisiko-Regionen“ Kärnten und Steiermark. Für Salzburg stellt sich die Lage hinsichtlich der Gründungszeit der entsprechenden Zentren sehr heterogen dar, aber es fällt sofort auf, dass jene Bezirke mit frühen Gründungen fast alle niedrige, jene mit späten Gründungen ausschließlich hohe Selbsttötungsfrequenzen zu registrieren haben. Für die Steiermark, Kärnten und Oberösterreich muss dagegen, betrachtet man diese jeweils für sich, festgestellt werden, dass gerade die Regionen mit lange bestehenden psychosozialen Zentren auch die mit den tendenziell höheren Selbsttötungsraten sind. Hier ist aber die zeitliche Dauer der Existenz fast überall noch deutlich kürzer, als im Burgenland, wo sich der Konnex besonders deutlich in die Gegenrichtung darstellt.

Als letzte Variable der Liste ist nun auf die Psychotherapeuten-Rate einzugehen; dieser Indikator ist für Versorgungsangebote im Bereich der psychischen Gesundheit insofern besonders aufschlussreich, weil er alle Sektoren umgreift, indem sowohl niedergelassene, als auch in extramuralen und in stationären Einrichtungen tätige Therapeuten und Therapeutinnen erfasst werden.[112] Der in der bivariaten Korrelation mittelgradige, inverse Zusammenhang ($r = -0{,}25$) stellt sich als lineare Regression dar als:

$$y = 18{,}26 - 0{,}17 * x$$

Im Streudiagramm bietet sich ein Bild, ähnlich jenen zur Bevölkerungsdichte, zur Akademikerquote und zur Psychiater- und Neurologen-Rate: Der Großteil aller Bezirke, sowohl mit niedrigen, als auch mit hohen Suizidraten, sammelt sich in der Graphik am linken Rand, und weist damit geringe Versorgungsraten nach, die sich von gerade einmal 1-2 bis zu 5 berufstätigen Psychotherapeuten pro 10.000 Einwohner erstrecken. Nur wenige Regionen weisen höhere Raten auf, lediglich etwa 10 Bezirke überschreiten die Marke von 10/10.000 respektive 1 pro 1.000 Personen. Bei diesen handelt es sich aber wieder fast durchwegs um – vornehmlich städtische – Regionen (natürlich zählt auch Wien hierzu) mit niedrigen oder mittleren Suizidraten (die stärkste Abweichung zeigt in dieser Klasse wieder Klagenfurt). Insgesamt resultiert so aber eine klare Tendenz niedrigerer Suizidraten bei höheren Therapeuten-Raten im Bezirk.

[112] Der Indikator wurde für die Zwecke der steirischen Suizidstudien vom Verfasser anhand der Psychotherapeuten-Register des Gesundheitsministeriums erstellt und bezieht sich hier auf die beiden Stichjahre 2004 und 2010.

3.2.2 *Multivariate Modelle zur Erklärung der Differenzen zwischen den regionalen Suizidraten in Österreich – Ergebnisse der Analysen*

Vorrangiges Ziel des makrosozialen Untersuchungsteils ist es, Erklärungen für die, wie gezeigt wurde, selbst innerhalb Österreichs regional ja höchst unterschiedlich hohen Suizidraten zu finden. Von vornherein ist hierbei von Erklärung*en* im Sinne einer multifaktoriellen Verursachung auszugehen, wobei sowohl an soziokulturelle, kollektiv-psychologische sowie ökonomische, als auch an ökologische und biologische Faktoren zu denken ist. Gemäß der sozialwissenschaftlichen Ausrichtung der vorliegenden Studie stehen die erstgenannten Dimensionen hier im Vordergrund, es wurde aber auch versucht, ökologische Aspekte mit einzubeziehen, wie dies auch in der Vorgängerstudie der Fall war. Überhaupt bildete das im Laufe derselben herausgearbeitete Set unabhängiger Variabler die Grundlage auch für die hier zugrundeliegenden Untersuchungen, wobei aber einige definitiv als irrelevant erkannte Parameter ausgeschlossen, und dafür, wo möglich, potentiell erklärungskräftige neue in die Analysen einbezogen wurden.[113] In den voranstehenden Berechnungen (3.2.1.) konnte ermittelt werden, welche der vielfach mehreren möglichen Indikatoren bei gegebener Datenlage für den Gesamtzeitraum 2001-2009 für die damit abzubildenden inhaltlichen Faktoren bei bivariater Betrachtung besonders aussagekräftig sind, und daher mutmaßlich auch für die Erstellung eines multivariaten Modells vorzugsweise geeignet erscheinen.

Für die multivariate Analyse wurde, da alle Variable metrisch skaliert vorliegen, und zur genauen Gestalt der Beziehungen der zahlreichen unabhängigen Variablen untereinander wenig bekannt ist, das basale mathematische Modell einer linearen Regression gewählt, und für die Durchführung der Modellierung die Methode „Rückwärts" bzw. „Enter" gewählt, d.h. in ein erstes Modell alle weiter in Betracht gezogenen Parameter einbezogen, wie sie in der betreffenden Tabelle weiter oben angeführt wurden.[114] Vor der eigentlichen Modellerstellung waren die hierfür nötigen methodischen Voraussetzungen der Datenstruktur abzuklären, insbesondere die Erfüllung der Prämissen des Fehlens von Autokorrelation und Heteroskedastizität sowie des Vorliegens einer (annähernden) Normalverteilung der Residuen sowie einer nur gering-gradigen Multikollinearität.[115]

Für das Modell 1, welches alle 23 unabhängigen Variablen aus Tabelle 10 umfasst, ergab die statistische Überprüfung folgende Ergebnisse: Autokorrelation

---

[113] Siehe dazu Abschnitt 2.2. der vorliegenden Studie.

[114] Da nur für eine einzige Variable, die Dauer der Existenz einer psychosozialen Einrichtung im Bezirk, fehlende Werte zu beobachten waren, wurde hinsichtlich dieser Problematik die Vorgangsweise der Ersetzung durch Mittelwerte gewählt, um nicht aus diesem Grund alle Tiroler Bezirke aus der Analyse ausschließen zu müssen.

[115] Vgl. hierzu z.B.: Markus Bühner, Mattias Ziegler, Statistik für Psychologen und Sozialwissenschafter. München u.a. 2009, bes. S. 669-686.

von Vorhersagefehlern kann aufgrund eines Wertes der Durbin-Watson-Statistik von 1,7 ausgeschlossen werden;[116] Heteroskedastizität, also deutlich unterschiedlich hohe Abweichungen der Vorhersagewerte der Regression von den empirischen Werten, kann aufgrund des Fehlens eines erkennbaren Musters im untenstehenden Streudiagramm zu den Residuen ausgeschlossen werden,[117] und die Annahme einer annähernden Normalverteilung der Höhen der Residuen erscheint aufgrund des hierzu erstellbaren Histogramms deutlich gerechtfertigt.[118]

Abbildung 26: Ergebnisse der Prüfung auf Heteroskedastizität

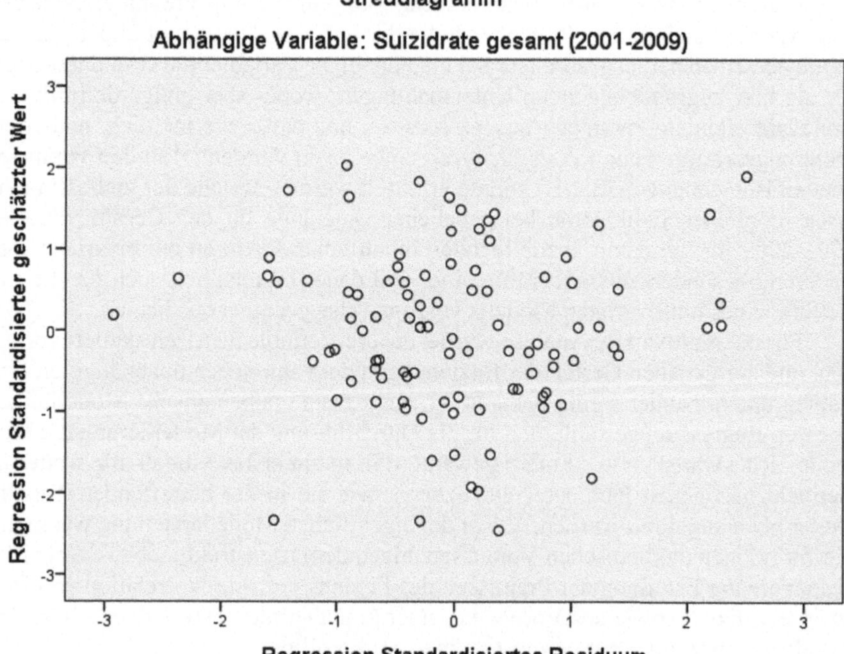

Abbildung 27: Ergebnisse der Prüfung auf Normalverteilung der Residuen

[116] Vgl. zur Bandbreite der akzeptablen Werte: Bühner, Ziegler, Statistik, S. 679.
[117] Vgl. ebd., bes. S. 677.
[118] Vgl. das Ergebnis der Analyse für 2001-2004 in: Watzka, Sozialstruktur und Suizid, S. 208.

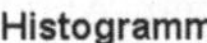

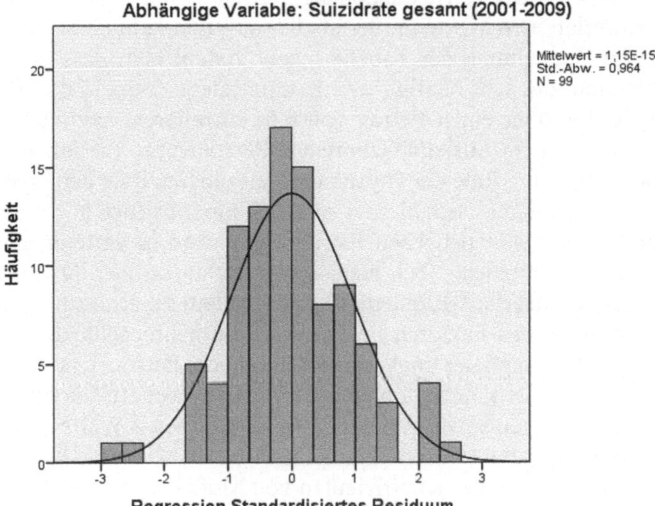

Da Modell 1 die meisten Variablen umfasst, kann auch für die nachfolgenden, weniger komplexen Modelle von der Erfüllung dieser statistischen Voraussetzungen für eine lineare multivariate Regression ausgegangen werden. Anders stellt sich die Lage im Hinblick auf die Frage der Multikollinearität dar, da hier für das Anfangsmodell jedenfalls ein gewisses Maß an Vorliegen einer solchen anzunehmen war, was auch die ermittelten Daten bestätigen, und daher für die Folgemodelle die Frage der Reduktion von Multikollinearität weiter zu beachten war. Die nachfolgende Matrix zeigt die Interkorrelationen der unabhängigen Variablen aller 23 in Modell 1 berücksichtigten Variablen, die Anteile bzw. Raten von: 1. Dauersiedlungsraum; 2. Waldflächen; 3. Bevölkerungsdichte; 4. Bevölkerungsveränderung; 5. 60- und Mehr-Jährige; 6. Verheiratete; 7. Im Ausland Geborene; 8. Katholiken/innen; 9. Personen pro Haushalt; 10. Nutzfläche; 11. Arbeitnehmereinkommen; 12a. Arbeitslose; 12b. Erwerbstätige; 13a. Beschäftigte in Land- und Forstwirtschaft; 13b. Arbeiter/innen; 14a. Maturanten/innen; 14b. Personen mit BMS- bzw. Lehrabschluss, 15. Tötungs- und Körperverletzungsdelikte; 16. Hausärzte; 17. Psychiatrisch-neurolog. Fachärzte; 18. Distanz psychiatrisches Krankenhaus; 19. Bestand psychosoziale Einrichtung; 20. Psychotherapeuten.

Wie aus der Korrelationsmatrix näher zu ersehen ist, weisen insgesamt 40 bivariate Korrelationen hohe, konventionell als bedenklich angesehene Werte von

0,6 und mehr auf; dies entspricht einem Anteil von knapp 16 % aller 253[119] bivariaten Korrelationen im Bereich der unabhängigen Variablen.[120] Allerdings weisen nur 5 dieser Korrelationen Werte größer als 0,8 auf, und kein einziger liegt über 0,9. Eine nähere Betrachtung der Tabelle macht zudem klar, dass es vor allem sechs Variable sind, die sehr häufig, jeweils mindestens sechs Mal, mit anderen Variablen hoch, d.h. über einen Betrag von 0,6, korrelieren, nämlich: Bevölkerungsdichte, Anteil der im Ausland Geborenen, Personen pro Privathaushalt, Anteil der Maturanten/innen, Rate der Psychiater/Neurologen, Rate der Psychotherapeuten/innen. Nun handelt es sich hierbei zum Teil um inhaltlich hochinteressante Parameter, und auch aus statistischen Erwägungen wäre es verfehlt, gleich alle diese Variable auszuschließen. Noch präzisere Aufschlüsse über ihren jeweiligen Beitrag zur Multikollinearitäts-Problematik kann zudem die Ermittlung der zugehörigen Varianz-Inflations-Faktoren liefern.[121] Diese nehmen für drei der angeführten Prädiktoren – Anteil der im Ausland Geborenen; Personen pro Privathaushalt, Anteil der Maturanten/innen –, aber auch für zwei weitere Variable – Anteil der 60- und Mehr-Jährigen sowie Anteil der Arbeiter/innen – Werte von mehr als 10 an, die gewöhnlich als „kritisch“ betrachtet werden. Die Details sind in der folgenden Tabelle als Liste der Koeffizienten von Modell 1 mit zugehöriger Kollinearitätsstatistik dargestellt.

Für die Entscheidung über eine erste Gruppe von auszuscheidenden bzw. zusammenzufassenden Variablen wurde aber auch der inhaltlich zentrale Aspekt, jener des mathematischen Beitrags zur Erklärung der Differenzen in der Suizidrate, mit Bedacht; von den betreffenden Werten der standardisierten Regressionskoeffizienten β erweisen sich im Ausgangsmodell der multivariaten Analyse viele als nur von geringfügiger Relevanz (Betrag unter 0,1); dies betrifft die Variablen: Bevölkerungsdichte, Bevölkerungsentwicklung, durchschnittliches Einkommen, Arbeitslosenquote, Anteil Beschäftigte in Land- und Forstwirtschaft, Rate Körperverletzungs- und Tötungsdelikte, Rate niedergelassene Allgemeinmediziner, Rate Psychotherapeuten, Bestandsdauer psychosoziale Einrichtung und Distanz zu psychiatrischem Krankenhaus.

[119] Ergibt sich aus Multiplikation der Anzahl der Variablen mit sich selbst weniger 1, dividiert durch 2: 23 * 22 / 2

[120] Zur besseren Übersicht sind in der Matrix auch die Werte für die Korrelationen mit der Suizidrate nochmals ausgewiesen. Zu beachten ist, dass bei einer Variablen, „Dauer Bestand psychosoziale Einrichtungen“, die in der Interkorrelationsmatrix ausgewiesene Korrelation zur Suizidrate wegen der erfolgten Interpolation von Mittelwerten für einige Bezirke mit fehlenden Daten etwas niedriger ausfällt (-0,40), als in der oben dargestellten bivariaten Korrelation unter Ausschluss der fehlenden Daten (-0,41). Der Unterschied ist aber minimal.

[121] Vgl. hierzu: Bühner, Ziegler, Statistik für Psychologen und Sozialwissenschafter, S. 681f.

Trotz des offensichtlichen Ungenügens des Ausgangsmodells seien an dieser Stelle die zentralen Ergebnisse als *„Modellzusammenfassung"* dargestellt:[122]

Tabelle 11: Lineares Regressionsmodell 1 – Modellzusammenfassung

Modell	R	R^2	R^2 korr.	SSF
1	0,784	0,615	0,497	2,758

Tabelle 12: Lineares Regressionsmodell 1 – aufgenommene Prädiktoren, Regressionskoeffizienten und Kollinearitätsdiagnose

Modell 1	Nicht standard. Koeffizienten		Standard. Koeff.	t	Sig.	Kollinearitäts-statistik	
	b	SF	beta			Tol.	VIF
(Konstante)	27,935	34,136		,818	,416		
Anteil Dauersiedlungsraum	,041	,029	,259	1,399	,166	,150	6,683
Anteil Wald	,084	,035	,366	2,403	,019	,222	4,508
Bevölkerungsdichte,	,317	1,226	,045	,258	,797	,171	5,855
Bevölkerungsentwicklung	,046	,170	,058	,274	,785	,116	8,598
Anteil der über 60-jährigen	,446	,393	,287	1,135	,260	,080	12,456
Anteil der Verheirateten	-,564	,261	-,386	-2,161	,034	,161	6,199
im Ausland Geborene	-,190	,182	-,246	-1,042	,301	,092	10,825
Anteil der Katholiken	,056	,062	,153	,902	,370	,178	5,616
Personen pro Privathaushalt	-,558	,377	-,369	-1,481	,143	,083	12,118
Nutzfläche pro Bewohner	-,588	,299	-,405	-1,969	,053	,121	8,259
Durchschnittl. Einkommen	-,075	,351	-,045	-,215	,831	,114	8,747
Arbeitslose Durchschnitt	,095	,300	,040	,315	,754	,311	3,213
Erwerbstätige	,302	,384	,162	,785	,435	,120	8,304
Land- und Forstwirtschaft	-,041	,240	-,035	-,169	,866	,119	8,428
Anteil Arbeiter	,127	,169	,219	,754	,453	,061	16,466
Anteil Maturanten	,242	,449	,183	,540	,591	,044	22,505
Anteil BMS und Lehre	,283	,152	,300	1,858	,067	,196	5,090
niederg. Allgemeinmediziner	-,021	,347	-,008	-,060	,953	,271	3,693
niedergelassene Psychiater	-1,347	1,126	-,218	-1,196	,235	,154	6,475
Distanz psychiat. KH	,002	,012	,022	,190	,850	,385	2,596
Bestand psychosoz. Einrichtung	,025	,045	,064	,569	,571	,406	2,463
Psychotherapeuten	,012	,142	,017	,083	,934	,128	7,813
Körperverletzungen u. Tötungen	-,001	,002	-,067	-,457	,649	,240	4,175

[122] Zur Interpretation der angeführten Maße siehe weiter unten.

Die eben präsentierten Ergebnisse zu Modell 1 machten klar, dass eine weitere Verdichtung jedenfalls angeraten war; ausgeschieden wurde zunächst nur die in ihrer inhaltlichen Relevanz auch als Indikator ohnehin zweifelhafte Variable „Körperverletzungs- und Tötungsdelikte". Darüber hinaus wurde aber für die drei bislang noch mit je zwei Indikatoren erfassten Faktoren „Sozioökonomische Integration", „Erwerbsstruktur" und „Bildungsniveau" aus den betreffenden Variablen je ein Gesamtindikator gebildet, weil davon ausgegangen werden konnte, dadurch die Kollinearitätsproblematik erheblich zu mindern. Konkret wurden hierfür die beiden Variablen „Anteil der Arbeitlosen" und „Anteil der Erwerbstätigen ohne Arbeitslose" durch Subtraktion der Werte der ersteren Datenreihe von jenen der zweiten zu einem Indikator „Erwerbsintegration" zusammengeführt, aus den beiden Quoten der in Land- und Forstwirtschaft Beschäftigten und der Arbeiter/innen durch Addition ein neuer Indikator „Erwerbsstruktur" gebildet, sowie mittels der Differenz von Maturanten/innen-Quote (ohne Akademiker/innen) und Quote der Absolventen von BMS- bzw. Lehre eine Variable „Bildungsstruktur" hergestellt.

Aus demselben Grund wie für diese Zusammenführungen, aber auch, weil sie als Einzelindikatoren auch im multivariaten Modell offenkundig kaum lineare Zusammenhänge zur Suizidrate zeigen, wurden weiters auch die drei auf einwohnerbezogenen Raten von professionellem Personal beruhenden Indikatoren zur medizinischen, psychothera-peutischen und psychosozialen Versorgung zu einem Gesamtindikator zusammengeführt, und zwar durch einfache Addition der Quoten, wobei aber die Quote der psychiatrischen und neurologischen Fachärzte auf 10.000, die beiden anderen auf je 1.000 Einwohner bezogen wurden, um der deutlich geringeren Zahl von Psychiatern/Neurologen gegenüber den wesentlich zahlreicheren Allgemeinmedizinern und Psychotherapeuten Rechnung zu tragen.

Für das solcherart erstellte Modell 2 wurde gleichfalls eine Korrelationsmatrix erstellt, um die Interkorrelationen der neu gebildeten Indikatoren zu ermitteln. Immer noch stellte aber die Multikollinearität in diesem geänderten Modell ein Problem dar. Die diesbezüglichen Kennwerte des Varianz-Inflationsfaktors (VIF) nahmen aber nun nur mehr in zwei Fällen, bei der Variable „Anteil der 60- und mehr-Jährigen" und bei dem Indikator Erwerbsstruktur Werte über 10 an. Da die Variable „Anteil der 60- und mehr-Jährigen" auch überraschend geringen Einfluss auf die Suizidrate im multivariaten Modell zeigte, wurde beschlossen, diese durch einen präziseren Indikator der Altersstruktur, das Durchschnittsalter aller Einwohner im jeweiligen Bezirk, zu ersetzen.

Durch diese Maßnahme konnte die Zahl der Variablen mit VIF-Werten über 10 auf eine, eben den Indikator zur Erwerbsstruktur gesenkt, werden, der – wie übrigens auch der Parameter „Personen pro Privathaushalt", nun mit insgesamt sieben Variablen hoch, d.h. mit einem Wert von über 0,6, korreliert erscheint. Die

Gesamtmenge der Korrelationskoeffizienten mit Werten über 0,6 beträgt in diesem „Modell 2" 27, was bei 136 bivariaten Korrelationen einem Anteil von ziemlich genau 20 % entspricht.

Obwohl die Multikollinearitäts-Problematik hiermit auch noch nicht befriedigend gelöst wurde, seien untenstehend zur besseren Nachvollziehbarkeit die Modellzusammenfassung sowie die Liste der Prädiktoren samt den ermittelten Regressionskoeffizienten wiedergegeben (siehe nachfolgende Tabellen).

Tabelle 13: Lineares Regressionsmodell 2 – Modellzusammenfassung

Modell	R	R²	R² korr.	SSF
2	0,791	0,626	0,547	2,617

Tabelle 14: Lineares Regressionsmodell 2 – aufgenommene Prädiktoren, Regressionskoeffizienten und Kollinearitätsdiagnose

Modell 2	Nicht stand. Koeffizienten		Standard. Koeff.	t	Sig.	Kollinearitätsstatistik	
	b	SF	beta			Tol.	VIF
(Konstante)	14,125	24,056		,587	,559		
Anteil Dauersiedlungsraum	,037	,024	,230	1,510	,135	,199	5,019
Anteil Wald	,088	,030	,382	2,970	,004	,279	3,583
Bevölkerungsdichte,	,359	1,011	,051	,355	,724	,226	4,424
Bevölkerungsentwicklung	,194	,139	,241	1,394	,167	,155	6,455
Durchschnittsalter	1,181	,458	,483	2,580	,012	,132	7,594
Anteil der Verheirateten	-,683	,214	-,467	-3,201	,002	,217	4,604
Im Ausland Geborene	-,212	,139	-,275	-1,530	,130	,143	7,015
Anteil der Katholiken	,054	,055	,149	,984	,328	,201	4,966
Personen pro Privathaushalt	-,376	,309	-,249	-1,216	,228	,110	9,074
Nutzfläche pro Bewohner	-,653	,247	-,450	-2,643	,010	,159	6,277
Durchschn. Einkommen	,050	,304	,030	,165	,869	,137	7,302
Distanz psychiat. KH	,006	,011	,053	,515	,608	,444	2,253
Bestand psychosoz. Zentrum	,024	,038	,060	,627	,533	,498	2,009
Indikator Erwerbsintegration	,116	,125	,102	,923	,359	,375	2,667
Indikator Erwerbsstruktur	,026	,106	,058	,250	,803	,085	11,721
Indikator Bildungsstruktur	-,169	,099	-,277	-1,710	,091	,176	5,669
Indikator med.-psychother.-psychosoz. Versorgung	-,820	,526	-,262	-1,560	,123	,164	6,083

An dieser Stelle seien auch, wie oben schon angekündigt, jene Erläuterungen nachgeholt, die zu den Tabellen für die multivariaten Regressionen unumgänglich scheinen, insbesondere betreffend die Bedeutungen der verschiedenen angeführten Maßzahlen: In den „Modelzusammenfassungen" werden vor allem, als Bestimmtheitmaße. die sogenannten Determinationskoeffizienten wiedergegeben, unter denen vornehmlich die beiden Werte R^2 und R^2 korr. von Bedeutung sind. R^2 gibt das Verhältnis der mit der multiplen Regressionsfunktion vorhersagbaren Varianz der Werte der abhängigen Variablen zu der beobachteten Gesamtvarianz dieser Werte an;[123] der „korrigierte" Wert R^2 korr. unterzieht diese Maßzahl einer Revision im Hinblick auf die verwendete Zahl von Prädiktoren, um den Umstand, dass eine höhere Zahl derselben mathematisch gesehen jedenfalls zu höherer „Voraussagequalität" führt, Rechnung zu tragen.[124] R^2 und R^2 korr. bieten also einen numerischen Ausdruck (zwischen 0 und 1) für den Anteil der Unterschiede der gemessenen Werte der abhängigen Variablen, der mit der jeweils herangezogenen Liste unabhängiger Variablen und dem damit erstellten Modell – mathematisch gesehen – erklärt werden kann. Und mit dem Wert „SSF" wird der Standard-Schätzfehler der multivariaten Regressionsfunktion wiedergegeben.

Die jeweils im Anschluss präsentierten, ausführlichen Listen nennen die in das Modell als Prädiktoren eingeflossenen Variablen und geben die Regressionsfunktion sowohl „roh" (b-Koeffizienten einschließlich Konstante, samt Angabe zum jeweils ermittelten Standardfehler), als auch standardisiert wieder, wobei die standardisierten β-Koeffizienten (in der Tabelle als „beta") für die inhaltliche Interpretation die wichtigste Maßzahl darstellen. Mit aufgenommen sind in den Tabellen die Signifikanzwerte, die für die vorliegende Studie aber, da es sich ja um Daten für die Gesamtbevölkerung handelt, keine echte Relevanz haben. Sehr wohl von Belang sind aber wiederum die beiden weiteren, bei der Diskussion der Modellvoraussetzungen schon angesprochenen, sich nur in den Zahlenwerten unterscheidenden, aber nach denselben Prinzipien ermittelten Kennwerte für Kollinearität, „Toleranz" und „VIF".

Nun wieder zurück zu den konkreten, im hier „Modell 2" genannten Berechnungsschritt ermittelten Werten: Wie die Modellzusammenfassung zeigt, liegt das korrigierte Bestimmtheitsmaß hier bereits bei ca. 0,55, d.h. mehr als die Hälfte der Schwankungen der regionalen Suizidraten können in einem linearen Modell auf die Unterschiede in den angeführten, nunmehr 17 Variablen zurückgeführt werden! Bereits in Modell 1 hatte dieser Wert knapp 0,5 betragen; und die Höhe des Zusammenhangs kann als bemerkenswert bezeichnet werden.

---

[123] Vgl. z.B. Klaus Backhaus, Bernd Erichson, Wulff Plinke, Rolf Weiber, Multivariate Analysemethoden. Berlin u.a. 1994, S. 23.

[124] Vgl. ebd. S. 25.

Es erscheint keineswegs übertrieben, damit einen echten Erfolg des in seiner groben Struktur bereits in der Pilotstudie konstruierten, multivariaten Erklärungsmodells mit den spezifisch herangezogenen, gesellschaftlichen, ökonomischen, ökologischen und nicht zuletzt versorgungsbezogenen Erklärungsfaktoren zu konstatieren, insbesondere in der nun vorliegenden, revidierten Fassung.

Der Anstieg des Erklärungswertes gegenüber jenen der in der Vorgängerstudie entwickelten multivariaten Modelle (beste erreichte Werte waren damals: $R^2 = 0{,}372$, R^2 korr. = 0,317) dürfte aber, neben den inhaltlichen Anpassungen, nicht zuletzt dem Umstand zu verdanken sein, dass für jene Untersuchung damals nur die Daten der bezirksweisen Suizidraten von 4 Jahren (2001-2004) zur Verfügung standen, wodurch „zufällige", nicht kausal rückverfolgbare Schwankungen sicher eine größere Rolle spielten, als nun, bei Zugrundelegung der Durchschnittswerte für den Gesamtzeitraum 2001-2009.[125]

Für das Modell 2 mit dem erreichten Erklärungswert von ca. 55 % der Gesamtvarianz der bezirksweisen Suizidraten liegt aber, wie erwähnt, immer noch für eine Variable ein sehr hoher VIF-Wert vor; zugleich erweisen sich die mit den standardisierten Regressionskoeffizienten ausdrückten Erklärungsbeiträge der einzelnen Variablen für die Bestimmung der Höhe der jeweiligen regionalen Suizidrate in fünf Fällen als marginal, nämlich für die Prädikatoren: Bevölkerungsdichte; durchschnittliches Einkommen, Erwerbsstruktur, Distanz zu psychiatrischem stationären Zentrum sowie Dauer des Bestandes eines psychosozialen extramuralen Zentrums.

Für die weitere Verbesserung des multivariaten Modells wurden zunächst die beiden offensichtlich vergleichsweise weniger bedeutsamen Parameter zum Versorgungsbereich (Distanz psychiatrisches Krankenhaus, Dauer Bestand einer psychosozialen Einrichtung) aus dem Regressionsmodell entfernt, mit dem Ergebnis einer leichten Steigerung von R^2 korr. bei nur geringer Abnahme von R^2,[126] und – logischerweise – einem Absinken der Multikollinearitäts-Problematik. In einem nächsten Schritt wurde der Parameter „Bevölkerungsdichte" als empirisch offenbar wenig relevant und zugleich auch theoretisch nicht von zentraler Bedeutung entfernt, was in einer weiteren, freilich geringfügigen Steigerung der angepassten erklärten Gesamtvarianz (R^2 korr.) resultierte, jedoch bei weiterhin bestehender, hoher Multikollinearität, besonders in Bezug auf den Indikator für die Erwerbsstruktur.[127] Da derselbe inhaltlich hochbedeutsam erscheint, wurde er dennoch nicht aus der Liste der Variablen entfernt, sondern vielmehr mit dem einzeln wenig

[125] Vgl. für die Ergebnisse der Pilotstudie: Watzka, Sozialstruktur und Suizid, S. 203-216.

[126] Für dieses „Modell 3" ergaben sich: $R^2 = 0{,}622$, R^2 korr. = 0,554, SSF = 2,60. Auf eine nähere Wiedergabe wird, da es sich nur um einen weiteren Zwischenschritt handelt, hier verzichtet.

[127] Modell 4: $R^2 = 0{,}622$, R^2 korr. = 0,558, SSF = 2,58

einflussreichen, mit ihm ohnehin hochkorrelierten Faktor „Durchschnittseinkommen“ weiter „fusioniert“. Außerdem wurden die ökologischen Einflussfaktoren, Waldanteil und Dauersiedlungsraum, die Ähnliches, aber nicht Identes messen, nun ebenfalls zu einem Indikator zusammengefügt, welcher als Relation des Dauersiedlungsraumes zur Waldfläche ermittelt wurde.[128]

In diesem „Modell 5“ mit nun nur noch 12 Prädiktoren, die allerdings nun bereits 5 ihrerseits aus zwei oder mehr Komponenten zusammengesetzte Indikatoren beinhalten, reduziert sich erwartungsgemäß auch der Grad an Multikollinearität weiter; die Varianz-Inflationsfaktoren erreichen nun erstmalig für alle einbezogenen Parameter einen konventionell als „akzeptabel“ bezeichneten Wert von weniger als 10. Zugleich steigt die Vorhersagegüte weiter an, nämlich auf 60 % der Gesamtvarianz (bei Heranziehung von R^2 korr.). Untenstehend sind für dieses Modell wiederum die Matrix der Interkorrelationen (samt bivariaten Korrelationen zur Suizidrate als zu erklärender Variable), die Modellzusammenfassung sowie die Liste der Variablen mit den zugehörigen Koeffizienten wiedergeben. Da bei diesem Stand eine gewisse Übersichtlichkeit erreicht ist, werden die einbezogenen Variablen dort bereits nach ihrem Erklärungsbeitrag, gemessen an den β-Koeffizienten, geordnet angeführt.

Tabelle 15: Lineares Regressionsmodell 5 –
Modellzusammenfassung für das 12-Variablen-Modell
der Determination der (rohen) regionalen Suizidraten in Österreich

Modell	R	R^2	R^2 korr.	SSF
5	0,808	0,653	0,604	2,446

Bei der Diskussion des Modells sei zunächst wieder auf die Korrelationen der unabhängigen Variablen miteinander eingegangen: Wie aus der untenstehenden Interkorrelationsmatrix hervorgeht, reduziert sich die Anzahl der hohen Korrelationen im Bereich über 0,6 nun nochmals stark, auf 16 (von nunmehr allerdings nur 66 bivariaten Korrelationen insgesamt unter diesen Variablen):

[128] Die hohe Vorhersagekraft des Indikators ermittelte: Köck, Psychosoziale Versorgung und Suizidraten, S. 101.

Tabelle 16: Korrelationsmatrix für Modell 5

Nr.	Variable	AV	5-1	5-2	5-3	5-4	5-5	5-6	5-7	5-8	5-9	5-10	5-11	5-12
AV	SR (01-09)	1	-,57	,14	-,30	-,32	,22	,18	-,41	-,25	-,46	-,27	,47	-,46
5-1	Bevölk.etw.	-,57	1	-,31	,05	,56	-,41	-,35	,31	,37	**,64**	,44	**-,72**	,32
5-2	Durchsch.alter	,14	-,31	1	,25	-,10	-,34	-,49	,49	-,53	,15	,21	-,14	,20
5-3	Q. Verheiratete	-,30	,05	,25	1	-,39	,17	,16	**,64**	,22	-,16	-,45	,00	,23
5-4	Q. Ausland Geb	-,32	,56	-,10	-,39	1	**-,73**	**-,69**	-,14	-,03	,59	**,68**	**-,60**	,17
5-5	Q. Katholiken	,22	-,41	-,34	,17	**-,73**	1	**,82**	-,12	,28	-,53	**-,62**	**,63**	-,36
5-6	Pers./Haushalt	,18	-,35	-,49	,16	**-,69**	**,82**	1	-,30	,27	**-,61**	**-,70**	**,72**	-,25
5-7	Fläche/Bew.	-,41	,31	,49	**,64**	-,14	-,12	-,30	1	,11	,31	,08	-,43	,39
5-8	Ind. Erwerbsint	-,25	,37	-,53	,22	-,03	,28	,27	,11	1	,04	-,14	-,11	,11
5-9	Ind. Bildung	-,46	**,64**	,15	-,16	,59	-,53	**-,61**	,31	,04	1	**,80**	**-,78**	,22
5-10	Ind. Versorg.	-,27	,44	,21	-,45	**,68**	**-,62**	**-,70**	,08	-,14	**,80**	1	**-,67**	,18
5-11	Ind. Erwerbsstr	,47	**-,72**	-,14	,00	**-,60**	**,53**	**,72**	-,43	-,11	**-,78**	**-,67**	1	-,15
5-12	Ind. Topogr./L.	-,46	,32	,20	,23	,17	-,36	-,25	,39	,11	,22	,18	-,15	1

Tabelle 17: Lineares Regressionsmodell 5 – aufgenommene Prädiktoren, Regressionskoeffizienten und Kollinearitätsdiagnose

Modell 5		Nicht stand. Koeffizienten		Standard. Koeff.	t	Sig.	Kollinearitäts-statistik	
		b	SF	Beta			Tol.	VIF
Nr.	(Konstante)	11,427	21,186		,539	,591		
2	Durchschnittsalter	1,359	,411	,556	3,305	,001	,143	7,008
3	Anteil der Verheirateten	-,641	,174	-,438	-3,691	,000	,286	3,491
4	Im Ausland Geborene	-,337	,121	-,437	-2,784	,007	,164	6,097
12	Indikator Topogr./Landschaft	-,403	,091	-,397	-4,415	,000	,500	2,000
11	Indikator Erwerbsstruktur / Ökon.	,142	,064	,389	2,197	,031	,129	7,749
6	Personen pro Privathaushalt	-,569	,277	-,377	-2,056	,043	,120	8,318
1	Bevölkerungsentwicklung	,253	,123	,313	2,045	,044	,173	5,796
7	Nutzfläche pro Bewohner	-,441	,208	-,304	-2,121	,037	,197	5,085
9	Indikator Erwerbsintegration	,279	,104	,247	2,676	,009	,473	2,115
8	Indikator Bildungsstruktur	-,135	,084	-,222	-1,613	,110	,214	4,674
10	Indikator med./ psychother./ psychosoz. Versorgung	-,598	,479	-,191	-1,250	,215	,173	5,770
5	Anteil der Katholiken	-,045	,054	-,124	-,838	,404	,184	5,432

Bei der Diskussion des Modells sei zunächst wieder auf die Korrelationen der unabhängigen Variablen miteinander eingegangen: Wie aus der Tabelle hervorgeht, reduziert sich die Anzahl der hohen Korrelationen im Bereich über 0,6 nun nochmals stark, auf 16 (von nunmehr allerdings nur 66 bivariaten Korrelationen insgesamt unter diesen Variablen).

Die Modellzusammenfassung zeigt abermals einen Fortschritt im Erklärungswert, der relativ beträchtlich ausfällt: R^2 liegt nun bei 0,65, statt bei 0,62-0,63 in den Modellen 2-4, und R^2 korr. statt bei 0,55-0,56 nunmehr bei 0,60. Auch der Standardfehler des Schätzwertes senkt sich auf 2,45 nochmals deutlich ab. Somit können in diesem Modell sogar 60 % der Abweichungen der regionalen Suizidraten mit den jeweiligen Ausprägungen der eingeflossenen Variablen erklärt werden! Die Variablenliste zeigt dieselben mit den zugehörigen standardisierten Regressionskoeffizienten für die Suizidrate, gereiht in der Stärke des bei multivariater Betrachtung in der vorliegenden Weise festgestellten Einflusses. Die Multikollinearitätsthematik bewegt sich nun, wie anhand der Spalte ganz rechts zu erkennen, in einem tolerablen Umfang. Eine nähere Betrachtung der Liste der Regressionskoeffizienten zeigt aber, dass sich für den Anteil der Katholiken nicht nur der relativ niedrigste Wert ergibt, sondern auch ein Vorzeichen, dass invers zu jenem in der bivariaten Analyse ist.

Dies führte zur Vermutung, dass der Beitrag dieses Faktors zur Gesamterklärung ebenfalls ein geringer und verzichtbarer sein könnte. Diese Annahme, sowie die aus der Höhe des Koeffizienten abgeleitete Vermutung, dass der Indikator „Erwerbsintegation" weniger aussagekräftig sein könnte, als die Einzelvariable „Quote der Erwerbstätigen", führte zu einer nochmaligen Adaption des Modells. Die Ergebnisse für das folgende „Modell 6" sind untenstehend angeführt,[129] wobei gleich vorweggenommen sei, dass sich weitere Versuche, durch Veränderungen der Variablenzahl bzw. –zusammensetzung noch erklärungskräftigere Zusammenhänge zu erhalten, nicht mehr zu einem Erfolg geführt haben. Das nachstehend präsentierte Modell 6 ist demnach, was die Erklärung der „rohen" Suizidraten angeht, das finale Regressionsmodell, welches in der vorliegenden Studie entwickelt werden konnte:

Tabelle 18: Lineares Regressionsmodell 6 – Modellzusammenfassung für das 11-Variablen-Modell der Determination der (rohen) regionalen Suizidraten in Österreich

Modell	R	R^2	R^2 korr.	SSF
6	0,810	0,656	0,612	2,422

Wie aus der Modellzusammenfassung hervorgeht, erhöhen sich mit den genannten Adaptionen die Bestimmtheitsmaße R^2 und R^2 korr. nochmals, wenn auch nur geringfügig. Der an die Variablenzahl angepasste Determinationskoeffizient R^2 korr. liegt nun bei 0,61. Auch der Standardfehler des Schätzwertes sinkt nochmals minimal ab. Dementsprechend kann das vorliegende 11-Variablen-Modell (in das freilich über Indikatorenbildung insgesamt 17 erklärende Einzelvariable eingeflossen sind, 61 % der Varianz der bezirksweisen Suizidraten in Österreich im Untersuchungszeitraum 2001-2009 durch Rückführung auf die regionalen Differenzen der Ausprägungen dieser 11 Parameter erklären.

Aus der Liste der Regressionskoeffizienten geht sodann hervor, dass sich die Stärken derselben durch die Entfernung der Variable „Katholikenanteil" und Ersetzung des Indikators zur Erwerbsintegration durch die Quote der aktiv Erwerbstätigen großteils nur noch geringfügig ändern. Als einflussstärkster Faktor im finalen Modell 6 erweist sich mit einem Koeffizienten von 0,64[130] eindeutig die Altersstruktur des Bezirks (nun anhand des Durchschnittsalters gemessen); an zweiter Stelle rangiert, mit einigem Abstand, der Anteil der Verheirateten als Einzel-Indikator für das Ausmaß familiärer Integration mit einem Wert von -0,45.

[129] Auf eine Darstellung der Interkorrelationen wird hier verzichtet, da keine neuen Aspekte auftreten.
[130] Gerundet. Die Werte von Beta können zwischen -1 und + 1 liegen.

Tabelle 19: Lineares Regressionsmodell 6 – aufgenommene Prädiktoren, Regressionskoeffizienten und Kollinearitätsdiagnose

	Modell 6	Nicht stand. Koeffizienten		Standard. Koeff.	t	Sig.	Kollinearitäts-statistik	
		b	SF	Beta			Tol.	VIF
Rang	(Konstante)	-10,463	23,464		-,446	,657		
I	Durchschnittsalter	1,551	,399	,635	3,892	,000	,149	6,719
II	Anteil der Verheirateten	-,651	,172	-,445	-3,779	,000	,285	3,503
III	Personen pro Privathaushalt	-,615	,268	-,407	-2,295	,024	,126	7,938
IV	Indikator Topog./Landschaft	-,387	,083	-,381	-4,636	,000	,586	1,707
V	Im Ausland Geborene	-,285	,114	-,369	-2,502	,014	,182	5,501
VI	Nutzfläche pro Bewohner	-,510	,194	-,351	-2,623	,010	,221	4,529
VII	Anteil aktiv Erwerbstätige	,541	,190	,291	2,845	,006	,379	2,636
VIII	Indikator Erwerbsstruktur / Ökon.	,104	,061	,284	1,709	,091	,143	6,989
IX	Indikator Bildungsstruktur	-,166	,083	-,273	-2,002	,048	,213	4,698
X	Bevölkerungsentwicklung	,220	,120	,272	1,825	,071	,178	5,609
XI	Indikator med./ psychother./ psychosoz. Versorgung	-,649	,470	-,207	-1,380	,171	,176	5,683

An dritter Stelle folgt die hochinteressante Variable „Personen pro Privathaushalt" als Indikator für die Haushaltsstrukturen; dieser weist mit -0,41 ebenfalls einen hohen Koeffizienten auf. Auf viertem Rang steht dann der Prädiktor zu Topographie und Landschaftsstruktur mit β = -0,38; fast gleich hohe Koeffizienten erreichen auch die am 5. Rang liegende Variable „Anteil der im Ausland Geborenen" im Bezirk mit einem Wert von β = -0,37, und den Prädiktor Nutzfläche pro Bewohner, der die Wohnverhältnisse widerspiegelt, mit einem Wert β = -0,35.

Mit Beträgen des standardisierten Regressionskoeffizienten von unter 0,3, aber immer noch von eindeutiger Relevanz folgen dann die Variablen Anteil der aktiv Erwerbstätigen als Einzelindikator der Erwerbsintegration (β = 0,29), der aus drei Komponenten zusammengesetzte Indikator zu Erwerbsstruktur und ökonomischem Niveau (β = 0,28) – bestehend aus den Variablen Arbeiterquote und Quote der in Land- und Forstwirtschaft Beschäftigten sowie Höhe des durchschnittlichen Arbeitnehmereinkommens – sodann der Indikator Bildungsstruktur, bestehend aus den beiden Quoten der Personen mit Matura und jener mit BMS bzw. Lehre als jeweils höchstem Bildungsabschluss (β = -0,27). Gleich hoch, jedoch überraschenderweise gegensinnig „gepolt", fällt der ermittelte Koeffizient für die Variable „Bevölkerungsentwicklung" aus.

An letzter Stelle, aber immerhin auch von mit einem standardisierten Koeffizienten von -0,21 ausgestattet, und damit größenordnungsmäßig jedenfalls ebenso relevant, steht der in suizidpräventiver Hinsicht besonders wichtige, 'da im Vergleich zu vielen anderen Parametern eher noch politisch veränderbare Indikator für das regionale Niveau der medizinischen, psychotherapeutischen und psychosozialen Versorgung, gebildet aus den drei Variablen der bezirksweisen Raten der niedergelassenen Allgemeinmediziner, niedergelassenen Psychiater und Neurologen sowie der im Bezirk – gleichgültig ob in niedergelassenen, extramuralen und/oder stationären Kontexten – berufstätigen Psychotherapeuten.

Überhaupt ist für die inhaltliche Beurteilung der präsentierten Ergebnisse die resultierende Variablenliste als solche, zusammen mit dem Umstand, dass die Entfernung jedes einzelnen Prädiktors eine geringere Gesamterklärung der Varianz der Suizidraten mit sich bringen würde, wichtiger, als die genauen Höhen oder Rangfolgen der ermittelten Koeffizienten, denn diese ändern sich schon bei Hinzufügung oder Weglassung einer einzigen Variablen teils beträchtlich, weil doch eine große Zahl an „mittelhohen" Interkorrelationen selbst in diesem finalen Modell noch enthalten bleibt, und aufgrund der sachlichen Interferenz zwischen vielen unabhängigen Variablen auch unvermeidbar ist.

Angesichts dieser „Volatilität" der ermittelten Regressionskoeffizienten bei auch nur geringfügigen Modellveränderungen sollte die Unterschiede in der Höhe derselben nach Auffassung des Studienautors daher nur vorsichtig interpretiert werden; jedenfalls erscheint es aber berechtigt, festzustellen, dass in dem hier entwickelten 11-Variablen Modell den Aspekten der Alters-, Familien- und Haushaltsstrukturen die stärksten Einflüsse zukommen, während der ökologisch-topographische Parameter, die Indikatoren für ethnische Diversität und Wohnstruktur, sowie jene für Erwerbsbeteiligung, Erwerbsstruktur und ökonomisches Niveau, Bildungsstruktur, kollektive Zukunftsperspektiven und medizinisch-psychotherapeutisch-psychosoziale Versorgung ebenfalls deutliche Erklärungskraft besitzen.

Von Bedeutung für die inhaltliche Interpretation ist dabei insbesondere auch, dass fast alle angeführten Variablen, mit zwei Ausnahmen, auch hinsichtlich der in der multivariaten Betrachtung ermittelten Koeffizienten in Bezug zur Suizidrate die aus inhaltlichen Erwägungen angenommenen Richtungen des Zusammenhangs aufweisen. Das heißt, auch im vorliegenden 11-Variablen-Modell beeinflusst ein höheres Durchschnittsalter im jeweiligen Bezirk die Suizidrate im Sinne einer Steigerung gegenüber anderen Bezirken mit niedrigeren Werten, führen höhere Quoten von Verheirateten, aber auch höhere Zahlen von pro Haushalt zusammenlebenden Personen zu niedrigeren Suizidhäufigkeiten.

Ebenfalls im Sinne der Ausgangshypothesen, jedoch spezifiziert, zeigt sich nun insbesondere ein geringes Verhältnis von Siedlungsraum zu Waldfläche in der Region mit höheren Suizidraten assoziiert, und höhere Raten von im Ausland geborenen Bewohnern senken erwartungsgemäß die Selbsttötungshäufigkeiten eines

Bezirks. Höhere Nutzflächen pro Bewohner, die wohl auch für bestimmte Werthaltungen gegenüber der eigenen Wohnumgebung stehen, gehen mit niedrigeren Suizidraten einher; hohe Anteile von Arbeitern insgesamt und Beschäftigten in der Land- und Forstwirtschaft, sowie niedrigere Durchschnittseinkommen – hier als ein Indikator „Erwerbsstruktur und ökonomisches Niveau“ zusammengefasst – dagegen führen zu mehr Suiziden in einer Region, wohingegen ein Überwiegen von Personen mit Maturabschluss gegenüber solchen mit BMS- mit Lehre als höchstem Schulabschluss auf die Selbsttötungsraten einen günstigen, senkenden Effekt hat, ebenso eine hohe Rate medizinischer, psychotherapeutischer und psychosozialer Versorgungsangebote.

Dagegen zeigen bemerkenswerterweise die Anteile der aktiv Erwerbstätigen und die Bevölkerungsentwicklung als solche bei multivariater Betrachtung, zumindest in der vorliegenden Konstellation, *positive* Assoziationen mit der Suizidrate, d.h. unter Berücksichtigung aller anderen Einflussgrößen bewahrheiten sich die Annahmen, wonach höhere Erwerbsquoten zu niedrigeren Suizidraten führen würden, und auch stärkere Bevölkerungszunahmen – als Ausdruck eines kollektiven Optimismus in der betreffenden Region – mit weniger Suiziden verbunden seien, *nicht*. Vielmehr erscheint eine starke Erwerbsbeteiligung der Bevölkerung einer Region tendenziell mit höheren Suizidraten verbunden, was insofern erklärt werden könnte, als diese wohl nicht zuletzt Ausdruck „modernerer“ Werthaltungen gerade auch des weiblichen Bevölkerungsteiles ist, und sich in den betreffenden Regionen eben auch die geschlechtsspezifischen Muster der Suidzidalität einander annähern. Im Hinblick auf die Bevölkerungsentwicklung ist eine Deutung des ermittelten Zusammenhangs schwieriger; abgesehen vom Umstand, dass die Richtung des Zusammenhangs mit multivariaten Modell nicht mit derselben Sicherheit interpretiert werden kann, wie bei bivariaten Zusammenhängen, da komplexe Interaktionseffekte vorliegen können, erscheint aber die ermittelte Richtung eines positiven Zusammenhangs bei näherer Betrachtung doch nachvollziehbar, wenn man die ja gegebene Kontrolle aller anderen Faktoren im Modell berücksichtigt. Insbesondere ist der Aspekt der „Strukturschwäche“ in Variablen wie jener zur Erwerbsstruktur, aber auch zur gesundheitlichen Versorgung, wohl stark abgebildet, sodass möglicherweise dem positiven Konnex von solcherart multivariat kontrollierter Bevölkerungsentwicklung und Suizidrate eine gewisse Tendenz von „Boomregionen“ zu erhöhter Kompetitivität in zentralen Lebensbereichen (Berufsfindung, Partnersuche, u.a.) zugrundliegt.

Dies müssen vorläufig aber bloße Annahmen bleiben, immerhin kann für die restlichen genannten, unabhängigen Variablen die Bestätigung der vermuteten und in den bivariaten Korrelationen ermittelten Richtungen der Zusammenhänge mit der regionalen Suizidrate auf Grund der in diesem Modell, sowie in den Vorgängermodellen errechneten multivariaten Regressionen bestätigt werden.

Abschließend sei noch auf den Aspekt der altersstandardisierten Suizidraten zurückgekommen, da es von Interesse erscheinen mag, auch für diese Variante des Maßes der Suizidhäufigkeit Ergebnisse der multivariaten Analyse zu berichten: Selbstverständlich lässt sich das erstellte Modell auch auf die standardisierten Suizidraten anwenden; sinnvollerweise aber unter Aussparung des Faktors „Durchschnittsalter der Einwohner im Bezirk", da derselbe in der Operation der Altersstandardisierung der abhängigen Variablen, der Suizidrate, ja schon berücksichtigt wurde.

Tabelle 20: Lineares Regressionsmodell 6a – Modellzusammenfassung für das 10-Variablen-Modell der Determination der altersstandardisierten regionalen Suizidraten

Modell	R	R^2	R^2 korr.	SSF
6a	0,772	0,596	0,6550	2,609

Tabelle 21: Lineares Regressionsmodell 6a – aufgenommene Prädiktoren, Regressionskoeffizienten und Kollinearitätsdiagnose

Modell 6a		Nicht stand. Koeffizienten		Standard. Koeff.	t	Sig.	Kollinearitäts-statistik	
		b	SF	beta			Tol.	VIF
Rang	(Konstante)	66,181	13,748		4,814	,000		
I	Personen pro Privathaushalt	-1,135	,250	-,751	-4,537	,000	,168	5,962
II	Im Ausland Geborene	-,423	,117	-,548	-3,628	,000	,201	4,968
III	Indikator Erwerbsstruktur / Ökon.	,145	,064	,398	2,258	,026	,148	6,772
IV	Indikator Topog./Landschaft	-,333	,089	-,328	-3,759	,000	,602	1,660
V	Anteil der Verheirateten	-,405	,173	-,277	-2,344	,021	,330	3,030
VI	Nutzfläche pro Bewohner	-,277	,199	-,191	-1,391	,168	,244	4,100
VII	Indikator Bildungsstruktur	-,105	,088	-,173	-1,199	,234	,221	4,531
VIII	Anteil aktiv Erwerbstätige	,161	,176	,086	,915	,363	,515	1,941
IX	Indikator mediz./psychother./ psychosoz. Versorgung	-,207	,492	-,066	-,421	,674	,187	5,352
X	Bevölkerungsentwicklung	,026	,118	,032	,222	,825	,215	4,652

Dementsprechend ergibt die Übertragung des Modells 6 ein 10-Variablen-Modell (bezeichnet als „Modell 6a"); für dieses ergibt sich ein erklärter Anteil an der Gesamtvarianz der altersstandardisierten Suizidraten von ca. 0,6, R^2 liegt bei 0,55, der Standardfehler des Schätzwertes bei ca. 2,61. Wie ersichtlich, ist das anhand der Einflüsse auf die tatsächlichen („rohen") Suizidraten entwickelte Modell in der Erklärung der altersstandardisierten Selbsttötungsfrequenzen nicht ganz so gut, aber erreicht doch ähnlich hohe Erklärungswerte (R^2 korr.: 0,55 vs. 0,61).

Die Kollinearitätsdiagnose ergibt auch für dieses abgewandelte Modell ein Bild ohne allzu häufige und hohe Interkorrelationen. Die Einflussgrößen der verschiedenen unabhängigen Variablen auf die Suizidrate stellen sich bei Zugrundelegung der altersstandardisierten Variante aber anders dar, es wird auch die diesbezügliche Reihenfolge derselben verändert: Hier erscheint nun der Faktor „Haushaltsstruktur" als stärkster Prädiktor ($\beta = -0{,}75$), gefolgt vom Aspekt des Anteils der im Ausland Geborenen im Bezirk (-0,55) und dem Indikator für Erwerbsstruktur und ökonomisches Niveau (0,40). Von geringerem Einfluss zeigen sich in Modell 7 die Variablen „Anteil der Verheirateten (-0,28) und „Nutzfläche pro Bewohner" (-0,19) sowie der Indikator für die Bildungsstruktur, und die standardisierten Koeffizienten für die Prädiktoren „Erwerbsbeteiligung", „medizinisch-psychotherapeutisch-psychosoziale Versorgung" sowie Bevölkerungsentwicklung fallen mit Werten unter 0,1 sogar schwach aus.

Diese Ergebnisse weisen vor allem auf den oben schon erwähnten Umstand nochmals deutlich hin, dass die Höhen der ermittelten Regressionskoeffizienten durch relativ wenige Modellveränderungen bereits deutlichen Schwankungen unterworfen sind. Am realen Einfluss aller der im 11-Variablen-Modell vorkommenden Prädiktoren auf die tatsächlichen Suizidraten besteht dessen ungeachtet kein Zweifel, wenn auch sich bei noch stringenterer Berücksichtigung der differenten Altersstrukturen, wie es die Bezugnahme auf die alters-standardisierten Raten der Suizide erlaubt, verdeutlicht, dass manche dieser Variablen positiv, andere negativ, und in sehr unterschiedlichen Höhen mit der Altersvariablen korreliert sind. Ein bei Inbezugsetzung zu den standardisierten Raten deutliches Absinken der Relevanz des Anteils der Verheirateten, des Anteils der Erwerbstätigen oder auch der Bevölkerungsentwicklung im Bezirk als eben stark Altersstruktur-abhängige Faktoren ist so betrachtet nicht weiter verwunderlich. Bemerkenswert ist aber, dass auch die Variablen „Personen pro Privathaushalt", „Nutzfläche pro Bewohner" sowie „medizinisch-psychotherapeutisch-psychosoziale Versorgung" in den beiden Modellen 6 und 6a stark unterschiedliche Werte annehmen: Die Bedeutung der Haushaltsstruktur-Variable steigt im letzteren gegenüber dem ersteren, jene der durchschnittlichen Wohnungsgrößen pro Person sinkt, ebenso die des gesundheitlichen Versorgungsgrades. Wie mehrfach betont, sollte hieraus aber keineswegs auf eine faktisch geringe Relevanz für das Zustandekommen der Suizidhäufigkeiten geschlossen werden, da es sich hier um eine Betrachtung unter weitgehender Ausblendung der regional unterschiedlichen Altersstrukturen handelt.

Zusammenfassend kann an dieser Stelle also nochmals festgehalten werden, dass auch bei multivariater Betrachtung sich auf der Ebene von Bezirken etliche soziale – und ein ökologischer – Faktoren festmachen lassen, welche in ihrer Gesamtheit die regionalen Suizidraten zu einem beträchtlichen Teil determinieren. Hierzu zählen neben der epidemiologischen Basisvariable Altersstruktur insbesondere die Familien-, Haushalts- und Wohnstrukturen, welche auch innerhalb Österreichs beträchtliche Unterschiede aufweisen, dann der Aspekt der ethnischen Diversität, der Faktor der Erwerbsbeteiligung sowie die unterschiedlichen regionalen Erwerbsstrukturen und Einkommenshöhen, das kollektive Bildungsniveau im Bezirk und die gesundheitliche Versorgung in allen Sektoren und einschlägig relevanten Berufsgruppen; schließlich, wenn auch nur schwach, und anders gerichtet, als angenommen, die Bevölkerungsentwicklung sowie die merkwürdige ökologische Variable der Flächenanteile von Dauersiedlungsraum und Waldbewuchs.

3.2.3 Ursachen der erhöhten Suizidraten des Landes Steiermark – Ergebnisse der multivariaten quantitativen Analyse

Im vorangegangenen Abschnitt der vorliegenden Studie wurde ein Modell zur Erklärung der Differenzen der regionalen Suizidraten in Österreich für den Untersuchungszeitraum 2001-09 entwickelt; in Bezug auf die tatsächlichen („rohen“) Suizidraten gelang es mit dem besten gefundenen Erklärungsmodell, etwas mehr als 60 % der Abweichungen der Suizidraten in den einzelnen Bezirken vom gesamtösterreichischen Durchschnitt auf die Einflüsse der in jenes „Modell 6“ einbezogenen 11 unabhängigen Variablen zurückzuführen.

Damit ist die zentrale Fragestellung dieser Studie aber noch nicht beantwortet, ging es doch vor allem darum, aufzuklären, warum die Suizidhäufigkeiten im Bundesland Steiermark, respektive im Großteil seiner Bezirke, so deutlich über dem österreichweiten Durchschnitt liegen. Diese Problemstellung hatte schon die Pilotstudie der Verfassers zum Thema veranlasst, wobei das in derselben erstellte multivariate Modell, welches den Vorläufer zum hier relativ entwickelten darstellt, damals mit einem adjustierten Determinationskoeffizienten von nur 0,32 noch relativ wenig statistische Erklärungskraft besaß – zweifellos wegen des mit nur 4 Jahren vergleichsweise kurzen, daher von zeitlichen „Zufallsschwankungen“ stärker betroffenen Untersuchungszeitraums –, weshalb auf eine streng formale Weiterbearbeitung mit den sich ergebenden Regressionsgleichungen verzichtet wurde. Vielmehr wurde durch eine Rangfolgenbildung aller österreichischer Bezirke und Ermittlung der jeweiligen Anteile der steirischen Bezirke in den extremen (obersten und untersten) Quartilen eine Grobeinordnung der Situierung der

Steiermark im Hinblick auf die betreffenden unabhängigen Variablen vorgenommen, und auf diese Weise die Relevanz des erstellten Modells für die konkreten Suizidhäufigkeiten der steirischen Bezirke mit einfachen Mitteln plausibilisiert.[131]

Eine analoge Grobklassifikation kann natürlich auch nun, anhand der multivariat ermittelten Assoziationen gemäß dem verbesserten, und mit Daten für eine neunjährige Beobachtungsperiode „gefüllten" Modell, durchgeführt werden. In der nachstehenden Tabelle ist in der Spalte ganz rechts, wie in der Vorgängerstudie, für jede unabhängige Variable die Anzahl der steirischen Bezirke im jeweils in punkto Einfluss auf die Suizidalität ungünstigsten Quartil aller österreichischen Bezirke angegeben („ST BuQ"). Für die Interpretation der Werte ist wiederum zu berücksichtigen, dass das Bundesland Steiermark im Untersuchungszeitraum in 17 Bezirke gegliedert war, sodass Werte bis zu 3 eine unterdurchschnittliche Repräsentanz der steirischen Regionen in dem jeweils schlechtest-gestellten Viertel der österreichischen Bezirke[132] darstellen würden, Werte ab 5 dagegen eine überdurchschnittliche, und solche ab 8 eine eklatant überdurchschnittliche Negativ-Positionierung hinsichtlich kollektiv gesehen suizid-fördernder Einflussfaktoren. Weiters sind, zur besseren Orientierung, in der nachfolgenden Tabelle auch Durchschnitte der jeweiligen Prädiktoren für Österreich bzw. die Steiermark angegeben; hierbei ist es wichtig, zu beachten, dass es sich um (ungewichtete) arithmetische Mittel der Bezirkswerte handelt, weil diese ja die „unabhängigen" Erhebungseinheiten in der Regressionsanalyse darstellen. Diese Werte entsprechen daher nicht den betreffenden Gesamtwerten für Österreich bzw. das Land Steiermark, die ja anhand der Bevölkerungszahlen gewichtete Durchschnitte darstellen.

Betrachtet man die dargestellten Ergebnisse, so lässt sich feststellen: Zehn der elf in das Modell als relevant einbezogenen Einflussfaktoren auf die regionalen Suizidraten treten in den steirischen Bezirken durchschnittlich oder überdurchschnittlich häufig mit besonders ungünstigen Ausprägungen auf (Situierung im schlechtesten Quartil). Eine Ausnahme stellt nur der Faktor Bevölkerungsentwicklung dar (und dies nur, weil sich sein Einfluss im multivariaten Modell gegenüber der bivariaten Assoziation umkehrt). Für drei Variable, die Quoten der Verheirateten und der aktiv Erwerbstätigen im Bezirk, sowie die durchschnittlichen Wohnraumflächen, ergibt sich bei dieser Form der Betrachtung eine im Österreich-Durchschnitt gelegene Verteilung der steirischen Bezirke.

[131] Vgl. Watzka, Sozialstruktur und Suizid, bes. S. 214 und 386.

[132] Also jene 25 mit den jeweils niedrigsten Werten unter gesamt damals 99 österreichischen Bezirken (98 „echte" Bezirke sowie Wien als eine Erhebungseinheit).

Tabelle 22: Übersicht zu den im 11-Variablen-Modell ermittelten Korrelationen der wichtigsten Einflussfaktoren mit den Suizidraten auf Bezirksebene, und deren Bedeutung für die steirische Situation

	Modell 6	Koeff. b	Koeff. β	Ds.wert Ö	Ds.wert ST	Lage ST	ST BuQ
Rang	(Konstante)	-10,463					
I	Durchschnittsalter	+1,551	+,635	40,9	41,8	ung.	6 [A]
II	Anteil der Verheirateten	-,651	-,445	45,0	44,1	ung.	4 [B]
III	Personen pro Privathaushalt	-,615	-,407	25,6	26,4	ds.	5 [C]
IV	Indikator Topog./Landschaft	-,387	-,381	2,2	1,0	ung.	7 [D]
V	Im Ausland Geborene	-,285	-,369	9,7	6,5	ung.	10 [E]
VI	Nutzfläche pro Bewohner	-,510	-,351	38,6	37,4	ung.	4 [F]
VII	Anteil aktiv Erwerbstätige	+,541	+,291	46,9	46,1	gün.	4 [G]
VIII	Indikator Erwerbsstruktur / Ökon.	+,104	+,284	21,4	27,9	ung.	7 [H]
IX	Indikator Bildungsstruktur	-,166	-,273	-35,7	-39,2	ung.	11 [I]
X	Bevölkerungsentwicklung	+,220	+,272	2,1	-1,0	gün.	2 [J]
XI	Indikator med./ psychother./ psychosoz. Versorgung	-,649	-,207	1,9	1,4	ung.	8 [K]

A: Leoben (44,9), Mürzzuschlag (44,1), Bruck/Mur (43,6), Judenburg (43,0), Voitsberg (42,6), Radkersburg (42,2)

B: Graz (38,7), Murau (42,5), Liezen (42,7), Deutschlandsberg (42,9)

C: Graz (20), Leoben (22), Bruck/Mur (23), Mürzzuschlag (24), Knittelfeld (24) (Anm.: Es handelt sich um Angaben in „Zehntel-Personen“)

D: Bruck/Mur (0,2), Leoben (0,2), Mürzzuschlag (0,2), Liezen (0,2), Judenburg (0,3), Murau (0,3), Knittelfeld (0,4) (Anm:: Ein Indikator von 0,2 bedeutet, dass im betreffenden Bezirk fünfmal mehr Waldflächen, als (Dauer-)Siedlungsflächen bestehen).

E: Hartberg (3,5), Feldbach (3,8), Murau (4,0), Weiz (4,0), Voitsberg (4,8), Fürstenfeld (5,2), Mürzzuschlag (5,4), Judenburg (5,6), Radkersburg (5,7)

F: Feldbach (35,3), Hartberg (36,0), Weiz (36,4), Bruck/Mur (36,8)

G: Weiz (49,6), Graz-Umgebung (49,3), Feldbach (49,2), Hartberg (49,2)

H: Hartberg (38,3), Feldbach (38,1), Murau (36,7), Radkersburg (35,2), Weiz (33,5), Leibnitz 31,9), Deutschlandsberg (31,8) (Anm: Hohe Werte bedeuten hohe Arbeiter-, Land- und Forstwirte-Anteile, bei gleichzeitig niedrigen durchschnittlichen Einkommen aus unselbständiger Arbeit)

I: Liezen (-44,5), Judenburg (-44,2), Knittelfeld (-43,0), Murau (-42,3), Mürzzuschlag (-42,2), Hartberg (-41,4), Leoben (-41,1), Bruck/Mur (-40,8), Weiz (-40,7), Radkersburg (-40,2), Voitsberg (-40,2) (Anm.: je höher negativ die Werte, desto größer ist der Überhang von Lehr- und BMS-Absolventen versus Maturanten).

J: Graz (+15,6, Graz-Umgebung (+8,6)

K: Radkersburg (0,9), Judenburg (1,0), Hartberg (1,1), Mürzzuschlag (1,1), Weiz (1,1), Feldbach (1,1), Graz-Umgebung (1,1), Murau (1,1) (Anm: Niedrige Werte bedeuten wenige Hausärzte, Fachärzte und Psychotherapeuten)

Dagegen finden sich für 7 Faktoren überdurchschnittlich viele steirische Bezirke im hinsichtlich des Einflusses auf die Suizidraten ungünstigst strukturierten Viertel aller Bezirke: durchschnittliches Alter (6 Bezirke), Personen pro Privathaushalt (5 Bez.), Verhältnis Siedlungsraum/Waldanteil (7 Bez.), Erwerbsstruktur und Einkommensniveau (7 Bez.), Versorgungsgrad (8 Bez.), Anteil von Immigranten (10 Bez.) sowie kollektives Bildungsniveau (11 Bez.). Der Vollständigkeit halber sei erwähnt, dass eine Reihung aller österreichischen Bezirke hinsichtlich der Suizidraten selbst ergibt, dass sich unter den 25 Bezirken mit den höchsten Suizidhäufigkeiten 12 (!) steirische finden: Mürzzuschlag (SR = 29,6), Murau (27,4), Liezen (24,5), Leoben (24,2), Knittelfeld (22,6), Weiz (22,6), Voitsberg (22,2=, Leibnitz (21,8), Radkersburg (21,7), Judenburg (21,1), Deutschlandsberg (21,0), Hartberg (20,1).[133]

Bei einer noch einfacheren Betrachtung, die die (hinsichtlich Einwohnerzahl ungewichteten) Durchschnittswerte der Bezirke für die einzelnen Variablen vergleicht, welche sich für Österreich insgesamt einerseits, und für die Steiermark andererseits ergeben, bestätigen sich diese Verhältnisse: Für fast alle Parameter liegt das Mittel der steirischen Bezirke dort über dem Mittelwert der Bezirke für Österreich insgesamt, wo ein hoher Wert ungünstig, also steigernd, auf die Suizidrate einwirkt – respektive dort unter ihm, wo ein niedriger Wert mit hohen Suizidraten assoziiert ist. In der obigen Tabelle ist diese Konstellation in der vorletzten Spalte jeweils mit „ung." für „unünstig" markiert. Wie zu ersehen, liefert diese Betrachtungsweise Ausnahmen für drei Variablen: Für die Anzahl der Personen pro Privathaushalt (in der Tabelle in „Zehntel-Personen" gemessen) ergibt sich im Durchschnitt ein etwa gleich hoher Wert; der Anteil der Erwerbstätigen fällt für die Steiermark (wenn auch eher geringfügig) niedriger als im Österreich-Mittel– und damit im multivariaten Modell grundsätzlich „günstiger" („gün.") aus. Gleichfalls unterscheidet sich die Bevölkerungsentwicklung deutlich, indem in der Steiermark, bei Betrachtung des Mittelwertes der einzelnen Bezirke, eine Abnahme konstatiert werden muss. Gerade bei diesem Parameter scheinen die realen Zusammenhänge aber für eine Abbildung mittels linearer Regression nicht allzu gut geeignet zu sein.[134]

In Summe zeigt aber auch diese Form des Vergleichs deutlich die Schlechter-Stellung der steirischen Regionen – insgesamt, oder zumindest im Durchschnitt – gegenüber den Verhältnissen im restlichen Österreich für die meisten als suizidbeeinflussend erkannten Faktoren.

---

[133] Der ungewichtete Durchschnittswert der Suizidrate für alle österreichischen Bezirke im Zeitraum 2001-09 liegt bei 17,5, jener für die steirischen bei 21,8. Zum Vergleich für die Situation in den anderen österreichischen Bundesländern siehe die detaillierten Tabellen im Anhang.

[134] Hier wäre ein Ansatzpunkt für eine künftige Verfeinerung des Modells. Möglicherweise wäre für den Einfluss der Bevölkerungsveränderung ein U-förmiger Zusammenhang ein adäquateres Modell.

So ist z.B. ablesbar, dass der „Überhang" von Personen mit Lehr- bzw. BMS-Abschluss als höchstem Bildungsabschluss gegenüber denjenigen, wo dies die Matura ist, in den steirischen Bezirken im Mittel um 3,5 Prozentpunkte stärker ausfällt, als im Österreich-Mittel, oder dass der für das Niveau der gesundheitlichen Versorgung errechnete Indikator aus drei Quoten (Zahl der Allgemeinmediziner, Psychiater/Neurologen, und Psycho-therapeuten) im (ungewichteten) Österreich-Durchschnitt um mehr als 35 % über dem Mittel der steirischen Bezirke liegt (1,9 vs. 1,4).

Da nun aber das hier erstellte Regressionsmodell insgesamt, wie schon mehrfach betont, mehr als 60 % der Abweichungen der bezirksweisen Suizidraten vom Gesamtdurchschnitt in Österreich erklären kann, erscheint es nunmehr gerechtfertigt und aufschlussreich, über die gerade vorgestellten, eher grob-klassifikatorischen Beobachtungen zu den Werteverteilungen hinaus hier auch eine formale Analyse zu den aufgrund dieses Modells zu erwartenden Suizidraten in den steirischen Bezirken vorzulegen, und damit in Gegenüberstellung zu den beobachteten Werten der Suizidrate im Untersuchungszeitraum 2001-009 die spezifische Erklärungskraft für die steirische Situation detailliert zu ermitteln, also festzustellen, wie gut die erhaltene Regressionsgleichung die Höhen der Suizidraten in den einzelnen steirischen Bezirken ermittelt. Dabei handelt es sich freilich um eine mathematisch etwas aufwändigere Prozedur, für welche die notwendigen Schritte nur zusammenfassend dargestellt sein sollen:

Zu errechnen waren zunächst die aufgrund der Regressionsgleichung resultierenden Schätzwerte für die Suizidraten der jeweiligen Bezirke ($\hat{y}_i$), sodann ein (ungewichteter) Mittelwert der Suizidraten über alle österreichischen Bezirke, welcher im Kontext der Regressionsanalyse den ohne Regressionsmodell resultierenden Schätzwert repräsentiert ($\bar{y}$). Dieser wird durch Summation aller Bezirkswerte und Division durch die Anzahl der Bezirke ermittelt und liegt gerundet bei 17,5. [135] Die Vorhersagegenauigkeit der Regressionsfunktion resultiert sodann durch einen Vergleich der Abweichungen der empirisch festgestellten Werte der bezirksweisen Suizidraten y_i von dem besagten Mittelwert $\bar{y}$ einerseits mit den Abweichungen der tatsächlichen Raten y_i.von den geschätzten Suizidraten $\hat{y}_i$ andererseits (den Residuen der Regressionsfunktion). Die zu ermittelnden Schätzwerte der Suizidraten gemäß der multivariaten Regression nach Modell 6 ergeben sich auf Grundlage der empirischen Werte der einbezogenen 11 unabhängigen Variablen aus der linearen Regressionsgleichung[136] in folgender Weise:

$$\hat{y}_i = b_0 + b_1 \times x_1 + b_2 \times x_2 + \cdots b_{11} \times x_{11}$$

[135] Im Gegensatz zur anhand der Bevölkerungszahlen gewichteten Durchschnittsrate, die gleich der Gesamtrate der Suizidrate in Österreich ist, und für den Untersuchungszeitraum 2001-09 bei 16,9 liegt.

[136] Siehe dazu auch die Spalte zu den nicht-standardisierten Koeffizienten im Regressionsmodell in der betreffenden Tabelle weiter oben.

$$\hat{y}_i = -10{,}463 + 1{,}551 \times UV1 - 0{,}651 \times UV2 - 0{,}615 \times UV3 - 0{,}387 \times UV4 - 0{,}285 \times UV5 - 0{,}510 \times UV6 + 0{,}541 \times UV7 + 0{,}104 \times UV8 - 0{,}166 \times UV9 + 0{,}220 \times UV10 - 0{,}649 \times UV11$$

wobei: UV1 = Durchschnittsalter im Bezirk
UV2 = Anteil Verheiratete im Bezirk
UV3 = Durchschnitt Personen pro Haushalt im Bezirk
UV4 = Indikator Verhältnis Siedlungsraum zu Waldflächen im Bezirk
UV5 = Anteil im Ausland Geborene im Bezirk
UV6 = Durchschnittliche Wohnfläche pro Person im Bezirk
UV7 = Anteil aktiv Erwerbstätige im Bezirk
UV8 = Indikator Anteile Arbeiter/Land- und Forstwirte / Durchschnittseinkommen im Bezirk
UV9 = Indikator Personen mit Matura / Personen mit Lehr-/BMS-Abschluss im Bezirk
UV10 = Bevölkerungsentwicklung 2001-11 im Bezirk
UV11 = Indikator Raten Allgemeinmediziner, Psychiater/Neurologen, Psychotherapeuten

In der nachfolgenden Tabelle sind die resultierenden Werte für die geschätzten Suizidraten (Spalte D) gemeinsam mit den empirischen Werten (Spalte C), dem ungewichteten Mittel (Spalte B) und den ermittelten Differenzen zwischen diesen Werten (Spalten E, F, G) für die steirischen Bezirke angeführt, und sodann auch die Relationen angegeben, die zwischen den bei Anwendung der Regressionsfunktion verbleibenden Residuen (e_i) – den Differenzen zwischen Schätzwerten und empirischen Werten – einerseits, und den insgesamt vorliegenden Abweichungen der empirischen Daten zu den steirischen Bezirken vom Österreich-Mittel andererseits bestehen (Spalte H).

Auf diese Weise ist es möglich, die Erklärungskraft des Ansatzes für die einzelnen Bezirke detailliert zu quantifizieren. Wie aus den dargestellten Daten hervorgeht, erklärt das 11-Variablen-Regressionsmodell die konkreten Suizidraten für acht steirische Bezirke weitgehend, indem die ermittelten Schätzwerte die verbleibenden Abweichungen auf maximal ein Drittel reduzierten (Werte bis 0,3 in Spalte H). Dies betrifft zum einen die sechs Bezirke Leoben, Knittelfeld, Graz-Umgebung, Radkersburg, Deutschlandsberg und Hartberg, für die die Differenz zwischen den geschätzten und den tatsächlichen Suizidraten jeweils unter 1 liegt.[137] Zum anderen weisen beiden Bezirke Liezen und Voitsberg Abweichungen im Bereich zwischen 1,5 und 2,3 „Zählern" der Suizidraten auf, die in Relation zur jeweiligen Höhe aber Abweichungen von maximal ca. einem Drittel bedeuten.

[137] Gemeint ist: unter 1 Suizid pro 100.000 Einwohner und Jahr – Z.B. für den Bezirk Leoben: Geschätzte durchschnittliche Suizidrate; 23,9 tatsächliche Rate: 24,2.

Tabelle 23: Maßzahlen zur Determination der Suizidraten der steirischen Bezirke auf Basis der multivariaten Regression in Modell 6

A	B	C	D	E	F	G	H
	$\bar{y}$	y_i	$\hat{y}_i$	$(y_i - \bar{y})$	$(\hat{y}_i - \bar{y})$	$(y_i - \hat{y}_i) = e_i$	$\left(\frac{y_i - \hat{y}_i}{y_i - \bar{y}}\right)$
Bezirk	MW SR (Ö)	SR Bez. emp.	SR. Bez. gesch.	Diff. Spalte C – Sp. B	Diff. Spalte D – Sp. B	Diff. Spalte C – Sp. D	Relation Spalte G zu Sp. E
Graz	17,5	19,0	16,8	1,6	-0,6	2,2	1,42
BM	17,5	18,9	22,6	1,5	5,2	-3,7	-2,58
DL	17,5	21,0	21,7	3,6	4,3	-0,7	-0,20
FB	17,5	18,5	20,7	1,1	3,2	-2,2	-2,10
FF	17,5	16,0	20,5	-1,5	3,0	-4,5	3,10
GU	17,5	19,6	19,3	2,2	1,9	0,3	0,13
HB	17,5	20,1	19,2	2,7	1,8	0,9	0,34
JU	17,5	21,1	23,2	3,7	5,8	-2,1	-0,58
KF	17,5	22,6	22,2	5,2	4,8	0,4	0,08
LB	17,5	21,8	20,3	4,4	2,8	1,5	0,35
LE	17,5	24,2	23,9	6,8	6,4	0,3	0,05
LI	17,5	24,5	22,2	7,1	4,8	2,3	0,32
MZ	17,5	29,6	22,8	12,2	5,4	6,8	0,56
MU	17,5	27,4	21,0	10,0	3,5	6,4	0,65
RA	17,5	21,7	21,2	4,3	3,7	0,5	0,13
VO	17,5	22,2	23,7	4,8	6,3	-1,5	-0,32
WZ	17,5	22,6	20,4	5,2	3,0	2,2	0,42

Für zwei weitere Bezirke, Leibnitz und Weiz, ergibt die Regression zumindest eine Reduktion der nicht geklärten Abweichungen von mehr als 50 %; hier verbleiben „ungeklärte“ Abweichungen zwischen geschätzter und tatsächlicher Rate von 1,5 bis 2,2 Zählern der Suizidrate. Für diese zehn Bezirke kann das vorgestellte Regressionsmodell somit als in hohem Maße aussagekräftig gelten. Zu bemerken ist weiters, dass auf Grundlage der Regressionsgleichungen hier für acht Bezirke die Kluft zwischen dem Mittelwert für alle österreichischen Bezirke und dem tatsächlichen Wert lediglich verringert wird, während in zwei Fällen – für Voitsberg und Deutschlandsberg das Modell sozusagen etwas über das Ziel hinausschießt, indem die geschätzten Werte über den tatsächlichen liegen, und damit eine Abweichung in die umgekehrte Richtung vorliegt (in der Tabelle als negatives Vorzeichen in Spalte G zu erkennen).

Immer noch wertvoll, wenn auch nur einen kleineren Teil der insgesamt vorhandenen Abweichungen erklärend, ist das Regressionsmodell sodann auch für die drei Bezirke Judenburg, Murau und Mürzzuschlag: Für diese verringern sich die Abweichungen immerhin um 35-42 %.

Im Falle von Mürzzuschlag und Murau wird so ein Gutteil der hier ja stark erhöhten Suizidraten mit dem Modell erklärt – ein Wert von 3,5 Suiziden pro Jahr und 100.000 Einwohnern in Murau, einer von 5,4 im Bezirk Mürzzuschlag, es verbleiben aber jeweils nicht auf die im Modell enthaltenen Faktoren rückführbare Anteile von über 6 Suiziden pro 100.000 Einwohnern und Jahr. Im Falle von Judenburg dagegen ergibt das Modell als Schätzwert eine relativ deutlich „überschießende" Erhöhung der Suizidrate, die aber immer noch deutlich näher beim realen Wert liegt, als der österreichweite Mittelwert.

Während so also das Modell mit seiner Berücksichtigung der insgesamt 11 Einflussfaktoren in Summe für 13 steirische Bezirke Erklärungen für die realen Differenzen der Suizidraten bietet, die auch der Stärke des Einflusses nach bedeutsam sind, verbleiben vier weitere Bezirke, für welche die so ermittelten Schätzwerte wenig brauchbar sind: Für Graz ergibt sich eine klare Unterschätzung der Suizidhäufigkeit, die die Distanz zwischen empirischem Wert und österreichischem Mittel von 1,6 um 0,6 Suizide pro Jahr und 100.000 Personen auf 2,2 vergrößert, was einer Steigerung um 40 % entspricht.

Ebenfalls ungünstig zeigen sich die Ergebnisse für die Bezirke Feldbach, Fürstenfeld und Bruck/Mur, für welche die Suizidraten deutlich überschätzt werden, im ersten Fall ebenfalls um einen Betrag von 2,2, bei den beiden anderen Bezirken sogar um je ca. 4 Suizide pro 100.000/Jahr. Diese Ergebnisse sind insofern inhaltlich durchaus von Belang, als sie auf spezifische Belastungs- bzw. Schutzfaktoren hindeuten, die in manchen Bezirken offenbar vorhanden sind, und vom bestehenden Modell noch nicht zureichend erfasst werden: Während in der vorliegenden Studie diesen Aspekten nicht mehr näher nachgegangen werden kann, sei doch für künftige Forschungen anhand der vorliegenden Daten festgehalten: Für Mürzzuschlag und Murau existierten anscheinend zusätzliche, eminente Belastungsaspekte, da das beste vorhandene Regressionsmodell immer noch mehr als 6 Suizide pro 100.000 Personen und Jahr unerklärt lässt. In – deutlich – abgeschwächter Weise gilt das auch für die Bezirke Liezen und Weiz, sowie die Landeshauptstadt Graz, für die jeweils ein Residuum unerklärter Differenz von über 2 Suiziden pro 100.000 Einwohnern und Jahr besteht. Umgekehrt weisen die Daten auf relativ beträchtliche, aber noch unbekannte positive, also die Suizidhäufigkeiten senkende Einflussfaktoren für die Bezirke Judenburg, Bruck/Mur, Feldbach und Fürstenfeld hin.

Insgesamt kann aber festgehalten werden, dass das anhand von Daten zu allen österreichischen Bezirken entwickelte Regressionsmodell mit 11 unabhängigen Variablen auch für die überwiegende Zahl der steirischen Bezirke (13 von 17 bzw. ca. 75 %) quantitativ bedeutsame Erklärungsbeiträge im Hinblick auf die jeweilige Höhe der regionalen Suizidrate liefert.

3.3 Selbsttötungen in der Steiermark 2005-09 und ihre biopsychosozialen Bedingungsfaktoren – Deskription und Analyse von Individualdaten

Im Folgenden werden die Ergebnisse des mikrosozialen Untersuchungsteils präsentiert und diskutiert. Einleitend sei daran erinnert, dass hierfür über die basalen Informationen der offiziellen Todesursachenstatistik hinaus vielfältige Informationen der Sicherheitsbehörden sowie der Sozialversicherungsanstalten zu den Suizidfällen im Bundesland Steiermark erhoben und in die Datengrundlage integriert werden konnten. Die Auswertungen bringen zum einen deskriptive Analysen von uni-, bi- und trivariaten Verteilungen relevanter Merkmale innerhalb der Kategorie der Suizidenten, zum anderen überall dort, wo ausreichend Daten auch für die steirische Gesamtbevölkerung zur Verfügung standen, epidemiologische Berechnungen von Vergleichsmaßen. Insbesondere werden Relative Risiken dargestellt, welche sich retrospektiv für gewisse Bevölkerungsgruppen (z.B. Arbeitslose) im Hinblick auf Selbsttötung im Beobachtungszeitraum errechnen ließen.[138]

3.3.1 Zeitliche Verteilung der Suizide

Bereits in der Vorgängerstudie wurden unterschiedliche Aspekte der zeitlichen Verteilung der Selbsttötungen in der Steiermark erörtert, und u.a. nachgewiesen, dass an Feiertagen keine besondere Häufung derselben zu beobachten ist. Diese ziemlich aufwändigen Berechnungen sollen an dieser Stelle nicht wiederholt werden, wohl aber sei für den Beobachtungszeitraum 2005-09 erneut der Frage nachgegangen, ob saisonale Schwankungen in den Suizidzahlen festzustellen sind. Eine entsprechende Auswertung der Daten nach Sterbemonaten der Suizidenten zeigt folgendes Muster:

Tabelle 24: Absolute Häufigkeiten der Suizide im Zeitraum 2005-2009 und prozentuale Anteile nach Sterbemonaten

Sterbemonat	N	%	Sterbemonat	N	%
Januar	99	7,8	Juli	112	8,8
Februar	108	8,5	August	113	8,9
März	114	8,9	September	94	7,4
April	129	10,1	Oktober	113	8,9
Mai	116	9,1	November	87	6,8
Juni	104	8,2	Dezember	87	6,8
			Gesamt	1276	

[138] Zu den methodischen Aspekten der Anwendung des Designs einer retrospektiven Kohortenstudie auf die hier gegebenen Datengrundlagen vgl. Watzka, Sozialstruktur und Suizid, S. 217f.

Ähnlich wie bereits für den Beobachtungszeitraum 1995-2004[139] zeigen sich auch für die Folgeperiode mit Anteilswerten von 7 bis 8 % unterdurchschnittliche Suizidhäufigkeiten in den Monaten September, November, Dezember und Jänner, während die Quoten in den übrigen Monaten fast durchwegs merklich über dem zu erwartenden Durchschnittswert von 1/12 = 8,3 % liegen. Auch der Februar zeigt sich für den Zeitraum 2005-09 – dies im Gegensatz zu den Jahren davor – als Monat mit überdurchschnittlicher Suizidhäufigkeit, was besonders zu Tage tritt, wenn eine Standardisierung nach Monatslängen vorgenommen wird.[140] Die neuen Daten zeigen zudem eine deutliche Spitze von Selbsttötungen im April mit einem Anteil von 10 % an der Gesamtsumme aller Suizide im Untersuchungszeitraum 2005-09, welche in der Vorgängerperiode so nicht zu beobachten war. Bemerkenswert erscheint zur saisonalen Verteilung weiter, dass sich das Muster einer im Vergleich zu den Monaten davor und danach niedrigeren Zahl an Suiziden im Monat Juni ebenso fortsetzt, wie jenes eines Absinkens der Quote im September gegenüber den Sommermonaten, und eines neuerlichen Anstiegs im Oktober. Den möglichen Ursachen hierfür wäre erst nachzugehen, auffällig ist aber, dass der Juni und der September saisonal betrachtet jeweils am Ende einer Jahreszeit – des Frühlings und des Sommers – stehen. Insgesamt zeigt sich aber v.a. wiederum, dass eine Mehrzahl der Selbsttötungen in die „warme Jahreszeit“ fällt; in den 6 Monaten von März bis August fanden 54 % der Suizide statt, in der restlichen Jahreshälfte nur 46 %. Diese Zahlen zeigen freilich auch, dass der saisonale Schwerpunkt nicht allzu stark ausgeprägt ist; in Summe verteilen sich die Selbsttötungen doch relativ gleichmäßig über das Jahr hinweg.

Neben der saisonalen Verteilung erlauben die nunmehr in vergleichbarer Form vorliegenden Daten für insgesamt 15 Jahre auch die Analyse von Trends für den Zeitraum 1995 bis 2009. Untenstehend sind die Suizidzahlen für die gesamte Steiermark (unter Berücksichtigung der nur aus den Polizeiakten bekannten Fälle) nach Berichtsjahren für den Zeitraum 2000[141] bis 2009 tabellarisch wiedergegeben (siehe Tabelle). Auch hier ist eine Betrachtung der prozentualen Verteilung bereits recht aussagekräftig: die letzten drei Jahre, 2007-2009 weisen jeweils Anteile unter dem zu erwartenden Durchschnittswert bei Gleichverteilung von 10 % auf, was sonst nur einmal, 2001, der Fall ist. Die Schwankungen im Zeitverlauf sind nicht unerheblich; die „Spitzenjahre“ im Zeitraum ab 2000, 2000 und 2003 weisen für die Steiermark insgesamt jeweils ca. 300 Suizide auf, die Jahre 2001, 2007, 2008 und 2009 dagegen jeweils „nur“ etwa 250 oder noch weniger.

[139] Vgl. Watzka, Sozialstruktur und Suizid, S. 219.
[140] Die standardisierte Quote für Februar wäre 9,4 %.
[141] Aufgrund des Umstandes, dass für die Jahre 1995-1999 deutlich weniger polizeiliche Ermittlungsakten angesehen werden konnten, als für die Jahre danach, wird diese erste Periode hier nicht mit betrachtet.

Berechnet man für das gesamte Dezennium einen linearen Trend, so erzeigt sich dieser als klar rückläufig und stellt sich mathematisch als Gleichung ausgedrückt (und gerundet) dar wie folgt:

*Anzahl Suizide = 10133 – 4,92 * Jahr*

Die Formel bedeutet, wieder rückübertragen auf die konkreten Jahreswerte, dass ausgehend von einer Suizidzahl von ca. 300, wie sie im Jahr 2000 eben vorlag, bei längerfristiger Betrachtung und gleichbleibender Tendenz mit einem Rückgang der Häufigkeit der Selbsttötungen in der Steiermark von knapp 5 pro Jahr zu rechnen wäre. Dies wäre an sich eine positive Nachricht, man muss sich aber bewusst sein, dass hier – in Ermangelung von Grundlagen für komplexere Modelle – ein sehr einfaches, lineares Modell zugrunde gelegt wurde, und dieses zudem nur auf den Zahlen für einen zehnjährigen Zeitraum basiert. Immerhin zeigen die graphische und mathematische Analyse aber für denselben eine klare Tendenz zur Abnahme der Suizide, auch wenn die Rückgänge, wie schon in Kapitel 3.1. ausgeführt, im Österreich-Vergleich leider einstweilen unterdurchschnittlich blieben.

Tabelle 25: Absolute Häufigkeiten der Suizide in der Steiermark und prozentuale Anteile nach Jahren für den Zeitraum 2000-2009

Sterbejahr	N	%
2000	294	11,0
2001	250	9,3
2002	290	10,8
2003	302	11,3
2004	268	10,0
2005	275	10,3
2006	271	10,1
2007	236	8,8
2008	253	9,4
2009	241	9,0
Gesamt	2680	100

Abbildung 28: Suizidzahlen in der Steiermark 2000-2009 im Zeitverlauf

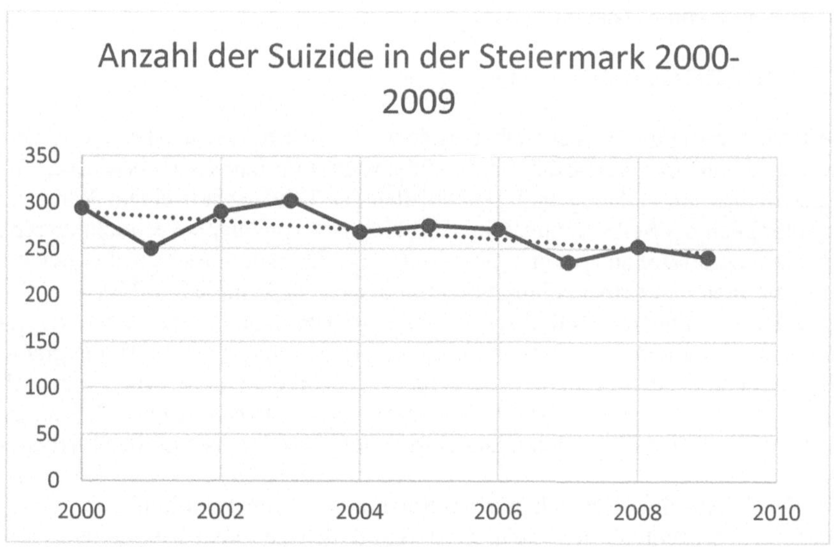

Analoge Berechnungen zeitlicher Trends lassen sich selbstverständlich auch für die Suizidraten als solche durchführen, was angesichts einer weitgehend stabilen Einwohnerzahl innerhalb des Untersuchungszeitraumes aber hinsichtlich des Trends zu denselben Ergebnissen führt.

3.3.2 Räumliche Verteilung der Suizide

Auf die grundlegenden Aspekte der räumlichen Verteilung der Selbsttötungen in Österreich insgesamt sowie auch innerhalb der Steiermark wurde im einleitenden Abschnitt zu den Ergebnissen, 3.1., bereits eingegangen, was die unterschiedlichen Suizidraten nach Wohnbezirken betrifft. Todesursachenstatistik und polizeiliche Akten erlauben darüber hinaus aber auch eine Analyse nach „Ereignisregionen", also u.a. betreffend der jeweiligen Bezirke, in welchen die konkrete Suizidhandlung gesetzt wurde. Aus soziologischer Sicht sind zwar die Daten zu den Wohnbezirken weit aussagekräftiger, die Informationen zu den Ereignisbezirken aber durchaus nicht bedeutungslos. Die letzteren erlauben etwa, den ersteren gegenübergestellt, eine sehr genaue Erfassung etwaiger Tendenzen zu „Suizidtourismus", wenn auch mit der Einschränkung, dass aufgrund der Datenlage etwaige Muster nur für Steiermark sichtbar gemacht werden können.

Tabelle 26: Steirische Suizidfälle nach Wohn- und Ereignisbezirken 2005-2009

Bezirk	Wohnbezirk Suizide	Ereignisbezirk Suizide	Differenz	Differenz in % (Wohnbezirk)
Graz Stadt	227	256	29	12,8
Bruck/Mur	61	55	-6	-9,8
Deutschlandsberg	65	59	-6	-9,2
Feldbach	64	54	-10	-15,6
Fürstenfeld	19	15	-4	-21,1
Graz Umgebung	135	147	12	8,9
Hartberg	64	65	1	1,6
Judenburg	51	49	-2	-3,9
Knittelfeld	34	31	-3	-8,8
Leibnitz	87	84	-3	-3,4
Leoben	68	71	3	4,4
Liezen	93	85	-8	-8,6
Mürzzuschlag	58	56	-2	-3,4
Murau	40	35	-5	-12,5
Radkersburg	31	33	2	6,5
Voitsberg	73	62	-11	-15,1
Weiz	105	93	-12	-11,4
unbekannt	1	--	1	
Außerhalb St.	--	26	26	
Summe	1276	1276	0	

Die Gegenüberstellung der Häufigkeiten der Suizide für Wohn- und Ereignisbezirke für den Zeitraum 2005 bis 2009 (siehe oben) zeigt, dass tatsächlich für den steirischen Zentralraum Graz und Graz-Umgebung ein Überhang von Suiziden nach Ereignisort gegenüber der Anzahl nach Wohnorten der Suizidenten zu verzeichnen ist, welcher mit insgesamt mehr als 40 Fällen bzw. einem Anteil von mehr als 20 % (bezogen auf die Anzahl der Suizide nach Wohnbezirk) für diese beiden Bezirke nicht unbeträchtlich ist.

Dieser Befund geht jenem aus der Vorgängerstudie für die Jahre 1995-2004 analog,[142] fällt aber in der Stärke noch deutlicher aus. Als Erklärung für diese überproportionalen Anteile kommt wohl weniger „Suizidtourismus“ im engeren Sinn des gezielten Aufsuchens eines entfernteren Ortes für die Selbsttötung in Betracht, sondern vor allem die Häufung von Patientinnen und Patienten mit schweren psychischen Problemen in der Zentralregion Graz aufgrund der immer noch hier konzentrierten psychiatrischen und psychotherapeutischen Versorgung.

3.3.3 Wohnortgröße und Urbanisierungsgrad

Neben der geographischen Verteilung nach Bezirken können hinsichtlich räumlicher Unterschiede auch noch kleinräumigere Strukturen untersucht werden. Hierfür bietet sich die Gemeindeebene als Analyseebene an. Während Untersuchungen zu den Suizidhäufigkeiten und –raten für einzelne Gemeinden einem späteren Zeitpunkt vorbehalten bleiben müssen, soll an dieser Stelle zumindest eine vergleichende Betrachtung der Suizidhäufigkeiten nach Gemeindegrößenklassen[143] (bezogen auf die Wohnorte) sowie nach Urbanisierungsgrad erfolgen. Die hierfür verwendeten Daten auf Gemeindeebene wurden von der Statistik Austria bezogen. Die Gemeindegrößenklassen wurden für die hier verfolgten Zwecke vom Verfasser in 5 Kategorien zusammengefasst, von denen in der Steiermark allerdings nur 4 real auftreten: A. Gemeinden mit maximal 2000 Einwohnern (407 Gemeinden[144] in ihnen wohnen ca. 35 % aller Steirer/innen), B. Gemeinden mit 2001 bis 5000 Einwohnern (106 Gemeinden, ca. 25 % der Einwohnerzahl), C. Gemeinden mit 5001 bis 50000 Einwohnern (28 Gemeinden, ca. 20 % der Einwohner), D. Gemeinden mit 50001 bis 200.000 Einwohnern (diese Kategorie bleibt für die Steiermark leer), E. Gemeinden mit mehr als 200.000 Einwohnern (1 Gemeinde: Graz, ca. 20 % aller Einwohner).[145]

Für den Urbanisierungsgrad wurden die rezenten Gemeindeklassifikationen der Statistik Austria übernommen, die nach einem relativ komplexen, EU-weit standardisierten Verfahren erfolgen. Grundlegend ist dabei die Orientierung an geclusterten Bevölkerungsdichte.[146] Interessant sind bezüglich dieser Variablen vor allem mittel- und längerfristige Wandlungsprozesse, weshalb hier nicht nur die Zahlen für 2005 bis 2009 präsentiert, sondern auch ein Vergleich zu den Vorperioden vorgenommen werden soll.

---

[142] Vgl. Watzka, Sozialstruktur und Suizid, S. 223.
[143] Vgl. ebd., S.. 227 für den Zeitraum 1995-2004.
[144] Stand gemäß VZ 2001.
[145] Als Zuordnungsgrundlage dienten die Einwohnerzahler der Volkszählung 2001.
[146] Vgl. Statistik Austria, Kurzbeschreibung internationaler Verfahren zur Klassifikation von Stand und Land. Wien 2012, bes. S. 7.

Tabelle 27: Suizide nach Größen der Wohnortgemeinden im Zeitvergleich

Periode		1995-99			2000-04			2005-09		
Einwohnerzahl *	Gemeinden *	N	SR	RR	N	SR	RR	N	SR	RR
Bis 2.000	407	540	25,8	1,00	479	22,9	0,95	438	20,9	0,96
2.001-5.000	106	364	24,8	0,95	342	23,3	1,07	364	24,8	1,21
5.001-50.000	28	328	26,7	1,05	301	24,5	1,05	246	20,1	0,91
50.001-200.000	0	---	---	----	---	----	----	---	---	---
Über 200.000	1	292	25,8	1,00	277	24,5	1,04	227	20,1	0,92
Gesamt **	543	1524	25,8	--	1399	23,6	--	1275	21,5	--

* Stand gemäß VZ 2001 ** ohne regional unzuordenbare Fälle (insgesamt 7)

Wie die Zahlen[147] in der obenstehenden Tabelle zeigen, ergibt sich bei Klassifikation nach Gemeindegrößen für den Zeitraum 2005 bis 2009 eindeutig eine erhöhte Suizid-Frequenz in „mittelkleinen" Gemeinden mit 2000 bis 5000 Einwohner, wohingegen größere Gemeinden, bemerkenswerterweise aber auch Kleingemeinden unter 2000 Einwohner deutlich eine geringere „Suizidbelastung" aufweisen: Die Suizidraten liegen in den größeren steirischen Märkten und Städten, auch in der Landeshauptstadt, für diesen Zeitraum im Durchschnitt bei 20 Todesfällen pro 100.000 Einwohnern und Jahr, in den kleinsten Gemeinden im Durchschnitt bei 21, in den Gemeinden mit 2000 bis 5000 Einwohnern dagegen bei 25. Hieraus ergibt sich ein Relatives Risiko von 1,21,[148] das heißt, die Wahrscheinlichkeit, durch Suizid zu versterben, war für Bewohner von Gemeinden dieser Größe im Zeitraum 2005 bis 2009 mehr als 20 % höher, als für die restlichen Einwohner der Steiermark. Umgekehrt lag das entsprechende Risiko für die Bewohner von Kleinstgemeinden mit 0,96 etwas unter dem Durchschnitt (1,00), und für die Einwohner mittlerer und größerer Orte kann ein gegenüber den anderen Kategorien um fast 10 % reduziertes Suizidrisiko ermittelt werden. Allerdings sind 5 Jahre Beobachtungszeitraum bei einem insgesamt glücklicherweise doch relativ seltenen Ereignis wie Suizid und regionaler Betrachtung wohl zu kurz, um hieraus verlässliche Schlüsse auf konstante, strukturelle Differenzen ziehen zu können. Dies legt auch ein Vergleich mit den Daten für 1995-99 und 2000-04 nahe:

---

[147] Die Werte beinhalten die um die Daten der Polizeiakten ergänzten Zahlen der Todesursachenstatistik.

[148] Streng genommen handelt es sich um ein bloß approximatives Relatives Risiko, weil Ausfälle und Neuzugänge in die Grundpopulation der Einwohner der Steiermark während des Beobachtungszeitraums nicht berücksichtigt sind. Die Auswirkungen auf die ermittelten Werte sind aber als minimal einzustufen. Vgl. hierzu Watzka, Sozialstruktur und Suizid, bes. S. 218.

In der zweiten Hälfte der 1990er Jahre erwies sich genau die jetzt hauptbetroffene Kategorie der Gemeinden mit 2000 bis 5000 Einwohnern als diejenige mit den niedrigsten Suizidraten, wenn auch die Differenzen in dieser Periode insgesamt vergleichsweise gering ausfielen, und sich die Relativen Risiken für alle Größenklassen zwischen 0,95 und 1,05 bewegen. In der Periode 2000 bis 2004 zeigt allerdings die Gemeindekategorie mit 2000-5000 Einwohnern bereits überdurchschnittliche Suizidraten und hebt sich insbesondere von jener der Klein- und Kleinstgemeinden bis 2000 Einwohner negativ ab. Die Gemeinden mit mehr als 5.000 Einwohnern schließlich zeigten 1995-99 und 2000-04 überdurchschnittlich hohe Raten, stellen nun aber für 2005-09 die wenigsten Suizidenten bezogen auf ihre Einwohnerzahl. Das so entstehende Bild ist demnach eher inkohärent.

Vergleicht man aber nicht so sehr die jeweiligen Raten innerhalb der drei Perioden, sondern betrachtet die Tendenz der Suizidhäufigkeiten in den jeweiligen Gemeindegrößenklassen über die drei Fünfjahresperioden hinweg (siehe dazu das Diagramm unten), so kann gesagt werden, dass es in den Gemeinden aller Größenklassen zu einer beträchtlichen Abnahme der Suizidraten kam, mit Ausnahme der Gemeinden mit 2.000 bis 5.000 Einwohnern, die ziemlich genau ein Viertel der steirischen Bevölkerung repräsentieren. Für diese ergibt sich in etwa eine konstante Rate von 23-25, mit einer „Senke" in der mittleren Periode. Für alle anderen Gemeindegrößen-Kategorien kann der Verlauf der Suizidrate dagegen als fallend bezeichnet werden, wenn auch in den größeren Gemeinden der Hauptteil des Rückgangs erst in der letzten Periode, 2005-09, verzeichnet werden kann:

Abbildung 29: Suizidraten nach Gemeindegrößenklassen im Zeitverlauf

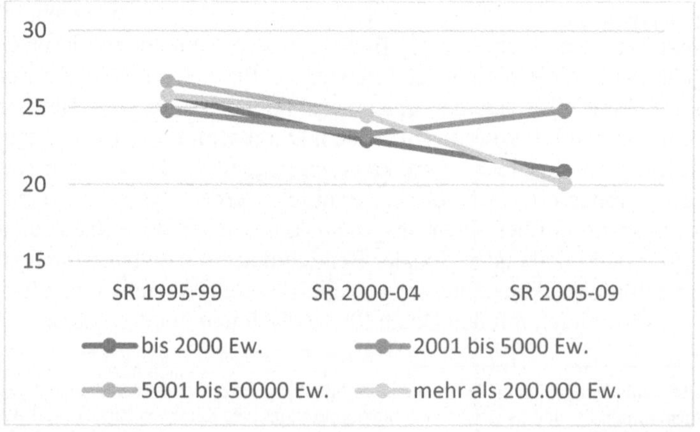

Ein ähnliches, aber doch etwas differentes Bild zeigt sich, vergleicht man die Suizidalität in den steirischen Gemeinden anhand des Parameters „Urbanisierungsgrad“.[149] Hier ergeben sich drei unterschiedliche Kategorien, nämlich „Gebiete hoher Bevölkerungsdichte (Städte/urbane Zentren)“, „Gebiete mittlerer Bevölkerungsdichte (Kleinstädte, Umlandgemeinden)“ und „Gebiete geringer Bevölkerungsdichte (ländliche Regionen)“.[150]

Tabelle 28: Suizide nach Urbanisierungsgrad der Gemeinden im Zeitvergleich

Kategorie	Gemeinden *	N	SR	RR	N	SR	RR	N	SR	RR
		1995-1999			2000-2004			2005-2009		
1 – Urbane Zentren: Graz	1	292	25,8	1,00	277	24,5	1,04	227	20,1	0,92
2 – Kleinstädte/ Umland	55	399	26,5	1,04	314	20,8	0,85	324	21,5	1,00
3 – ländliche Gemeinden	486	833	25,4	0,97	808	24,7	1,10	724	22,1	1,06
Gesamt **	543	1524	25,8	--	1399	23,6	--	1275	21,5	--

* Stand gemäß VZ 2001 ** ohne regional unzuordenbare Fälle (insgesamt 7)

Die Kategorisierung der steirischen Gemeinden nach diesem Schema zeigt vor allem für die Untersuchungsperiode 2005-09 ein etwas anderes Bild, als die bloße Klassifikation der Gemeinden nach Einwohnerzahl – hier stellt sich mehr oder weniger ein linearer, negativer Zusammenhang zwischen Urbanisierungsgrad und Suizidrate dar: je geringer die Bevölkerungsdichte im besiedelten Raum, desto höher die Suizidrate. Allerdings ergeben sich für die beiden früheren Perioden andere Relationen, indem hier die mittlere Kategorie einmal die höchste, dann die niedrigste Suizidrate ausweist. Das entstehende Bild ist also auch für diesen Parameter bei Analyse nach 5-Jahres-Spannen inkohärent. Zu beachten ist hierbei vor allem auch, dass die für die jeweiligen Kategorien ermittelten Werte fast durchwegs nahe beieinander liegen. Als wichtigster Befund kann hierzu also gelten, dass sich die Suizidhäufigkeiten der steirischen Gemeinden, wenn nach Einwohnerzahl bzw. Bevölkerungsdichte differenziert wird, im *Durchschnitt* relativ wenig unterscheiden; die feststellbaren Abweichungen von der gesamtsteirischen Suizidrate liegen

[149] Diese Variable stand für die Vorgängerstudie noch nicht zur Verfügung.
[150] Vgl. Statistik Austria, Kurzbeschreibung internationaler Verfahren.

fast durchwegs innerhalb von 10 % nach oben oder unten. Ganz anders sieht die Lage selbstverständlich aus, betrachtet man die Raten einzelner Gemeinden, was hier aber nicht erfolgen kann.[151]

3.3.4 Geschlecht als Risiko- bzw. Protektivfaktor

Die grundlegenden Befunde zu den Geschlechterdifferenzen der Suizidenten und damit auch der Frage nach dem „Risikofaktor" Geschlecht wurden im einleitenden Abschnitt des Ergebnisteils (3.1.) zunächst für die Steiermark insgesamt anhand der Daten der amtlichen Todesursachenstatistik dargelegt. Bei Ergänzung durch die Daten der Aktenanalyse ergeben sich nur geringfügige Änderungen:

Für die Steiermark insgesamt musste anhand der offiziellen Daten konstatiert werden, dass sich im Zeitraum 2005-2009 957 Männer und 273 Frauen selbst das Leben nahmen (Gesamtzahl: 1230), was Suizidraten von 32,6 (Männer) bzw. 8,9 (Frauen) und einem Genderratio von 3,7 (gemessen anhand der *Raten*) entspricht. Unter Hinzunahme der nur in den polizeilichen Akten dokumentierten Fälle ergeben sich Zahlen von 983 Suiziden von Männern und 293 Suiziden von Frauen (Gesamtzahl: 1276), die resultierenden Suizidraten betragen 33,5 (Männer) bzw. 9,5 (Frauen), der Genderratio 3,5. Die Geschlechterverteilung unter den Suizidenten zeigt in der Steiermark also mittlerweile nicht mehr das für Österreich insgesamt lange übliche Bild eines Verhältnisses von ca. 75 % zu 25% bzw. einem Genderratio von ca. 3:1; vielmehr verschiebt sich die Proportion in Richtung eines noch stärkeren Überhangs männlicher Suizidopfer. Das Risiko für Männer, an Suizid zu versterben, ist in der Steiermark mittlerweile 3,5 mal so hoch wie jenes der Frauen.

[151] Hingewiesen sei aber auf die Zusammensetzung der in obiger Tabelle angeführten Kategorien von Gemeinden nach Urbanisierungsgrad. Kategorie 1 umfasst die Landeshauptstadt Graz (mit ca. 226.000 Einwohnern bei der VZ 2001); Kategorie 2 umfasst die folgenden Gemeinden: Leoben (~ 26.000 Ew.), Kapfenberg (~ 22.000 Ew.), Bruck a.d.Mur und Knittelfeld (je ~ 13.000 Ew.), Köflach (~ 11.000 Ew.), Judenburg, Voitsberg und Mürzzuschlag (je ~ 10.000 Ew.), Weiz und Fohnsdorf (je ~ 9.000 Ew.), Trofaiach, Deutschlandsberg und Zeltweg (je ~ 8.000 Ew.), Liezen, Leibnitz, Gratkorn und Hartberg (je. ~ 7.000 Ew.), Fürstenfeld, Seiersberg und Kindberg (je ~ 6.000 Ew.), Gleisdorf, Wagna, Feldkirchen b. Graz, Judendorf-Straßengel, Bärnbach, Spielberg b. Knittelfeld, Kalsdorf b. Graz und Feldbach (je ~ 4.000 Ew.), Hart b. Graz und Gratwein (je ~ 4.000 Ew.), St. Lorenzen im Mürztal, Unterpremstätten, Gössendorf, Frauental a.d. Laßnitz, Fernitz, Pirka u. Niklasdorf (je ~ 3.000 Ew.), St. Peter-Freienstein, Hausmannstätten, Maria Lankowitz, Kaindorf a.d.Sulm, Stattegg, St. Marein im Mürztal, Krottendorf, Werndorf, Raaba, Grallal, Rosental a.d. Kainach, und Bad Radkersburg (je ~ 2.000 Ew.), St. Margarethen b. Knittelfeld, Grambach, Zettling, Apfelberg und Mürzhofen (je ~ 1.000 Ew.) und schließlich Raabau (~ 500 Ew.). Kategorie 3 umfasst alle anderen steirischen Gemeinden, darunter 5 mit mehr als 5.000 Einwohnern: Frohnleiten, Eisenerz, Rottenmann, Krieglach und Bad Aussee.

Tabelle 29: Suizidfälle nach Geschlecht 2005-09 und 2000-04 im Vergleich *

	2000-2004				2005-2009			
Geschl.	N	%	SR	GR	N	%	SR	GR
Männer	1052	74,9	36,4	3,2	983	77,0	33,5	3,5
Frauen	352	25,1	11,5	(1,0)	293	23,0	9,5	
Gesamt	1404	100	23,6	--	1276	100	21,2	--

* Genderratio berechnet nach dem Verhältnis der Suizidraten (nicht nach dem der Suizidzahlen)

Neben diesem Gesamtbefund für das Bundesland Steiermark erscheint es aber insbesondere von Interesse, auch regionalen Unterschieden der Suizidalität hinsichtlich der Geschlechterverteilung nachzugehen. Auch hier sei ein Vergleich zu den Ergebnissen der ersten Suizidstudie hinzugefügt; wegen den zum Teil recht kleinen Fallzahlen auf Bezirksebene wird hier aber der Gesamtzeitraum 1995-2004 herangezogen.[152] Die Vielzahl von sich ergebenden Werten macht die betreffende, unten abgebildete Tabelle eher unübersichtlich, weshalb zur besseren Interpretation die Bezirke nach dem Ausmaß der Veränderung des Genderratios zwischen den Perioden 1995-2004 und 2005-2009 gereiht wurden.

Eine Betrachtung der Tabelle mit den gereihten Werten führt gut das Ausmaß von Konstanz und Wandel in den geschlechterspezifischen Suizidraten auf Bezirksebene vor Auge: Insgesamt neun Bezirke zeigen starke Veränderungen des Genderratios von 0,5 und mehr: Hierzu zählen vor allem Bezirke mit zeitweilig sehr hohen „männlichen“ und/oder sehr niedrigen „weiblichen“ Suizidraten, wie Fürstenfeld, wo beide Aspekte zusammentreffen und die Suizidraten der Männer 1995-2004 noch über 40, danach aber bei 29 lag, und jene der Frauen zunächst bei nicht einmal 3, nun bei 5. Auch für die beiden Bezirke Mürzzuschlag und Murau zeigen sich vergleichsweise starke Veränderungen des Genderratios, indem die sehr hohen Suizidraten der Männer in der Periode 1995-2004 sich 2005-2009 im Wesentlichen fortsetzen (leichte Reduktion in Mürzzuschlag, Zunahme in Murau), dagegen aber die Suizidraten der Frauen in beiden Bezirken für 2005-09 mit ca. 8 statt zuvor 14 bzw. 16 erheblich niedriger ausfallen! Diese Verhältnisse schlagen sich auch darin nieder, dass die betreffenden drei Bezirke im Zeitraum 2005-09 die höchsten Genderratios aufweisen, die jeweils fast bei 6 liegen; gefolgt von jenem des Bezirks Feldbach mit 5,5. Die dortige Situation ähnelt jener von Fürstenfeld, auch wenn sie weniger ausgeprägt ist: Eine im Steiermark-Vergleich relativ niedrige Rate männlicher Suizide steht einer sehr niedrigen Rate von weiblichen Suiziden gegenüber.

---

[152] Vgl. hierzu: Watzka, Sozialstruktur und Suizid, bes. S. 134f.

Tabelle 30: Suizidfälle nach Bezirken und Geschlecht 2005-09 und 1995-04

		1995-2004				2005-2009				Diff.		
Bez.	Geschl.	N	%	SR	GR	N	%	SR	GR	%	SR	GR
FF	M	45	93,8	40,5	16,2	16	84,2	28,7	5,7	-9,5	-11,8	-10,5
	F	3	6,3	2,5		3	15,8	5,1			2,6	
JU	M	99	82,5	42,0	4,9	40	78,4	35,2	3,8	-4,1	-6,8	-1,2
	F	21	17,5	8,5		11	21,6	9,3			0,8	
LI	M	166	75,1	41,7	3,2	65	69,9	33,1	2,5	-5,2	-8,6	-0,8
	F	55	24,9	13,0		28	30,1	13,5			0,5	
GU	M	211	78,7	32,8	3,9	105	77,8	30,9	3,6	-1,0	-1,9	-0,2
	F	57	21,3	8,5		30	22,2	8,5			0,0	
RA	M	39	66,1	33,2	2,0	20	64,5	35,0	1,9	-1,6	1,8	-0,2
	F	20	33,9	16,2		11	35,5	18,4			2,2	
BM	M	127	79,4	40,3	4,1	48	78,7	31,0	3,9	-0,7	-9,3	-0,2
	F	33	20,6	9,9		13	21,3	8,0			-1,9	
HB	M	132	80,5	39,4	4,2	51	79,7	30,5	4,0	-0,8	-8,9	-0,2
	F	32	19,5	9,3		13	20,3	7,6			-1,7	
KF	M	55	74,3	37,7	3,0	25	73,5	34,7	2,9	-0,8	-3,0	-0,1
	F	19	25,7	12,6		9	26,5	12,0			-0,6	
LB	M	137	77,0	37,0	3,5	67	77,0	35,6	3,5	0,0	-1,4	0,0
	F	41	23,0	10,7		20	23,0	10,3			-0,4	
VO	M	86	71,1	32,9	2,6	53	72,6	41,1	2,8	1,5	8,2	0,2
	F	35	28,9	12,7		20	27,4	14,8			2,1	
Graz	M	382	67,1	36,0	2,3	162	71,4	27,3	2,7	4,2	-8,7	0,4
	F	187	32,9	15,6		65	28,6	10,1			-5,5	
LE	M	149	74,9	45,7	3,2	53	77,9	33,7	3,8	3,1	-12,0	0,6
	F	50	25,1	14,2		15	22,1	8,9			-5,3	
DL	M	122	77,7	40,3	3,6	53	81,5	35,2	4,6	3,8	-5,1	1,0
	F	35	22,3	11,2		12	18,5	7,7			-3,5	
FB	M	124	79,5	37,4	4,0	54	84,4	32,4	5,5	4,9	-5,0	1,6
	F	32	20,5	9,4		10	15,6	5,9			-3,5	
WZ	M	145	74,4	34,1	3,0	87	82,9	40,4	4,9	8,5	6,3	1,9
	F	50	25,6	11,5		18	17,1	8,2			-3,3	
MZ	M	104	77,0	50,0	3,6	34	85,0	45,5	5,8	8,0	-4,5	2,3
	F	31	23,0	14,0		6	15,0	7,8			-6,2	
MU	M	74	74,7	47,7	3,0	49	84,5	48,8	5,8	9,7	1,1	2,8
	F	25	25,3	15,7		9	15,5	8,4			-7,3	
Ges.	M	2197	75,2	38,2	3,2	982	77,0	33,5	3,5	1,9	-4,7	0,3
	F	726	24,8	11,9		293	23,0	9,5			-2,4	

Eine Betrachtung der Tabelle mit den gereihten Werten führt gut das Ausmaß von Konstanz und Wandel in den geschlechterspezifischen Suizidraten auf Bezirksebene vor Auge: Insgesamt neun Bezirke zeigen starke Veränderungen des Genderratios von 0,5 und mehr: Hierzu zählen vor allem Bezirke mit zeitweilig sehr hohen „männlichen" und/oder sehr niedrigen „weiblichen" Suizidraten, wie Fürstenfeld, wo beide Aspekte zusammentreffen und die Suizidraten der Männer 1995-2004 noch über 40, danach aber bei 29 lag, und jene der Frauen zunächst bei nicht einmal 3, nun bei 5. Auch für die beiden Bezirke Mürzzuschlag und Murau zeigen sich vergleichsweise starke Veränderungen des Genderratios, indem die sehr hohen Suizidraten der Männer in der Periode 1995-2004 sich 2005-2009 im Wesentlichen fortsetzen (leichte Reduktion in Mürzzuschlag, Zunahme in Murau), dagegen aber die Suizidraten der Frauen in beiden Bezirken für 2005-09 mit ca. 8 statt zuvor 14 bzw. 16 erheblich niedriger ausfallen! Diese Verhältnisse schlagen sich auch darin nieder, dass diese drei Bezirke im Zeitraum 2005-09 die höchsten Genderratios aufweisen, die jeweils fast bei 6 liegen; gefolgt von jenem des Bezirks Feldbach mit 5,5. Die dortige Situation ähnelt jener von Fürstenfeld, auch wenn sie weniger ausgeprägt ist: Eine im Steiermark-Vergleich relativ niedrige Rate männlicher Suizide steht einer sehr niedrigen Rate weiblicher Suizide gegenüber.

Betrachtet man den Zeitraum 2005-09 für sich, ist festzustellen, dass im „bundesland-internen" Vergleich nach Fürstenfeld (~ 5) und Feldbach (~ 6) auch die Bezirke Hartberg, Deutschlandsberg, Mürzzuschlag, Bruck/Mur, Weiz und Murau mit jeweils ca. 8 relativ niedrige Suizidraten bei Frauen aufweisen; die Bezirke Judenburg, Leoben, Leibnitz, Graz-Umgebung und Graz-Stadt dagegen mittlere Raten von ca. 9-10, die etwa beim Steiermark Durchschnitt von 9,5 liegen, dagegen die Bezirke Knittelfeld, Liezen und Voitsberg erhöhte Raten zwischen 12 und 15. Am höchsten stellt sich die Suizidrate von Frauen aber für den Bezirk Radkersburg dar, wo sie über 18 beträgt. Bemerkenswert ist, dass es sich hier um eine relativ konstante Erscheinung handelt, denn dieser Bezirk führt auch die Reihe der „weiblichen Suizidraten" 1995-2004 an.

Für die Suizidraten der Männer wiederum zeigen im Zeitraum 2005-09 nach den weiterhin am stärksten betroffenen Bezirken Murau (ca. 49!) und Mürzzuschlag (ca. 46) die Bezirke Voitsberg und Weiz mit Raten von 40-41 eine ebenfalls besonders ungünstige Lage, die in diesen Fällen auch eine deutliche Verschlechterung gegenüber den Suizidhäufigkeiten in den Jahren davor bedeutet (siehe Tabelle); danach folgen, mit bereits deutlich mäßigeren Raten von 34-36, die Bezirke Leibnitz, Deutschlandsberg, Radkersburg, Judenburg, Knittelfeld und Leoben. Bereits geringfügig unter dem Steiermark-Durchschnitt von 33,5 liegen die Suizidraten der Männer in den Bezirken Liezen (33), Feldbach (32), Bruck/Mur, Graz-Umgebung und Hartberg (je ca. 31).

Hiervon nochmals deutlich positiv, nach unten abgesetzt finden sich sodann für die männlichen Suizidraten lediglich zwei Bezirke: Fürstenfeld (29) und Graz (27). Die eben festgestellten Spannbreiten der geschlechterspezifischen Suizidraten innerhalb der Steiermark sind beachtlich hoch; im Bereich der Suizidhäufigkeiten von Frauen beträgt der Unterschied bis zu 13 Suizide pro Jahr und 100.000 Einwohner, bei denen von Männern sogar bis zu 22! Die am stärksten betroffenen Gebiete weisen bei den weiblichen Suizidraten fast das Doppelte des Steiermark-Durchschnitts auf, bei den männlichen Suizidraten sind die Zahlen bis zu fast 50 Prozent erhöht.

3.3.5 Alter als Risiko- bzw. Protektivfaktor

Auch für den Parameter Alter gilt, dass die grundlegendsten Daten zu seinem Zusammenhang mit der Suizidhäufigkeit für die österreichischen Bundesländer insgesamt bereits im einleitenden Abschnitt anhand den Daten der Todesursachenstatistik dargelegt wurden: Das Suizidrisiko steigt mit zunehmendem Lebensalter in ganz Österreich stark an, wenn auch mit regionalen Unterschieden im Ausmaß, wobei das Suizidrisiko für Senioren/innen in der Steiermark besonders hoch ist. Für die Steiermark allein ergeben sich bei Berücksichtigung auch der aus der Analyse der polizeilichen Akten gewonnenen Informationen wiederum etwas abgeänderte, in den Relationen aber ähnliche Zahlenwerte; die nachfolgend wiederum zuerst für das Bundesland insgesamt, danach für die einzelnen Bezirke dargestellt seien.

Tabelle 31: Suizidfälle insgesamt nach Altersklassen 2005-09 und 2000-04

	2000-2004			2005-2009			Differenz		
Alter	N	%	SR	N	%	SR	N	%	SR
10-19	50	3,6	7,1	37	2,9	5,4	-13	-0,7	-1,7
20-29	127	9,0	16,8	76	6,0	9,9	-51	-3,0	-6,9
30-39	206	14,7	21,2	159	12,5	18,1	-47	-2,2	-3,1
40-49	245	17,5	27,7	200	15,7	20,4	-45	-1,8	-7,3
50-59	226	16,1	32,8	211	16,5	28,3	-15	+0,4	-4,5
60-69	173	12,3	28,1	212	16,6	32,5	39	+4,3	+4,4
70-79	232	16,5	47,4	211	16,5	45,7	-21	0,0	-1,7
80-89	111	7,9	53,7	147	11,5	57,7	36	+3,6	+4,0
90 +	31	2,2	92,3	23	1,8	66,3	-8	-0,4	-26,0
Summe	1401	100	23,6	1276	100	21,2	-125	0	-2,4

Die Altersverteilung der Suizidenten zeigt für den Zeitraum 2005-2009, wie schon für 2000-2004, das Gros der Suizide in absoluten Zahlen und prozentualen Anteilen im Lebensalter von 40 bis 79, mit einem nun sehr deutlichen, einheitlichen Gipfel in den Kohorten der 50-59, 60-69 und 70-79-Jährigen, was für die Kohorte der 60-69-Jährigen einen klaren Anstieg der Suizidhäufigkeiten bedeutet, wie er sonst nur für die Kohorte der 80-89-Jährigen zu beobachten ist. Für diese beiden Kategorien steigt auch die ermittelte, altersspezifische Suizidrate an, und zwar um jeweils etwa 4/100.000 und Jahr.

In allen anderen Altersgruppen zeigen sich Abnahmen sowohl der absoluten Zahlen wie auch der spezifischen Suizidraten, und dies besonders deutlich in den Altersklassen von 20 bis 59. Besonders erfreulich sind die Reduktionen der Suizidzahlen bei den 20-29-Jährigen, den 30-39-Jährigen und den 40-49-Jährigen, wo sie jeweils über 40 Personen im jeweiligen 5-Jahres-Zeitraum betreffen, die sich weniger selbst das Leben genommen haben. Auch bei den Kinder- und Jugendsuiziden im Alter bis 19 ist ein Rückgang beobachtbar, der aber mit 13 Todesfällen weniger nicht so deutlich ausfällt. Auch im Bereich der ältesten Steirerinnen und Steirer, im Alter von 90 aufwärts, ist eine deutliche Abnahme der Suizide feststellbar; allerdings sind hier die Bevölkerungs- und daher auch Suizidzahlen klein, sodass diese Daten nicht überinterpretiert werden sollten.

Als ein Hauptbefund zur Altersverteilung der Suizide in der Steiermark bleibt aber bestehen, dass die altersspezifischen Suizidraten und damit auch das individuelle Suizidrisiko mit zunehmendem Alter deutlich zunehmen:

Abbildung 30: Suizidraten nach Altersklassen, Steiermark 2005-2009

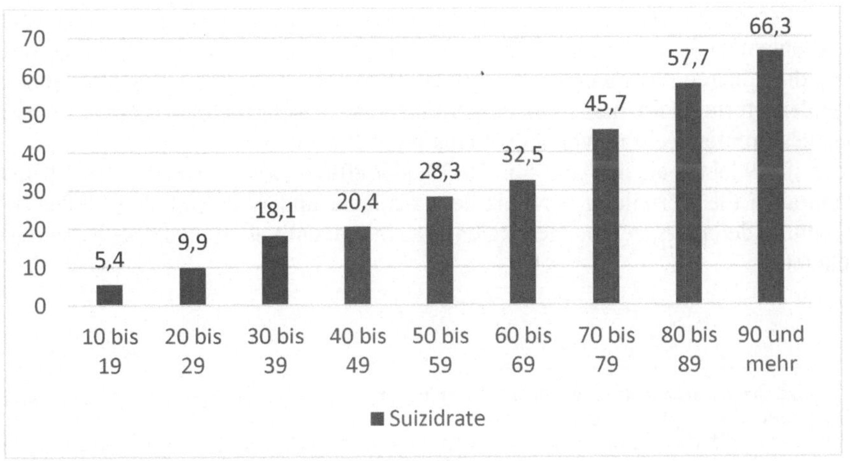

Während im Untersuchungszeitraum 2005-09 von 100.000 Personen im Alter von 10 bis 19 jährlich 5 sich selbst das Leben nahmen, waren es bei den 20-29-Jährigen 10, bei den 30-39-Jährigen 18, und unter den 40-49-Jährigen 20; in der Altersklasse der 50-59 Jährigen aber bereits 28, bei den 60-69-Jährigen 33, bei den 70-79-Jährigen 46, und bei den 80-89-Jährigen sogar 58 Suizide pro 100.000 Personen und Jahr, bei den 90-und mehr-Jährigen schließlich 66.

Das Risiko, durch Suizid zu versterben, liegt in der Steiermark demnach in den Altersklassen der 50-59 und 60-69-Jährigen jeweils etwa dreimal so hoch, wie bei den 20-29-Jährigen, bei den 70-79-Jährigen sogar vier- bis fünfmal, und bei den 80- und mehr-Jährigen etwa sechsmal so hoch. Die Relativen Risiken, also die Risiken für Suizid einer Alterskohorte im Vergleich zu allen anderen, stellen sich wie folgt dar:[153]

Tabelle 32: Relative Risiken für Suizid nach Altersklassen, 2005-2009

Alter	10-19	20-29	30-39	40-49	50-59	60-69	70-79	80+
RR	0,22	0,43	0,71	1,11	1,50	1,76	2,17	3,92

Nochmals sei an dieser Stelle aber ausdrücklich betont, dass diese Ergebnisse der stark erhöhten Suizidraten im höheren Alter keineswegs dazu verleiten sollten, Suizid als kollektives Phänomen und gesellschaftliches Problem hauptsächlich im Bereich der Senioren/innen zu verorten.[154] Wie weiter oben schon betont, finden bereits im mittleren Erwachsenenalter sehr viele Suizide statt – was klar wird, wenn man die Fallzahlen als solche betrachtet.

Hierbei handelt es sich keineswegs um einen Widerspruch zu den obigen Bemerkungen zu den altersspezifischen Suizidraten, vielmehr muss bedacht werden, dass die höheren Altersklassen wegen des allgemein mit steigendem Alter zunehmenden Mortalitätsrisikos mit weniger Personen „besetzt" sind, dass innerhalb eines bestimmten Zeitraums also weitaus mehr Personen im Alter z.B. von 30-39 oder 40-49 leben, als im Alter von 70-79 oder 80-89. Dementsprechend stellt sich dann auch die Verteilung der Suizide als solcher anders dar, als bei bloßer Betrachtung der altersspezifischen Raten, was in präventiver Hinsicht bedeutsam erscheint.

[153] Wegen der geringen Fallzahl wurde die Kategorie der Über 90-Jährigen hier mit der Kategorie der 80-89-Jährigen zusammengelegt.

[154] Vgl. Carlos Watzka, Analysen zur Suizidstatistik in Österreich 2000-2009. In: Kurzberichte des Instituts für Suizid-Prävention und –Forschung 2/1 (2010), S. 4.

Abbildung 31: Suizide nach Altersklassen, Steiermark 2005-2009

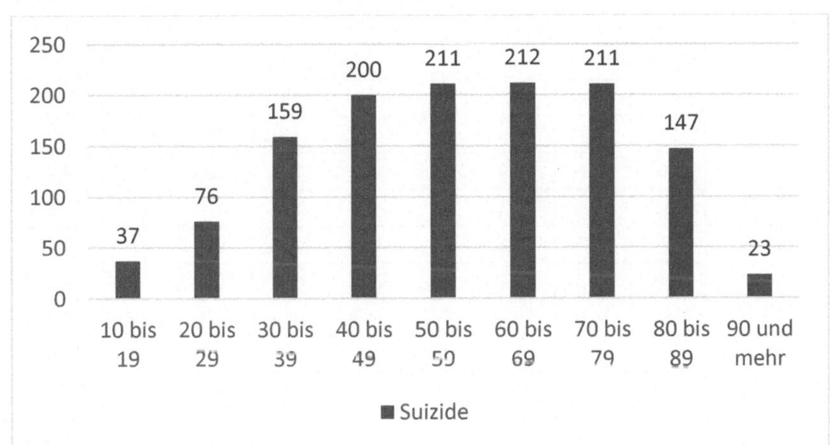

Der hohe Anteil von Suiziden im mittleren Erwachsenenalter kommt nicht zuletzt auch bei der Berechnung von Mittelwerten des Lebensalters der Suizidenten zum Ausdruck; diese stellen sich für die Steiermark insgesamt wie folgt dar:

Tabelle 33: Alter der Suizidenten – Mittelwerte 2005-09 und 2000-04

	Median 2000-04	Mittelwert 2000-04	Standard-Abw.	Median 2005-2009	Mittelwert 2005-2009	Standard-Abw.
Alter	53	53,5	19,8	58	57,2	19,2

Die Gegenüberstellung der Mittelwerte für 2005-09 und 2000-04 zeigt weiters sehr deutlich die weiter oben schon festgestellte Verschiebung hin zu älteren Suizidenten, die in der stärkeren Abnahme der Suizidalität in den jüngeren Alterskohorten im Zeitverlauf begründet ist. Die Zusammenhänge von Suizidhäufigkeit und Lebensalter unterscheiden sich aber nochmals, wenn beide Geschlechter getrennt voneinander betrachtet werden:

Wie aus der nachfolgenden Tabelle im Detail ersichtlich, zeigt sich das Grundmuster der mit zunehmendem Lebensalter ansteigenden Suizidraten zwar für beide Geschlechter, aber zum einen auf sehr unterschiedlichen Niveaus, und zum anderen mit sehr differenten Ausmaßen des Anstiegs:

Tabelle 34: Suizidfälle nach Altersklassen und Geschlecht 2005-09 *

	Männer			Frauen			Differenz		
Alter	N	%	SR	N	%	SR	N	%	SR
10-19	29	3,0	8,2	8	2,7	2,4	21	0,3	5,8
20-29	66	6,7	16,9	10	3,4	2,7	56	3,3	14,2
30-39	131	13,3	29,3	28	9,6	6,5	103	3,7	22,8
40-49	162	16,5	32,6	38	13,0	7,9	124	3,5	24,7
50-59	150	15,3	40,7	61	20,8	16,2	89	-5,5	24,5
60-69	157	16,0	50,8	55	18,8	16,0	102	-2,8	34,8
70-79	165	16,8	83,8	46	15,7	17,4	119	1,1	66,4
80-89	107	10,9	135,2	40	13,7	22,4	67	-2,8	112,8
90 +	16	1,6	200,8	7	2,4	26,2	9	-0,8	174,6
Summe	983	100	33,5	293	100	9,5	690	0	24

* nach den Daten der Todesursachenstatistik und der Aktenanalyse)

Während die Suizidraten der männlichen Personen in der Alterskategorie der 10 bis 19-Jährigen mit 8 „starten“, bei den 20-29-Jährigen aber bereits doppelt so hoch, bei 17, liegen, in der Kategorie der 30-39-Jährigen dann schon fast 30 erreichen, bei den 50-59-Jährigen 40, und bei den 60-69-Jährigen Männern 50 Suizide pro 100.000 Personen und Jahr, um danach aber zu noch extremeren Werten fortzuschreiten, sodass bei den 80-89-Jährigen männlichen Steirern eine Rate von 135 erreicht wird – was nichts anderes bedeutet, als dass sich von den Männern in diesem Alter über das 8. Jahrzehnt ihres Lebens hinweg gerechnet ca. jeder 75. selbst das Leben nimmt!

Dagegen sind die Suizidraten der weiblichen Personen in den Altersklassen 10-19 und 20-29 mit 2-3 schon weitaus niedriger, als die ihrer männlichen Alterskollegen, und selbst die 30-39 und 40-49-Jährigen Frauen weisen mit Raten von 7 bis 8 Suizidhäufigkeiten auf, die etwa bei denen der männlichen „Teenager“ liegen! Erst ab dem 5. Lebensjahrzehnt nehmen die Suizidraten der Steirerinnen stärker zu, die Rate bei den 50-59 Jährigen liegt mit 16 bereits doppelt so hoch, wie jene der Frauen in den beiden niedrigeren Alterskohorten von 30 bis 49.

Höchst bemerkenswert ist aber, dass das im Alter von 50-59 erreichte Niveau der „weiblichen Suizidrate“ in den nachfolgenden Altersgruppen der 60-69 und 70-79-jährigen Frauen kaum ansteigt, obwohl hier die Schwelle zum nicht mehr erwerbstätigen Alter überschritten wird, die bei den Männern nochmals mit ganz erheblichen Steigerungen des Suizidrisikos verbunden ist. Bei den Frauen scheint (jedenfalls in der Steiermark) dagegen die Schwelle um das 50. Lebensjahr bedeutsamer, die mit biologischen Veränderungen (Menopause) ebenso assoziiert ist, wie mit häufigen Veränderungen in der familiären Struktur, indem etwaig vorhandene Kinder meist das Jugendlichen- oder Erwachsenenalter erreichen. Diese Befunde erscheinen umso beachtlicher, als sehr ähnliche Relationen bereits für den Zeitraum 1995-2004 festgestellt werden konnten.[155]

Abbildung 32: Suizidraten nach Altersklassen und Geschlecht 2005-2009

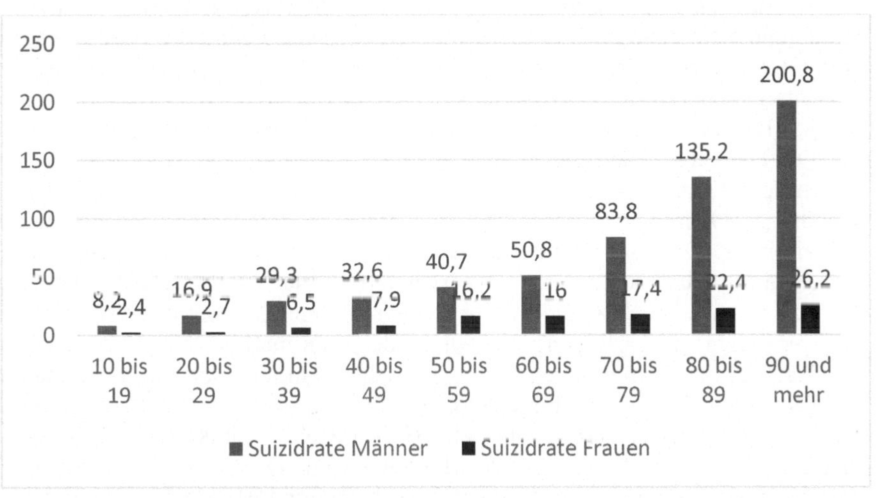

Die massiven Differenzen zwischen den unterschiedlichen Alters-Geschlechts-Kohorten hinsichtlich der Häufigkeit von Suiziden treten schließlich besonders deutlich hervor, berechnet man auch für sie Relative Risiken, also die Verhältnisse der Suizidraten in der jeweiligen Kategorie im Vergleich zu jenen im gesamten Rest der Bevölkerung.[156]

[155] Vgl. Watzka, Sozialstruktur und Suizid, S. 232.

[156] Zu beachten ist hierbei: Verglichen werden hier die Suizidhäufigkeiten nicht innerhalb der beiden Geschlechter, sondern alters- und geschlechterübergreifend. Außerdem werden aufgrund des Konzepts der Relativen Risiken als Bevölkerungsdaten hier jene der VZ 2001 herangezogen, und nicht die jeweiligen Jahresdurchschnittsbevölkerungen, wie sie sonst für die Berechnung der Suizidraten als solche zu Grunde gelegt wurden. Daher sind zwischen den im Zuge der Errechnung der Relativen Risiken ermittelten Suizidraten (in der Tabelle nicht ausgewiesen) und den anderen Raten zum Teil Abweichungen feststellbar.

Tabelle 35: Relative Risiken für Suizid in der Steiermark nach Altersklassen und Geschlecht, 2005-2009

Geschl.	Alter	10-19	20-29	30-39	40-49	50-59	60-69	70-79	80+
Männer	RR	0,36	0,78	1,22	1,88	2,21	2,80	4,39	8,21
Frauen	RR	0,10	0,12	0,25	0,40	0,79	0,79	0,70	1,39

Sichtbar wird hier: Verglichen mit der durchschnittlichen Suizidhäufigkeit in der Steiermark, weisen die weiblichen Personen aller Alterskohorten, mit Ausnahme der 80- und mehr-Jährigen, reduzierte Suizidrisiken auf. Bei den unter 30-Jährigen ist die Relation so hoch, dass festgestellt werden kann, dass das Risiko, an Suizid zu versterben, bei weiblichen Teenagern und Twens 10mal (RR = 0,10) bzw. 8mal (RR = 0,12) niedriger ist, als für die restliche Bevölkerung des Bundeslandes. Bei den 30-39 und 40-49-Jährigen Frauenbeträgt sie immerhin nur ein Viertel bzw. 40 %. Betrachtet man dagegen die männlichen Suizidrisiken, so zeigt sich, dass bereits die 30-39-Jährigen im Vergleich zum Rest der Bevölkerung erhöhte Raten aufweisen, bei den 40-49-jährigen Männern liegt das Risiko bereits fast doppelt so hoch, wie für alle anderen Personen zusammen, bei den 60-69-jährigen Männern nahezu dreimal so hoch, und die 80- und mehr-Jährigen Männer begehen achtmal häufiger Suizid, als der Rest der Einwohner der Steiermark.

Nach diesen Erörterungen verbleibt noch die Frage nach mikroregionalen Differenzen hinsichtlich der Bedeutung des Faktors „Alter" für das Phänomen letale Suizidalität. Auch hierzu lohnt ein Blick auf die bezirksweise Suizidraten. Differenziert man die für die Steiermark vorhandenen Daten von Todesursachenstatistik plus Aktenanalyse nach Bezirk, Geschlecht und Alter, ergibt sich für den Zeitraum 2005-09 die untenstehende Tabelle. Hinsichtlich ihrer Interpretation ist zuallererst vorauszuschicken, dass die Werte für die 90- und Mehr-Jährigen aufgrund der geringen Fall- und Bevölkerungszahlen auf Bezirksebene keine sicheren Schlüsse erlauben, und dass auch für die Alterskohorte der 10-19-Jährigen die Fallzahlen hierfür teils, zu gering erscheinen. Bis zu einem gewissen Grad aufgrund der Differenz zu den übrigen Bezirken aussagekräftig erscheinen aber für diese jüngste Alterskohorte die gegenüber dem Steiermark-Durchschnitt erhöhten Suizidraten bei männlichen Teenagern in Graz-Stadt, Bruck/Mur, Knittelfeld, Liezen und Voitsberg, auch wenn diese, bis auf Graz Stadt, nur auf 3-4 Suizidfällen in der jeweiligen Kategorie beruhen. Die Raten für weibliche Personen in dieser Kategorie sind dagegen nicht mehr sinnvoll interpretierbar, da sie auf Bezirksebene bis auf Graz fast immer auf einen (!) Fall zurückzuführen sind. Diese Probleme entfallen aber für restlichen Altersklassen bis zu den 80-89-Jährigen.

Tabelle 36: Suizidraten nach Bezirken, Geschlecht und Alter 2005-09

Bezirk	Geschl.	10-19	20-29	30-39	40-49	50-59	60-69	70-79	80-89	90+
Graz	M	11,7	11,0	26,3	41,4	41,2	38,4	40,2	57,7	203,6
	F	3,5	4,0	4,1	7,5	15,9	13,3	21,0	35,9	28,1
BM	M	11,2	21,6	18,5	19,3	29,4	57,6	78,7	79,6	471,7
	F	6,1	5,9	14,5	3,9	4,6	19,1	12,4	0,0	0,0
DL	M	0,0	27,2	30,4	37,9	30,5	38,8	134,0	140,2	315,5
	F	5,6	0,0	0,0	7,8	5,2	24,5	15,0	23,2	0,0
FB	M	4,6	18,0	47,1	17,4	58,7	32,2	89,6	96,1	202,8
	F	0,0	4,9	0,0	7,4	10,2	6,1	13,3	20,7	0,0
FF	M	0,0	14,2	24,4	60,4	14,0	71,9	26,6	73,3	0,0
	F	0,0	0,0	0,0	0,0	14,2	16,5	19,0	0,0	0,0
GU	M	9,0	17,6	27,1	18,0	38,4	50,4	115,2	145,5	0,0
	F	2,4	2,6	3,8	11,5	9,1	13,6	15,4	30,0	36,8
HB	M	0,0	26,3	31,3	46,6	42,6	33,0	84,0	25,8	0,0
	F	0,0	0,0	4,2	7,5	5,0	12,0	40,9	0,0	94,3
JU	M	0,0	29,3	31,8	20,5	47,6	38,9	94,8	174,1	0,0
	F	0,0	8,1	20,3	0,0	20,5	6,9	0,0	39,9	0,0
KF	M	32,9	44,6	28,6	33,0	21,5	13,1	40,4	128,9	1127,8
	F	0,0	12,2	0,0	8,5	31,3	0,0	15,9	61,3	0,0
LB	M	4,1	25,3	30,6	35,6	57,9	53,9	36,3	239,5	250,0
	F	4,3	0,0	6,9	12,8	12,9	36,0	6,5	20,8	0,0
LE	M	6,0	10,6	31,9	27,2	14,3	64,2	63,0	143,9	527,2
	F	0,0	0,0	4,9	3,9	27,0	17,4	16,2	0,0	0,0
LI	M	16,0	16,4	32,7	37,8	43,2	36,8	56,0	139,4	166,1
	F	4,2	0,0	14,6	6,2	37,9	24,6	16,5	16,9	0,0
MZ	M	8,7	8,6	29,8	42,8	43,3	65,1	179,1	163,0	0,0
	F	0,0	0,0	0,0	12,3	28,9	7,4	0,0	13,3	92,8
MU	M	0,0	10,1	37,6	32,3	62,5	124,8	108,6	184,7	0,0
	F	0,0	11,2	0,0	8,5	21,8	12,3	0,0	22,0	0,0
RA	M	0,0	0,0	23,5	20,1	82,0	67,7	137,5	0,0	0,0
	F	0,0	0,0	12,5	0,0	14,0	45,6	68,6	52,9	0,0
VO	M	19,8	6,3	21,4	31,4	50,6	63,3	125,7	216,6	0,0
	F	0,0	0,0	21,8	14,1	22,2	19,5	23,3	36,7	0,0
WZ	M	6,9	17,4	31,2	35,1	25,9	88,4	98,2	342,8	0,0
	F	3,7	0,0	9,7	8,6	11,7	9,5	20,9	0,0	131,9
Ges.	M	8,2	16,9	29,3	32,6	40,7	50,8	83,8	135,2	200,8
	F	2,4	2,7	6,5	7,9	16,2	16,0	17,4	22,4	26,2

Für die 20-29-Jährigen weist die Detailauswertung folgende Besonderheiten nach: Die durchschnittliche Rate im Bereich der männlichen Personen dieses Alters in der Steiermark liegt bei ca. 17; hiervon heben sich der Bezirk Radkersburg mit einer Rate (und Fallzahl) von 0, sodann überraschenderweise auch die beiden Regionen Voitsberg und Mürzzuschlag mit Raten unter 10 positiv ab, während in den Bezirken Leibnitz, Deutschlandsberg, Hartberg, Judenburg und Knittelfeld mit Raten jeweils über 25 deutliche Abweichungen nach oben zu konstatieren sind. Bei den weiblichen 20-29-Jährigen sind es ebenfalls die Bezirke Knittelfeld und Judenburg, hier aber auch Murau, die mit Werten über 8 gegenüber dem Landesdurchschnitt von knapp 3 signifikant erhöhte Suizidraten aufweisen; insgesamt waren junge Erwachsene also im oberen Murtal im innersteirischen vergleich nochmals überdurchschnittlichen Suizidrisiken ausgesetzt.

Zur Kohorte der 30-39-Jährigen ist festzuhalten, dass hier die massiven Abweichungen von Raten einzelner Bezirke gegenüber dem Landesdurchschnitt bei der männlichen Bevölkerung bereits merklich seltener auftreten. Hier fällt vor allem der Bezirk Bruck/Mur durch eine vergleichsweise sehr niedrige Suizidwahrscheinlichkeit in dieser Altersklasse auf (19 vs. 29!), gefolgt von Voitsberg (21) und Fürstenfeld (24); am anderen Ende der Skala steht Feldbach mit der unerklärlich hohen Rate von 47 in dieser Altersgruppe[157], gefolgt von Murau (38), in allen anderen Bezirken sind die Abweichungen vom Durchschnitt mit weniger als 5 Zählern eher gering. Für die weibliche Bevölkerung im Alter von 30 bis 39 dagegen zeigt sich, dass insgesamt 6 Bezirke gar keine Suizide aufweisen (bei den 20-29-Jährigen sind es mit 10 Bezirken die Mehrheit, weshalb hierauf nicht näher eingegangen wurde), und damit eine deutliche Differenz zum Steiermark-Durchschnitt von 6,5 aufweisen: Deutschlandsberg, Feldbach, Fürstenfeld, Knittelfeld, Murau, Mürzzuschlag. Deutlich erhöhte Suizidraten in dieser Geschlechts-Alters-Kombination ergeben sich dagegen für die Bezirke Judenburg, Liezen und Bruck/Mur. Ein geographisches Muster ergeben diese Differenzen freilich nicht.

Für die 40-49-Jährigen ist sodann festzustellen: Eine mit 60 außergewöhnlich hohe Rate liegt im Bezirk Fürstenfeld vor; diese sollte aber angesichts der Kleinheit des Bezirks und der niedrigen Raten in den „Nachbar"-Kategorien der 30-39 und 50-59-Jährigen nicht überinterpretiert werden; ebenfalls deutlich erhöhte Rate liegen für Hartberg, Graz-Stadt und Mürzzuschlag vor; bemerkenswert niedrige Raten dagegen mit unter 20 in Bruck/Mur, Feldbach und Graz-Umgebung. Für die 40-49-jährigen Frauen weisen die Bezirke Radkersburg, Fürstenfeld und Judenburg jeweils 0 Suizidfälle im Zeitraum 2005-2009 auf, was angesichts eines Durchschnitts von 8/100.000 und Jahr trotz der Kleinheit der beiden erstgenannte Bezirke schon bemerkenswert erscheint, wenn auch – wie viele diesbezüglichen

[157] Merkwürdig sind hier v.a. auch die massiven Kontraste zu den unterdurchschnittlichen Raten in den beiden „benachbarten" Klassen der männlichen 20-29 und 40-49-Jährigen.

Abweichungen auf Bezirksebene nur schwer inhaltlich interpretierbar. Klar erhöht zeigen sich jedenfalls hier die Raten für die Bezirke Voitsberg und Mürzzuschlag.

In der nächsthöheren Altersklasse, bei den 50-59-Jährigen, zeigt sich auf Seiten der Männer nun aber tatsächlich ein auffälliges Muster auch in geographischer Hinsicht: Es erweisen sich nämlich, neben Murau als Hochrisiko-Bezirk über alle Altersklassen hinweg, überraschenderweise vor allem im Süden der Steiermark gelegene Regionen als besonders betroffen: Radkersburg, Feldbach, Leibnitz sowie Voitsberg zeigen hier klar überdurchschnittliche Suizidhäufigkeiten. Auffallend niedrig dagegen sind die männlichen Suizidraten in dieser Altersklasse in den drei Bezirken Fürstenfeld, Leoben und Knittelfeld.

Bei den 50-59-Jährigen Frauen wiederum erweisen sich die Bezirke Knittelfeld, Leoben, Mürzzuschlag und Liezen als besonders schwer von Suiziden betroffen; hier liegt also ein deutlicher geographischer Schwerpunkt in der Obersteiermark. Klar unter dem Steiermark-Durchschnitt liegen dagegen die Raten für die Bezirke Bruck/Mur, Hartberg, Deutschlandsberg und Graz-Umgebung.

Für den Bereich der 60-69-Jährigen müssen für die Männer ungewöhnlich hohe Suizidraten in den Bezirken Murau (ca. 125 !), Weiz (89 !), Fürstenfeld, Radkersburg, Mürzzuschlag, Leoben und Voitsberg konstatiert werden; eine im Vergleich außergewöhnlich niedrige Rate dagegen weist v.a. der Bezirk Knittelfeld auf, mit erheblichem Abstand gefolgt von Feldbach und Hartberg, deren Raten mit 32-33 aber immer noch weit unter dem Landesdurchschnitt von 50 liegen. Bei den Steirerinnen im Alter von 60 bis 69 zeigen sich die Suizidhäufigkeiten in den beiden südlichen Bezirken Radkersburg und Leibnitz klar erhöht (36 bzw. 46 gegenüber einem Durchschnitt von 16); niedrig dagegen die Raten in Knittelfeld (0 Suizide im Beobachtungszeitraum!), Feldbach, Judenburg und Mürzzuschlag.

Gerade die insgesamt ja durch eine sehr hohe Suizidrate belasteten Regionen Murau und Mürzzuschlag sind es auch, die in der Altersklasse der 70-79-Jährigen bei den weiblichen Bewohnern durch Suizidraten von 0 positiv hervortreten, gemeinsam mit Judenburg und gefolgt von Leibnitz mit einer Rate von 7. Demgegenüber weisen nur zwei Bezirke, nämlich Radkersburg und Hartberg, deutlich überdurchschnittliche Suizidraten für dieses Segment auf.

Bei den Männern im Alter von 70-79 hingegen erweist sich die Lage in den einzelnen Bezirken als besonders heterogen: Vier – vornehmlich südliche – Bezirke, nämlich Fürstenfeld, Leibnitz, Knittelfeld und Graz weisen Suizidraten von maximal 42 auf, und liegen damit mindestens um 50 % unter dem Gesamtdurchschnitt von 84; umgekehrt sind für 8 Bezirke Suizidraten der männlichen 70-79-Jährigen von über 90 (!) zu registrieren, die damit deutlich über dem Durchschnittswert von 84 liegen: Dies betrifft Weiz, Judenburg, Murau, Graz-Umgebung, Radkersburg, Voitsberg, Deutschlandsberg und schließlich als Spitzenreiter, Mürzzuschlag mit einer Suizidratevon fast 180!.

Damit zur letzten Alterskohorte, für die eine nähere Betrachtung der spezifischen Suizidraten auf der Ebene von Bezirken sinnvoll erscheint, den 80-89-Jährigen. Hier zeigt sich ein ähnliches, aber gegenüber den 70-79-Jährigen nochmals verschärftes Bild: An der negativen Spitze steht hier im Bereich der Männer mit einer Rate von 343 (!) der Bezirk Weiz, gefolgt von Leibnitz mit 240, Voitsberg mit 220, Murau mit 185, Judenburg mit 174 und Mürzzuschlag mit 163. Auch die Suizidraten in den Bezirken Liezen, Leoben, Deutschlandsberg und Graz-Umgebung liegen zwischen ca. 140 und 150 und sind damit als jedenfalls höchst bedenklich einzustufen, was vor allem deutlich wird, wenn sie mit den offensichtlich möglichen Raten der am wenigsten betroffenen Bezirke kontrastiert werden: In Hartberg lag die Suizidrate der Männer in dieser Altersklasse bei „nur“26 und in Graz Stadt mit 58 immerhin auch bei weniger als der Hälfte des Landesdurchschnitts von 135. Im Bezirk Radkersburg waren 2005-2009 sogar keine Suizide von Männern im Alter von 80 bis 89 zu konstatieren. Hierzu ist zwar zu bedenken, dass dieser Bezirk eine geringe Einwohnerzahl aufweist, dennoch wären bei Vorliegen einer durchschnittlichen Suizidrate auch unter den wenigen Männern im Alter 80-89 innerhalb von 5 Jahren etwa zwei Suizide zu erwarten gewesen, sodass das Nicht-Vorliegen eines einzigen nicht einfach nur als der Kleinheit des Bezirks geschuldet betrachtet werden kann.

Für die weibliche Bevölkerung im Alter von 80 bis 89 wiederum erweist sich in insgesamt fünf Bezirken, nämlich Bruck/Mur, Fürstenfeld, Hartberg, Leoben und Weiz eine Suizidrate von 0 über 5 Jahre hinweg als real möglich; wohingegen in den in diesem Segment am stärksten von Suiziden betroffenen Regionen die Suizidraten von Frauen bis über 60 klettern, wie im Falle Knittelfelds. Auch Radkersburg gehört hier mit einer Rate von 53 bemerkenswerterweise zu den besonders „belasteten“ Regionen, und auch in Graz liegt die Suizidfrequenz der hochbetagten Frauen mit 36 deutlich über dem Steiermark-Mittel von 22.

Diese sehr feingliedrigen Betrachtungen konnten nun zwar einige bemerkenswerte, auch inhaltlich interpretierbare regionale Unterschiede zeigen, die Vielzahl an starken Schwankungen der Raten auch zwischen benachbarten Altersklassen innerhalb ein- und desselben Bezirks zeigt aber vor allem auch, dass auf Bezirksebene eine Analyse von Altersklassen im Umfang von nur 10 Jahren bei Betrachtung über nicht allzu lange Zeiträume angesichts der dann doch geringen Fallzahlen ein wenig kohärentes Bild zeigt.

Aus diesem Grund werden untenstehend die Suizidraten der steirischen Bezirke nach Alter nochmals unter Bildung umfassenderer Gruppierungen betrachtet, wobei eine dreigliedrige Kategorisierung zur Anwendung kommt, wie sie bereits für die österreichweiten Vergleiche eingesetzt wurde, also eine Differenzierung in: 1) Jugendliche und jüngere Erwachsene bis 39, 2) Erwachsene im mittleren und höheren Erwerbsalter, sowie am Beginn des Pensionsalters, von 40 bis 69, 3) Senioren und Seniorinnen von 70 und mehr Jahren:

Tabelle 37: Suizidraten nach Bezirken, Alter und Geschlecht 2005-2009

	Männer			Frauen			Gesamt		
Bezirk	10-39	40-69	70+	10-39	40-69	70+	10-39	40-69	70+
Graz	17,1	40,5	52,1	3,9	11,9	27,7	10,7	25,6	36,2
BM	17,3	33,6	88,1	9,2	8,8	7,1	13,4	21,0	39,0
DL	19,8	35,8	139,9	1,7	11,4	17,3	11,0	23,6	62,7
FB	24,5	34,0	94,8	1,5	7,9	15,2	13,4	21,1	45,0
FF	13,5	48,6	38,1	0,0	8,9	10,7	6,7	28,9	20,6
GU	18,4	32,6	120,6	3,0	11,3	22,0	10,8	21,9	59,8
HB	19,7	42,1	66,9	1,5	7,9	29,0	10,9	25,1	43,5
JU	20,9	34,0	113,0	10,0	8,4	14,5	15,6	21,1	53,0
KF	35,0	24,1	106,1	3,8	13,3	33,5	20,1	18,6	61,5
LB	20,7	47,1	96,3	3,9	18,9	11,3	12,4	33,2	42,8
LE	17,4	34,3	98,0	1,9	15,6	9,1	10,0	24,7	43,2
LI	22,1	39,3	82,4	6,7	21,7	15,8	14,5	30,3	42,0
MZ	16,4	49,4	169,8	0,0	16,0	10,0	8,4	32,5	72,9
MU	16,4	65,1	126,8	3,5	13,7	8,2	10,2	39,4	54,6
RA	8,8	51,8	97,6	4,6	17,3	59,3	6,8	34,6	73,7
VO	16,1	46,0	147,4	8,5	18,3	27,0	12,4	32,1	72,7
WZ	19,0	44,4	162,6	4,7	9,8	18,7	12,0	27,3	74,5
Ges.	19,0	39,9	101,4	4,0	12,8	19,8	11,7	26,2	50,5

Bei dieser Vorgangsweise zeigt sich für das erste Segment, die männlichen Personen unter 40, eine überraschend geringe Streuung der ermittelten Suizidraten: in einem Bereich von +/-3 um den Landesdurchschnitt von 19 sind die Werte von 12 der (damals) 17 steirischen Bezirke einzuordnen; als substanziell niedriger erweisen sich nur die Suizidhäufigkeiten der Männer bis 39 in Radkersburg und Fürstenfeld mit Raten von ca. 9 bzw. ca. 14; deutlich darüber hingegen liegen die Suizidraten in diesem Fall für die Bezirke Liezen (etwas über 22), Feldbach (ca. 25) und Knittelfeld (35). Auffallend ist weiters, dass es sich bei allen Bezirken mit stark abweichenden Raten um solche mit geringeren Einwohnerzahlen handelt. Etwas anders dagegen das Bild bei der weiblichen Bevölkerung unter 40: hier liegt die Suizidrate im Landesdurchschnitt bei „nur" 4. Zwei Bezirke, nämlich Fürstenfeld und Mürzzuschlag weisen aber gar keine Suizide von Personen dieser Alters- und Geschlechtskombination im gesamten Zeitraum 2005-09 auf, und für vier weitere – Deutschlandsberg, Feldbach, Hartberg und Leoben, sind die ermittelten Raten mit unter 2 ziemlich deutlich nach unten vom Durchschnitt abgesetzt. Als deutlich überdurchschnittlich erweisen sich dagegen nur die Raten in Judenburg (10), Bruck/Mur und Voitsberg (je ca. 9).

Insgesamt muss festgehalten werden, dass auch diese Betrachtung der sehr großen Alterskategorie von 10 bis 39 keine klaren geographischen Muster erzeugt, was die innersteirische Verteilung von sehr hohen bzw. sehr niedrigen Suizidraten auf Bezirksebene betrifft. Dies ändert sich auch nicht, wenn statt der geschlechtsspezifischen die Gesamtrate der Altersklasse in den Blick genommen wird (siehe Tabelle). Das heißt, es lassen sich wohl einzelne Bezirke als besonders wenig oder besonders stark durch die Suizidalität von Jugendlichen und jüngeren Erwachsenen betroffen charakterisieren, ein „gemeinsamer Nenner" dieser Regionen ist aber einstweilen, ohne weiterführende Analysen nicht ausmachbar, und diese sind jedenfalls nicht konsequent durch geographische Nachbarschaft gekennzeichnet.

Schreitet man nun weiter zur Alterskohorte der 40 bis 69-Jährigen, so zeigt sich zunächst für den männlichen Bevölkerungsteil ein viel deutlicheres Auseinanderfallen der bezirksweisen Suizidraten, wie bei den 10 bis 39-Jährigen: Die Spannbreite umfasst hier Raten von 24 – Knittelfeld - bis 65 – Murau -, wobei sich die Daten für diese beiden Bezirke positiv und negativ eklatant von den in der Rangfolge jeweils nachfolgenden. Im Bereich der vergleichsweise niedrigen Raten ist dies eine ganze Gruppe von fünf Bezirken – Bruck/Mur, Graz-Umgebung, Feldbach, Judenburg und Leoben – mit Raten von jeweils ca. 33-34; bei den besonders hohen Raten folgen auf Murau mit deutlichem Abstand Radkersburg (52), Mürzzuschlag und Fürstenfeld (49) sowie Leibnitz und Voitsberg (46-47). Die Raten der übrigen Bezirke liegen näher bei Landesdurchschnitt von 40.

Für die weibliche Bevölkerung im Alter von 40 bis 69 ergibt sich eine relativ deutliche Abweichung vom Durchschnitt (ca. 13) nach unten in den Bezirken Feldbach, Fürstenfeld, Hartberg, Weiz, Bruck/Mur und Judenburg mit Raten jeweils von 8 bis 10, dagegen deutlich erhöhte Raten in den Bezirken Mürzzuschlag (16), Radkersburg (17), Voitsberg (18), Leibnitz (19) und Liezen (22). Auch für dieses Alterssegment lässt sich demnach aus den Suiziddaten alleine kein klares

Muster, etwa in geographischer Hinsicht, ableiten, es zeigt sich aber gerade bei den Frauen doch ein überproportionaler Anteil von Bezirken aus dem östlichen Teil der Steiermark unter jenen mit niedrigen Suizidraten.

Nun aber zu dem aufgrund der Höhe der Raten besonders wichtigen Segment der Seniorinnen und Senioren ab dem Alter von 70: Hier zeigt sich, dass bei einer gemeinsamen Betrachtung aller Personen in dieser Alterskategorie auf männlicher Seite sechs Bezirke durch erhebliche Abweichungen nach oben gegenüber dem ohnehin exorbitant hohen Steiermark-Durchschnitt in dieser Kategorie von 101 Suiziden pro 100.000 Personen und Jahr auffallen, nämlich die Regionen: Mürzzuschlag (170!), Weiz (163), Voitsberg (147), Deutschlandsberg (140), Murau (127) und Graz-Umgebung (121). Demgegenüber stehen drei Bezirke mit – im innersteirischen Vergleich - auffallend niedrigen Suizidraten bei den männlichen 70- und mehr Jährigen, nämlich Fürstenfeld (38), Graz-Stadt (52) und Hartberg (67). Die Raten der übrigen Bezirke liegen zwischen 82 (Liezen) und 113 (Judenburg). In geographischer Hinsicht fällt auf, dass die Bezirke mit den niedrigsten Suizidraten bei männlichen Senioren wiederum, neben Graz-Stadt, zwei oststeirische sind, während die mit den höchsten Raten in der Weststeiermark und den peripheren Gebieten der Obersteiermark konzentriert erscheinen.

Betreffend der steirischen Seniorinnen ab 70 wiederum zeigt die Auswertung gegenüber dem Steiermark-Durchschnitt von 20 eine enorm hohe Rate im Bezirk Radkersburg mit 59, gefolgt von Knittelfeld (34) und Hartberg, Graz-Stadt sowie Voitsberg mit Raten zwischen 27 und 29, und auf dem anderen Ende der Skala bemerkenswerterweise die Bezirke Murau, Mürzzuschlag, Bruck/Mur und Leoben mit Raten jeweils unter 10. Hier zeigt sich also, dass unter den sonst ja von hohen Suizidraten betroffenen obersteirischen Bezirken etliche im Hinblick auf Frauen im höheren Alter vergleichsweise eher geringe Suizidfrequenzen aufweisen.

3.3.6 Familienstand als Risiko- bzw. Protektivfaktor

Die Untersuchung des Familienstandes als Einflussfaktor auf Suizidalität hat in der einschlägigen Forschung lange Tradition; seit dem 19. Jahrhundert liefern die meisten Untersuchungen, wenigstens für den europäischen Raum, konvergente Ergebnisse in dem Sinn, dass der Status der Ehe – statistisch gesehen – für beide Geschlechter als Protektivfaktor gegen Suizid gewertet werden kann, während Verwitwete und Geschiedene mit höheren Suizidrisiken ausgestattet sind, auch im Vergleich zu Ledigen, v.a. dann, wenn die unterschiedliche Altersverteilung in den jeweiligen Kategorien Berücksichtigung findet (Ledige sind im Durchschnitt jünger als Verheiratete, diese jünger als Geschiedene und Verwitwete).[158]

[158] Vgl. bes. Durkheim, Der Selbstmord, S. 186-224.

Tabelle 38: Suizide nach Familienstand – Fallzahlen, Anteile, Suizidraten und relative Risiken 2005-2009 *

Familienstand	N	%	SR	RR
		Gesamt		
Ledig	348	27,5	13,7	0,50
Verheiratet	571	45,1	22,2	1,05
Verwitwet	177	14,0	38,7	1,92
Geschieden	169	13,4	48,9	2,46
Summe	1265	100	21,2	
		Männer		
Ledig	292	29,9	21,4	0,47
Verheiratet	452	46,3	35,0	1,05
Verwitwet	105	10,7	150,2	4,83
Geschieden	128	13,1	86,2	2,76
Summe	977	100	33,5	
		Frauen		
Ledig	56	19,4	4,7	0,38
Verheiratet	119	41,3	9,3	0,97
Verwitwet	72	25,0	18,6	2,29
Geschieden	41	14,2	20,8	2,40
Summe	288	100	9,5	

* Dargestellt werden approximative Relative Risiken (RR), berechnet auf Grundlage der Verteilung der Familienstände in der Bevölkerung laut Volkszählung 2001. Von 1276 erfassten Suizidfällen bleiben für diese Auswertung 11 aufgrund fehlender Angaben zum Familienstand ausgeschlossen. In den Gesamt-Suizidraten für beide Geschlechter in der Spalte „Summe" sind diese Fälle aber aus Gründen der Homogenität mit berücksichtigt.

Diese Befunde konnten auch in der steirischen Suizidstudie für die Jahre 1995 bzw. 2000 bis 2004 repliziert werden, wobei sich für verwitwete Männer ein besonders hohes Suizidrisiko zeigte (RR = 4,5 bei Nichtberücksichtigung der differenten Altersverteilungen, RR = 2 in der Alterskategorie der 30-59-Jährigen).[159] In der voranstehenden Tabelle ist zunächst die alters-indifferente Analyse der Suizidfälle nach Familienständen für den Zeitraum 2005-2009 wiedergegeben.

Wie ersichtlich, zeigt sich bei einer solchen Betrachtung auch für diese Untersuchungsperiode klar das oben schon angesprochene Muster: Das Risiko der Ledigen, an Suizid zu versterben ist derart niedriger, dass es sich bei Nicht-Berücksichtigung der Altersdifferenzen weniger als halb so hoch darstellt, als jenes der Personen anderer Familienstände. Die Relativen Risiken der Verheirateten liegen in etwa im Durchschnitt, während jene der Verwitweten und Geschiedenen – wiederum bei Nicht-Beachtung der Altersverteilung – zwei- bis zweieinhalb-mal über denen der restlichen Bevölkerung liegen, bei den männlichen Verwitweten aber sogar fünfmal so hoch!

Berücksichtigt man nun aber die Altersdifferenzen, was angesichts großer Unterschiede des durchschnittlichen Alters zwischen den verschiedenen Familienstands-Klassen sehr sinnvoll erscheint, relativieren sich diese Disparitäten aber, und kehren sich teilweise sogar um:[160] Mit den nun vorliegenden Daten für die Jahre 2005-2009 wurden die Berechnungen der Suizidraten und Relativen Risiken noch spezifischer als für die Vorgängerstudie jeweils für alle 10-Jahres-Alterskohorten durchgeführt (jedoch ohne Geschlechterdifferenzierung, um die Fallzahlen in den weniger häufigen Klassen nicht zu sehr sinken zu lassen). Ausgenommen bleiben lediglich die Unter-20-Jährigen, aufgrund des Umstandes, dass hier alle Suizidenten ledig und zudem die Fallzahl gering war, und die Kategorie der Über-90-Jährigen wurde für diesen Zweck mit den 80-89-Jährigen zusammengefasst. Wo die errechneten Suizidraten und Relativen Risiken dennoch auf sehr wenigen Fällen (0-2) beruhen, sind diese in der Tabelle in Klammern gesetzt, damit deutlich wird, dass hier eine Interpretation unterbleiben soll. Zudem sei schon an dieser Stelle darauf hingewiesen, dass die berechneten, geschlechter-indifferenten Raten für die Klasse der Verwitweten in den Altersgruppen der 70-79 und 80- und Mehrjährigen auch nur mit Vorsicht interpretiert werden dürfen, da in diesen Altersklassen sich die Unterschiede in den durchschnittlichen Lebenserwartungen von Männern und Frauen bereits deutlich zahlenmäßig auszuwirken beginnen.

[159] Watzka, Sozialstruktur und Suizid, S. 245-247.

[160] Vgl. analoge frühere Befunde, jedoch bei gröberer Altersklassifizierung, in: Watzka, Sozialstruktur und Suizid, S. 248.

Tabelle 39: Suizide nach Familienstand – Fallzahlen, Anteile, Suizidraten und Relative Risiken 2005-2009, für dezenniale Altersklassen

Familienstand	N	%	SR	RR
20-29 Jahre				
Ledig	68	90,7	11,2	2,36
Verheiratet	3	4,0	2,2	0,19
Verwitwet	1	1,3	(281,7)	(28,73)
Geschieden	3	4,0	23,9	2,46
Summe	75	100	9,9	
30-39 Jahre				
Ledig	91	57,6	27,3	2,65
Verheiratet	38	24,1	6,7	0,23
Verwitwet	0	0,0	(0,0)	(0,0)
Geschieden	29	18,4	36,1	2,54
Summe	158	100	16,0	
40-49 Jahre				
Ledig	71	35,7	56,7	3,20
Verheiratet	87	43,7	14,3	0,30
Verwitwet	2	1,0	14,7	(0,62)
Geschieden	39	19,6	39,1	1,83
Summe	199	100	23,5	
50-59 Jahre				
Ledig	28	13,5	46,2	1,62
Verheiratet	120	58,0	23,5	0,48
Verwitwet	9	4,3	24,4	0,81
Geschieden	50	24,2	62,1	2,41
Summe	207	100	30,0	
60-69 Jahre				
Ledig	32	15,1	76,0	2,36
Verheiratet	126	59,4	29,4	0,59
Verwitwet	26	12,3	29,6	0,82
Geschieden	28	13,2	67,4	2,05
Summe	212	100	35,3	
70-79 Jahre				
Ledig	11	5,3	30,9	0,72
Verheiratet	124	59,6	47,3	1,32
Verwitwet	62	29,8	35,4	0,78
Geschieden	11	5,3	48,1	1,15
Summe	208	100	42,0	
80 Jahre und mehr				
Ledig	10	5,9	53,6	0,69
Verheiratet	73	43,2	129,3	2,25
Verwitwet	77	45,6	55,0	0,50
Geschieden	9	5,3	110,6	1,49
Summe	169	100	75,7	

Außerdem bringt ein höherer Frauenanteil in der Gesamtkategorie der Verwitweten aufgrund der deutlich niedrigeren Suizidgefährdung der weiblichen Bevölkerung insgesamt notwendig eine Absenkung der ermittelten, geschlechter-unspezifischen Suizidrate im Vergleich zu jenen Altersklassen mit sich, in welchen das Zahlenverhältnis von Männern und Frauen einigermaßen ausgeglichen ist.

Nun aber zu den Ergebnissen als solchen: Die Tabelle zeigt sehr deutlich, dass sich die niedrigeren Suizidraten und –risiken der Ledigen bei altersspezifischer Betrachtung fast durchwegs ins Gegenteil verkehren, während nun der „Ehestand“ als Protektivfaktor noch viel deutlicher hervortritt. Die Suizidraten für die Verheirateten liegen in den Altersklassen der 20-29- und 30-39- Jährigen (beiderlei Geschlechts) weit unter der jeweiligen Durchschnittsraten, und die Relativen Risiken gegenüber den Nicht-Verheirateten betragen gerade einmal ca. ein Fünftel bzw. ein Viertel; ähnlich bei den 40-49-Jährigen, wo das Relative Risiko 30 % beträgt. Auch bei den Alterskohorten der 50 bis 59 und 60 bis 69-Jährigen ist das Suizidrisiko der Verheirateten gegenüber Personen anderen Familienstandes deutlich abgesenkt, und beträgt gerade einmal ca. 50 bzw. 60 %.

Bemerkenswerterweise ändert sich diese Relation aber bei den 70- und mehr-Jährigen: Hier haben verheiratete Steirer/innen umgekehrt sogar das höchste Suizidrisiko im Vergleich zu Personen anderen Familienstandes (RR=1,3 bzw. 2,3 bei den 80- und mehr-Jährigen). Es scheint plausibel, dass dieser Befund in Zusammenhang mit der im höheren Lebensalter veränderten Motivlage für suizidales Verhalten steht, da hier der Anteil der hauptsächlich aufgrund von massiven körperlichen Erkrankungen durchgeführten Selbsttötungen weit höher ist, als bei jüngeren Alterskohorten, und angenommen werden kann, dass in diesem Kontext der familiäre Rückhalt zwar immer noch einen wichtigen Schutzfaktor darstellt, jedoch einen geringeren Stellenwert hat, als bei suizidalem Verhalten, dass vorrangig durch psychische Störungen, partnerschaftliche, familiäre, soziale und ökonomische Faktoren bedingt wird.

Für die jüngeren Alterskohorten liefern diese sehr deutlich reduzierten Risiken der Verheirateten aber einen eindrucksvollen Beleg für den Wert stabiler und enger emotionaler Bindungen für den Status der psychischen Gesundheit respektive zumindest die Resilienz gegenüber letalen, selbstzerstörerischen Verhaltensweisen. Der Umstand, dass solche positiven Effekte natürlich auch aus Lebensgemeinschaften „ohne Trauschein“ resultieren, ist hierbei unbedingt zu berücksichtigen, spricht aber nicht gegen die getroffenen Feststellungen, sondern untermauert diese im Gegenteil, da ja bei einer – aufgrund der Datenlage leider nicht möglichen – exakten Eruierung auch der Suizidraten für derartige, über längere Zeiträume stabile Lebensgemeinschaften die Differenz der Suizidraten zwischen Verheirateten und in Lebensgemeinschaft befindlichen einerseits und tatsächlich alleinlebenden Ledigen noch viel deutlicher zutage treten müsste, als dies hier, bei

Gegenüberstellung der rein formal-personenstandsrechtlich definierten Gruppen der Fall sein kann. Die angesprochene Kategorie der „Ledigen“, die wie gesagt, natürlich zahlreiche in Partnerschaft ohne Ehe lebende Personen mit umfasst, weist, auch so, wie die Tabelle im Detail zeigt, bei altersdifferenzierender Analyse fast durchwegs deutlich erhöhte Suizidrisiken auf, die für die Altersklassen von 20 bis 69 zwischen etwa dem Eineinhalb- und dem Dreifachen (!) der Personen anderen Familienstandes liegen. Lediglich im Alter ab 70 sind die Ledigen gegenüber den übrigen Personen im Hinblick auf letale Suizidalität etwas besser gestellt, die Relativen Risiken weisen Werte um 0,7 auf.

Abbildung 33: Suizidraten nach Familienstand und Altersklassen 2005-2009 *

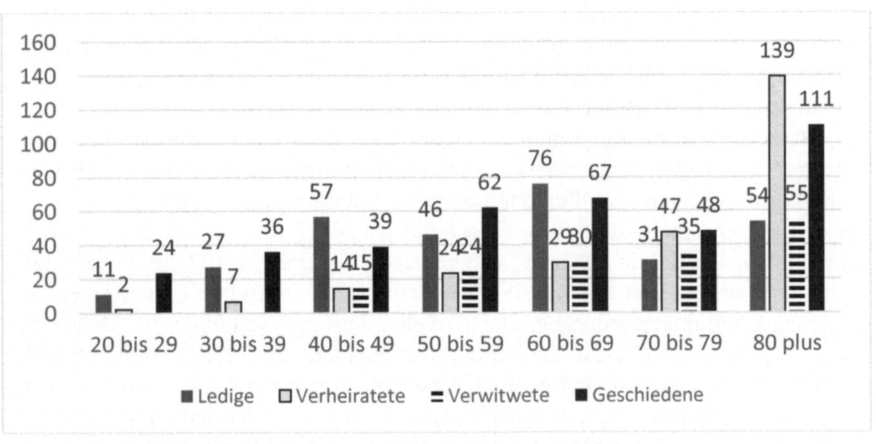

* Die Suizidraten der Verwitweten unter 40 sind wegen der extrem niedrigen Fallzahlen und damit fehlenden Aussagekraft hier nicht abgebildet

Überraschend ist dagegen, dass eine sehr genau altersdifferenzierende Betrachtung, wie sie hier vorgenommen wurde, die relativen Suizidraten der Verwitweten quer durch alle Altersklassen unter die durchschnittlichen Gesamtraten sinken lässt, im Gegensatz zu den Suizidhäufigkeiten der Geschiedenen. Diese erweisen sich in allen Altersklassen von 20 aufwärts als deutlich häufiger von Suiziden betroffen, als die Personen anderen Familienstandes, mit Ausnahme der Ledigen, für die sich ähnliche Werte zeigen: Bei den jüngeren Erwachsenen im Alter von 20 bis 29 und 30 bis 39 beträgt das Relative Risiko für die Geschiedenen ca. 2,5, ebenso bei den 50-59-Jährigen; bei den 40-49-Jährigen und 60-69-Jährigen liegt es mit 1,8 bzw. 2,0 etwas darunter, bedeutet aber immer noch ein etwa doppelt so häufiges Vorkommen von Selbsttötungen gegenüber allen anderen Familienstands-Klassen! Lediglich bei den 70- und mehr-Jährigen schwächt sich dieser Zusammenhang des Status des Geschieden-Seins mit erhöhten Suizidrisiken in den ermittelten Zahlen ab, bleibt aber immer noch sichtbar. Hier ist zudem, wie schon erwähnt, die sich verändernde Geschlechterzusammensetzung zu beachten.

Im Gegensatz zur Vorgängerstudie erlauben die für den Zeitraum 2005 bis 2009 vorhandenen Daten der amtlichen Todesursachenstatistik nun auch eine Untersuchung der Parameter Ehedauer und Altersdifferenz der Ehepartner; da sich diese Daten für die Suizidenten aber derzeit nicht solchen in der Gesamtbevölkerung gegenüberstellen lassen, und naturgemäß nur die Teilpopulation der Verheirateten betreffen, ist die Aussagekraft der entsprechenden Informationen begrenzt. Dennoch seien die grundlegenden Ergebnisse der statistischen Auswertungen hierzu hier auch kurz vorgestellt:

Hinsichtlich der Altersdifferenz der Ehepartner liegen für 551 von 571 Fällen auswertbare Daten vor, anhand derer sich ein Mittelwert von 2,4 Jahren bei einer Standardabweichung von 6,2 errechnen lässt. Eine nähere Differenzierung nach Kategorien zeigt deutlich das Muster einer, allerdings rechtssteilen Normalverteilung, wobei die „Rechtssteile" zweifellos ein Ergebnis des Zusammentreffens des Überwiegens männlicher Suizidenten mit der gesellschaftlichen Struktur der Verheiratung von im Durchschnitt etwas älteren Männern mit etwas jüngeren Frauen darstellt, und von daher nicht überrascht oder näher erklärungsbedürftig erscheint (im nachfolgenden Diagramm bedeuten positive Zahlen ein höheres Alter des Suizidenten, negative Zahlen ein höheres Alter des Ehepartners). Aufschlussreich erscheint dagegen die geringe Besetzung der Kategorien von sehr hohen Altersdifferenzen auf beiden Seiten; offenbar spielen solche sehr „ungleichen" Ehen keine besondere Rolle in der Genese von Suizidalität, zumindest was die steirische Gegenwartsgesellschaft betrifft.

Ähnliches ist für den Aspekt der Ehedauer der verheiratet gewesenen Suizidenten zu konstatieren; auch hierzu wurde für die Daten 2005-09 erstmalig eine Auswertung möglich; deren Ergebnisse untenstehend ebenfalls graphisch dargestellt werden. Eine Betrachtung der Verteilung zeigt keine besonderen Auffälligkeiten, bemerkenswert ist aber der mit 427 Personen bzw. 77 % sehr hohe Anteil an Personen mit Ehedauern von 20 und mehr Jahren unter den verheiratet gewesenen Suizidenten insgesamt, der in der Graphik auch deutlich erkennbar ist. Dies besagt natürlich noch nichts über die Ehedauer selbst als etwaigen Einflussfaktor auf Suizidalität, sondern reflektiert vor allem die mit zunehmendem Alter generell stark zunehmende Suizid-Sterblichkeit, weil ja natürlich die Ehedauer bei einmal verheirateten Personen, wenn man einmal vom Aspekt der möglichen Scheidung absieht, mit dem Lebensalter parallel ansteigt.

Abbildung 34: Altersunterschiede in vollen Jahren in den Ehen bei verheiratet gewesenen Suizidenten, 2005-2009 (Fallzahlen)

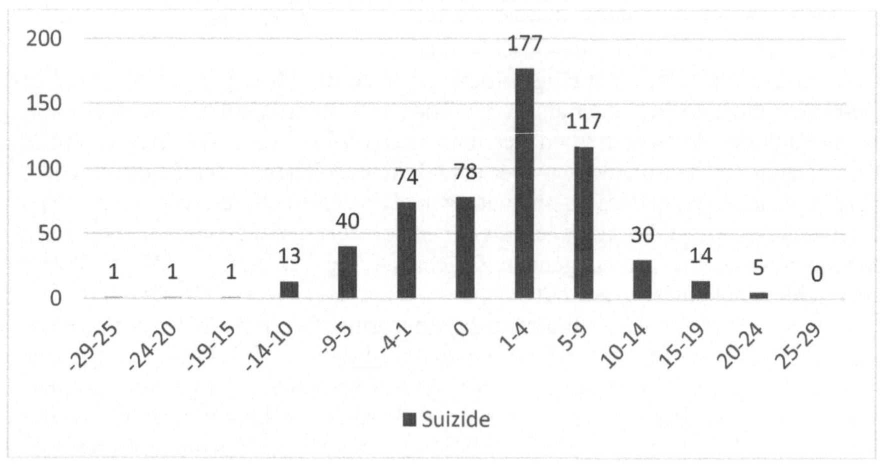

Abbildung 35: Ehedauern in vollen Jahren bei verheiratet gewesenen Suizidenten 2005-2009 (Fallzahlen)

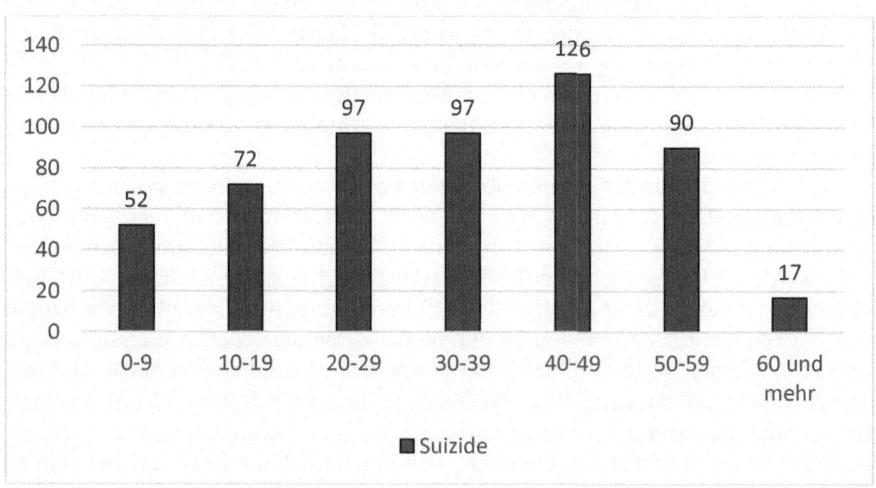

3.3.7 Partner- und Elternschaft als Risiko- bzw. Protektivfaktor

Wie schon in der Vorgängerstudie, so wurde auch bei der Erhebung zu den Suiziden 2005-2009 wieder versucht, von der durch die Einsichtnahme in die polizeilichen Akten gebotenen Möglichkeit Gebrauch zu machen, neben dem formalen Familienstand auch das reale Vorliegen bzw. Nicht-Vorliegen einer Partnerschaft bei den Suizidenten zu klassifizieren.

Tabelle 40: Partnerschaftsstatus der Suizidenten 2005-2009 (soweit bekannt)

	Männer		Frauen		Gesamt	
Status	N	Prozent	N	Prozent	N	Prozent
Alleinlebend (ohne bekannte frühere Partner)	26	5,5	9	7,6	35	5,9
Bestehende Partnerschaft	326	68,6	84	71,2	410	69,1
Ehemalige Partnerschaft	123	25,9	45	21,2	148	25,0
Summe	475	100	118	100	593	100

Die Aussagekraft der ermittelten Daten unterliegt aber durch zwei Umstände deutlichen Einschränkungen: Zum einen liegen keine verlässlichen Vergleichswerte für die steirische Gesamtbevölkerung vor; zum anderen macht sich – und zwar für den Zeitraum 2005-09 noch stärker, als für die Vorgängerperiode – der Umstand negativ bemerkbar, dass sehr viele polizeiliche Akten zu den persönlichen Lebensverhältnissen der Suizidenten sehr lapidar ausfallen. Immerhin kann für die Menge der Fälle mit vorhandenen Daten (593) festgestellt werden, dass der Anteil der Personen mit „ehemaliger Partnerschaft" – also Geschiedenen und Verwitweten ohne neue stabile Beziehung, sowie ebensolchen Personen mit früherer Lebenspartnerschaft „ohne Trauschein" – etwa in der Größenordnung der Summe der Kategorien der Verwitweten und Geschiedenen liegt (25 % versus 27 %), was plausibel ist, und dass der Anteil der tatsächlich alleinlebenden Personen („Singles") deutlich niedriger ist, als jener der „Ledigen" (bei den hierzu klassifizierten 593 Fällen nur 6 %, gegenüber fast 28 % Ledigen in der Gesamtheit der Suizidenten. Ein analog gerichtetes, wenngleich weniger deutliches Ergebnis hierzu hatte bereits die Auswertung der Daten für die Jahre 2000-2004 ergeben.[161]

[161] Vgl. Watzka, Sozialstruktur und Suizid, S. 249.

Dem steht nicht entgegen, dass das Bestehen einer, wenn auch informellen Partnerschaft aus theoretischen Gründen dennoch zweifellos als Protektivfaktor gegen Suizid gewertet werden kann, denn der Anteil der tatsächlich alleinlebenden Personen in der steirischen Gesamtbevölkerung ist unbekannt. Zu beachten ist insbesondere auch, dass ja die Suizidrisiken mit dem Lebensalter ansteigen, und naturgemäß gerade unter den Jugendlichen und jungen Erwachsenen das Single-Dasein (und zwar ohne vorangegangene dauerhafte Partnerschaft) weit häufiger anzufinden ist, als unter Erwachsenen mittleren und höheren Alters. Erwähnt sei schließlich noch, dass sich die Verteilungen der erhobenen Daten zum Partnerschaftsstatus zwischen den beiden Geschlechtern nicht wesentlich unterscheiden. Einen weiteren, sachlich für das Auftreten letaler Suizidalität ausgesprochen wichtigen Faktor stellt der Aspekt der Elternschaft dar. Zahlreiche Studien konnten (wiederum bereits seit dem 19. Jahrhundert) belegen, dass das Vorhandensein von Kindern an sich, insbesondere aber das von noch minderjährigen Nachkommen einen Protektivfaktor gegen Suizid darstellt.[162]

Es wäre also von großem Interesse, auch zu diesem Parameter verlässliche Daten für möglichst viele Suizidenten zur Verfügung zu haben; leider gibt hierzu aber die Todesursachenstatistik gar keine Auskunft, und die Angaben in den polizeilichen Akten sind zu diesem Punkt so sporadisch, dass sich eine quantitative Auswertung verbietet.[163] Immerhin erlauben die Daten der Sozialversicherungsanstalten für die dort auffindbaren Fälle eine relativ verlässliche Klassifikation zumindest für den – gegenüber der Frage, ob überhaupt Kinder vorhanden sind ohnehin wichtigeren – Bereich des Vorhandenseins von Kindern im Kinder- und Jugendalter. Aus pragmatischen Gründen wurde die Grenze hier bei einem Alter der Kinder von maximal 20 Jahren angesetzt, da bis zu diesem Mitversicherungen bei einem Elternteil noch recht häufig vorliegen und ebenso ein sozial und ökonomisch noch relativ starkes Abhängigkeitsverhältnis, auf welchem gerade der protektive Charakter der Elternschaft zu einem guten Teil zu beruhen scheint. Für die hier herangezogene Stichprobe der bei der Steiermärkischen Gebietskrankenkasse (STGKK) versichert gewesenen Suizidenten der Jahre 2005-2009 (insgesamt 444 auswertbare Fälle)[164] ergibt die Auswertung nach Vorhandensein und Anzahl mitversicherter Kinder bis maximal 20 Jahren folgende Verteilung:

Der überwiegende Teil der erfassten Suizidenten hatte keine bei ihm mitversicherten, daher im Allgemeinen auch in erster Linie von ihm (und nicht etwa dem Partner/der Partnerin) ökonomisch abhängigen Nachkommen im Kindes- bzw. Ju-

[162] Vgl. etwa Durkheim, Der Selbstmord, S. 186-224. Dieser wertet die Elternschaft als deutlich wichtigeren Protektivfaktor als die Ehe als solche.

[163] Vgl. bereits Watzka, Sozialstruktur und Suizid, S. 252.

[164] Näheres zu dieser Auswahl siehe im folgenden Abschnitt.

gendalter. Für die Gesamtheit der diesbezüglich auswertbaren Fälle von Versicherten der STGKK ergibt sich ein Anteil von ca. 90 % Personen ohne mitversicherte Kinder, bei den weiblichen Suizidenten sind es mit 93 % noch etwas mehr als bei den männlichen mit knapp 90 %. Von den übrigen hatten die meisten ein oder zwei mitversicherte Kinder, drei bilden mit nur 3 Fällen – sämtlich betreffend männliche Suizidenten – die absolute Ausnahme, noch kinderreichere Familien waren in dieser Stichprobe gar nicht betroffen.

Tabelle 41: Elternschaft der STGKK-Versicherten Suizidenten der Jahre 2005-2009; nur mitversicherte Kinder im Alter bis 20 Jahren erfasst

	Männer		Frauen		Gesamt	
Status	N	Prozent	N	Prozent	N	Prozent
0 mitvers. Kinder	291	89,5	111	93,3	402	90,5
1 mitvers. Kind	17	5,2	6	5,0	23	5,2
2 mitvers. Kinder	14	4,3	2	1,7	16	3,6
3 mitvers. Kinder	3	0,9	0	0,0	3	0,7
Summe	325	100	119	100	444	100

Tabelle 42: Elternschaft der STGKK-Versicherten Suizidenten 2005-2009; mitversicherte Kinder im Alter bis 20, Suizidenten von 20 bis 59

	Männer		Frauen		Gesamt	
Status	N	Prozent	N	Prozent	N	Prozent
0 mitvers. Kinder	130	80,7	80	86,2	180	82,2
1 mitvers. Kind	15	9,3	6	10,3	21	9,6
2 mitvers. Kinder	13	8,1	2	3,4	15	6,8
3 mitvers. Kinder	3	1,9	0	0,0	3	1,4
Summe	161	100	58	100	219	100

Beschränkt man die Auswertung auf Suizidenten im Lebensalter zwischen 20 und 60 (siehe die obige Tabelle), was für die Erfassung eines quantitativen Anteils von Personen mit Nachkommen im Kinder- und Jugendalter sicherlich sinnvoll erscheint, ändern sich die Fallzahlen in den einzelnen Kategorien der Personen mit Kindern nur wenig (d.h. es gab in der untersuchten Stichprobe kaum Suizide von Personen unter 20, die selbst bereits Eltern waren, oder von sehr spät Eltern gewordenen Personen); wohl aber natürlich die ermittelten Anteilswerte: Bei dieser Form von Berechnung stellen die Suizidenten ohne mitversicherte Kinder unter 20 aber immer noch weitaus die Majorität, mit einem Anteil von 82 %, nur ca. 18% hatten dagegen – fast durchwegs 1 oder 2 – mitversicherte Kinder.

3.3.8 Versicherungszugehörigkeit der Suizidenten

Daten der Sozialversicherungsanstalten waren ein wesentlicher Bestandteil des Erhebungsplans zu den Suiziden in der Steiermark 2005-2009; aufgrund der in der Durchführung des Forschungsvorhabens eingetretenen, erheblichen Zeitverzögerungen bis zum Erhalt ausreichend vollständiger Daten aus dem Bereich der Sicherheitsbehörden und Bezirkshauptmannschaften musste jedoch für die Fertigstellung des vorliegenden Berichts davon Abstand genommen werden, wie in der Vorgängerstudie auch Daten der kleineren Krankenversicherungsanstalten in die Analyse mit einzubeziehen, weil hierfür wiederum Erhebungsdauern in der Größenordnung mehrere Monate unumgänglich gewesen wären.[165]

Aus diesem Grund beschränken sich die in den folgenden Abschnitten präsentierten Auswertungen auf jene Suizidenten, welche im Erhebungszeitraum zumindest zeitweilig bei der Steiermärkischen Gebietskrankenkasse versichert gewesen waren. Gerade für den auf dieser Grundlage untersuchten Bereich der medizinischen, psychotherapeutischen und psychosozialen Versorgung können die auf dieser Grundlage gewonnenen Informationen sicher als einigermaßen repräsentativ für die steirische Gesamtbevölkerung gelten, da ja die Gruppe der STGKK-Versicherten den größten Anteil unter denselben stellt. Allerdings erlauben die Daten keine Aufschlüsse über bestimmte „Sondergruppen“, insbesondere Landwirte (SVB-versichert), sonstige Unternehmer (SVA-versichert) und Beamte (BVA-versichert), und es kann nicht ausgeschlossen werden, dass auch die ermittelten Gesamtverteilungen zu den einzelnen Parametern wegen der Nicht-Berücksichtigung dieser Teilpopulationen einem systematischen bias unterliegen, wenn auch dessen quantitative Ausmaße aufgrund der Majorität der STGKK-Versicherten gering einzuschätzen sind.

[165] Siehe hierzu auch Abschnitt 2.3.

Bedauerlicherweise konnten aber auch keineswegs für alle STGKK-Versicherten Suizidenten die relevanten Daten erhoben werden, denn dies hätte im Ablauf der Datengewinnung zunächst einmal das Vorhandensein sowohl von Informationen der Todesursachenstatistik wie von ausreichenden Daten der polizeilichen Akten vorausgesetzt, was trotz intensiver Bemühungen nur in 861 von 1276 insgesamt dokumentierten Suizidfällen in der Steiermark der Jahre 2005-2009 realisierbar war (67 %). Zu dieser „Bruttostichprobe" wurden von der STGKK anonymisierte Datensätze angefragt und dankenswerterweise auch zur Verfügung gestellt, bedauerlicherweise fielen hierbei weitere 126 Suizidenten gleichsam durch den Raster der anonymisierten EDV, weil zu ihnen unvollständige oder falsche Geburts- und/oder Sterbedaten vorlagen, oder auch weil die betreffenden Personen in Österreich gar nicht im Sozialversicherungssystem erfasst waren.[166]

Insgesamt konnte seitens der STGKK eine Sozialversicherungszugehörigkeit von 709 der 861 Personen im Untersuchungszeitraum erhoben werden, was 82 % entspricht. Diese verteilen sich auf die unterschiedlichen Sozialversicherungsträger wie folgt (siehe auch die Tabelle): Das Gros stellen mit 446 Personen bzw. 63 % der vorhandenen Angaben erwartungsgemäß die STGKK-Versicherten, gefolgt von jenen der Sozialversicherungsanstalt der Bauern mit einem Anteil von ca. 10 %. Die BVA-Versicherten stellen 8, die VAEB- und SVA-Versicherten jeweils 6 % der gültigen, zuordenbaren Fälle. Kleinere Anteile von 4 bzw. 3 % stellen schließlich noch jene Personen, die bei Betriebskrankenkassen bzw. Gebietskrankenkassen anderer Bundesländer versichert waren. Die Daten beziehen sich herbei stets auf den letzten erhobenen Versicherungsstatus der Suizidenten.

Die ermittelte Verteilung ähnelt damit stark jener, die in der Vorgängerstudie für die Beobachtungsjahre 2002-2004 resultierte, mit Ausnahme des Umstandes, dass der Anteil der gar nicht krankenversichert gewesenen Personen bzw. der unzuordenbaren Fälle von ca. 10 auf ca. 18 % nochmals deutlich angestiegen ist – das hat wohl die inhaltliche Bedeutung einer starken Zunahme von längerfristig aus dem Sozialversicherungssystem gefallenen Personen unter den Suizidopfern, aufgrund der nicht einwandfreien Differenzierbarkeit von definitiv nicht versichert Gewesenen und lediglich aufgrund von Datenfehlern u.ä. unzuordenbaren Fällen lässt sich ein eindeutiger Nachweis anhand der Daten aber nicht erbringen. Was die Verteilung auf die einzelnen Versicherungsanstalten angeht, so fällt auch, dass sowohl die VAEB als auch die SVB, welche bereits in der Vorgängerstudie, gemessen an der Zahl ihrer Mitglieder, hohe Suizidhäufigkeiten zu beklagen hatten, auch diesmal mit vergleichsweise hohen Fallzahlen vertreten sind.[167]

---

[166] Leider lassen sich die entsprechenden Anteile, die inhaltlich bedeutungsvoll wären, aus logischen Gründen nicht ermitteln.

[167] Vgl. Watzka, Sozialstruktur und Suizid, S. 255f.

Tabelle 43: Krankenversicherungsstatus der Suizidenten 2005-2009

Letzter Krankenversicherungsstatus	N	%	Gült. %
Steiermärkische Gebietskrankenkasse (STGKK)	446	51,8	62,9
Versicherungsanstalt für Eisenbahn und Bergbau (VAEB)	44	5,1	6,2
Versicherungsanstalt öffentlich Bediensteter (BVA)	56	6,5	7,9
Sozialversicherungsanstalt der gewerbl. Wirtschaft (SVA)	43	5,0	6,1
Sozialversicherungsanstalt der Bauern (SVB)	73	8,5	10,3
Gebietskrankenkassen anderer Bundesländer	20	2,3	2,8
Betriebskrankenkassen (BKK) Donawitz, Kapfenberg, Zeltweg, Kindberg; Krankenfürsorgeanstalt (KFA) der Landeshauptstadt Graz	27	3,1	3,8
unklar, unbekannt, nicht vorhanden	152	17,7	---
Gesamt	861	100	100

Zu bedenken ist hierbei aber, dass einerseits die genauen Versichertenzahlen für eine bestimmte Periode schwer ermittelbar sind, und andererseits die hier dargestellten Häufigkeiten unterschiedslos Erwerbstätige und Pensionisten der jeweiligen Kassen umfassen. Da weiterführende Informationen, wie schon erwähnt, nur für die STGKK-Versicherten vorliegen, und die Erwerbstätigkeit selbst einer detaillierten Differenzierung zugänglich sind, als die bloßen Versicherungszugehörigen, unterbleiben hier eingehendere Erörterungen zur letzteren Variablen. Vor einer eingehenderen Auseinandersetzung mit den Suizidhäufigkeiten in einzelnen Berufszweigen sei an dieser Stelle aber ein weiterer relativ „grober", nichtsdestoweniger aber aussagekräftiger Parameter diskutiert, jener des „Erwerbsstatus".

3.3.9 Der Erwerbsstatus als Risiko- bzw. Protektivfaktor

Unter „Erwerbsstatus“ wird hier im Einklang zum statistischen Sprachgebrauch die Differenzierung in Arbeitnehmer, Selbständige, Pensionisten (Rentner), in Ausbildung Befindliche, Haushaltsführende Personen und (meist unfreiwillig) Beschäftigungslose (Arbeitslose und Sozialhilfeempfänger) verstanden, wobei die Kategorie der Selbständigen noch näher differenziert wird in selbständige Land- und Forstwirte sowie Unternehmen im sekundären und tertiären Sektor.

Informationen zu diesem Parameter liefern sowohl die polizeilichen Ermittlungsakten, als auch die Daten der Steiermärkischen Gebietskrankenkasse, wobei letztere aber auf deren Versicherte beschränkt sind. Umgekehrt haben die Informationen der Polizeiakten für diesen Bereich den Nachteil, sehr unvollständig zu sein, da sie für lediglich 683 von insgesamt 1276 Fällen (54 %) vorliegen. Die tatsächlichen Zahlen für die Gesamtheit der Suizidenten sind daher nur durch eine Hochrechnung schätzbar,[168] ebenso die daraus resultierenden, geschätzten Suizidraten für die einzelnen Erwerbskategorien. Die entsprechenden Ergebnisse sind demgemäß bereits grundsätzlich mit entsprechenden Unsicherheiten behaftet. Inhaltlich gesehen, im Hinblick auf die Usancen der Protokollierungen von Berufsbezeichnungen in polizeilichen Protokollen, ist insbesondere für die Kategorien der Landwirte/innen und Schüler/innen eine gewisse Überschätzung anzunehmen, da es sich hier um „auffällige“ und relativ leicht zuordenbare Erwerbskategorien handelt, für die Kategorie der ausschließlich haushaltsführenden Personen sowie jene der aktiven Arbeiter/innen und Angestellten dagegen ist eine Unterschätzung sehr wahrscheinlich, weil es sich um „unauffällige“ Kategorien handelt. Dasselbe gilt für *weibliche* Beschäftigungslose. Dieser Aspekt ist in der nachfolgenden Tabelle bei der geschätzten Raten zu den betreffenden Kategorien mit (-) für Überschätzung bzw. (+) für Unterschätzung gekennzeichnet.

Betrachtet man die ermittelten Ergebnisse zunächst im Vergleich zu jenen der Erhebung für den Zeitraum 2000-2004, so zeigt sich, dass trotz der angesprochenen Unsicherheiten aufgrund relativ vieler fehlender Daten die Überstimmung mit den auf vollständigerer Grundlage gewonnenen Zahlen für diesen ersten Zeitraum beträchtlich ist: Wiederum erweisen sich hinsichtlich des Erwerbsstatus allen voran beschäftigungslose Personen als Hochrisikogruppe für Suizide. Diese Kategorie umfasst Arbeitslose, aber auch nicht mehr arbeitssuchend gemeldet Personen im erwerbsfähigen Alter, die weder über ein Erwerbseinkommen noch einen anderen gesicherten Lebensunterhalt verfügen (z.B. Berufsunfähigkeitspension).

[168] In der nachfolgenden Tabelle vorgenommen mittels einer Zurechnung der Fälle mit unbekanntem Erwerbsstatus auf jene mit bekanntem gemäß den ermittelten Proportionen der letzteren.

Tabelle 44: Suizide nach Erwerbsstatus – Fallzahlen, Anteile und geschätzte spezifische Suizidraten 2005-2009 gemäß Aktenanalyse *

	Fallzahl emp.	Prozent	Fallzahl gesch.	MW Alter	Anzahl in Bevölkerung lt. VZ 2001	geschätzte Suizidrate
Gesamt						
Pensionist/in	433	63,4	812	72	286.613	56,7
Haushaltsführende	6	0,9	12	52	95.405	2,5 (+)
Beschäftigungslose/r	60	8,8	110	39	37.756	58,3
Schüler/in/Student/in	19	2,8	35	20	59.283	11,8 (-)
aktiv Selbstständige/r	23	3,4	42	49	40.951	20,5
aktive/r Landwirt/in	21	3,1	39	51	24.011	32,5 (-)
aktive/r Arbeiter/in	61	8,9	112	40	205.516	10,9 (+)
aktive/r Angestellte/r	45	6,6	84	43	261.154	8,6 (+)
aktive/r Beamter/in	15	2,2	28	48		
Summe	683	100	1274	---	----	----
Männer						
Pensionisten	322	59,7	586	73	132.593	88,4
Haushaltsführende	0	0,0	0	--	957	0,0 (+)
Beschäftigungslose	54	10,0	98	39	18.167	107,9
Schüler und Studenten	17	3,2	31	20	27.064	22,9 (-)
aktive Selbstständige	21	3,9	38	50	26.879	28,3
aktive Landwirte	19	3,5	35	52	11.673	60,0 (-)
aktive Arbeiter	58	10,8	106	40	138.113	15,3 (+)
aktive Angestellte	35	6,5	64	44	126.652	13,9 (+)
aktive Beamter	13	2,4	24	47		
Summe	539	100	982	---	----	----
Frauen						
Pensionistinnen	111	77,1	226	71	154.020	29,3
Haushaltsführende	6	4,2	12	52	94.448	2,5 (+)
Beschäftigungslose	6	4,2	12	39	16.191	14,8 (-)
Schüler-/Studentinnen	2	1,4	4	18	32.219	2,5 (-)
aktive Selbstständige	2	1,4	4	42	14.072	5,7
aktive Landwirtinnen	2	1,4	4	48	12.338	6,5 (-)
aktive Arbeiterinnen	3	2,1	6	43	67.403	1,8 (+)
aktive Angestellte	10	6,9	20	39	134.502	3,6 (+)
aktive Beamtinnen	2	1,4	4	53		
Summe	144	100	292	---	----	----

* Insgesamt 5 Fälle, in denen zwar bekannt war, dass es sich um aktive Arbeitnehmer handelte, nicht aber, ob um Arbeiter oder Angestellte wurden hier aliquot dem Verhältnis dieser beiden Gruppen zueinander aufgeteilt. Für die Berechnung der Suizidrate wurde nur die Schülerzahl ab 15 als Referenz herangezogen. Die Kategorie „PensionistInnen" beinhaltet für die Gesamtbevölkerung auch Personen, die gemäß Volkszählung als „andere Einkommensbezieher" geführt wurden.

Auszugehen ist von etwa 110 Suiziden von Personen aus dieser Gruppe in den Jahren 2005-2009 in der Steiermark, was einer Suizidrate von ca. 58 entspricht. Ähnlich hoch ist sonst nur die Suizidrate der Pensionisten/innen mit 57 zu veranschlagen, wobei hier aber das weitaus höhere Lebensalter zu berücksichtigen ist (siehe dazu die Spalte mit den Mittelwerten je Erwerbskategorie in der Tabelle). Besonders drastisch stellt sich aber – auch hier eine Parallele zu den Ergebnissen für die Vorgängerperiode – die Situation für die männlichen Beschäftigungslosen dar;[169] hier ergibt die Hochrechnung der bekannten Daten auf die Gesamtzahl der Suizide eine Suizidrate von über 100 (!), da von etwa 100 beschäftigungslos gewesenen männlichen Suizidenten im Verlauf von 5 Jahren, bei einer Anzahl von ca. 20.000 zu einem gegebenen Zeitpunkt im Erhebungszeitraum beschäftiglos gewesenen Personen männlichen Geschlechts in der Steiermark, auszugehen ist.

Demgegenüber ist die errechnete Rate von 15 für weibliche Beschäftigungslose, auch wenn sie als unterschätzt gelten muss, weil ‚weibliche' Beschäftigungslosigkeit viel weniger auffällt als männliche, und eigentlich wohl höher zu veranschlagen ist, in jedem Fall deutlich niedriger.

Dasselbe gilt allerdings für nahezu alle Erwerbskategorien; für die selbständigen Landwirte ergibt sich eine hochgerechnete Gesamtrate von 32-33, während die für die männlichen Landwirte bei 60 liegt, jene für Landwirtinnen aber bei nur 7. Auch hier dürfte die männliche Rate etwas zu hoch (und vielleicht auch die weibliche zu niedrig) angesetzt sein; in jedem Fall müssen aber aktive männliche Landwirte weiterhin als eine besondere Risikogruppe für Suizide angesehen werden. Etwas abgeschwächt gilt das auch für aktive Selbständige außerhalb der Landwirtschaft. Hier liegt die geschätzte spezifische Suizidrate für die Männer bei 28, gegenüber lediglich 14-15 bei den aktiven Arbeitnehmer – eine Differenz, die ebenfalls zu groß ist, um bei einer Berücksichtigung etwaiger Untererfassung der letzteren völlig zu verschwinden. Auch für die weiblichen aktiven Selbständigen liegt die errechnete Rate mit knapp 6 Suiziden pro 100.000 Personen und Jahr deutlich über jener ihrer Pendants bei den Arbeitnehmerinnen (2-4). Dasselbe gilt dann natürlich auch für die geschlechter-unspezifische Gesamtrate, von sich Werte von über 20 und gerade einmal 9-11 gegenüberstehen.

Innerhalb der Arbeitnehmer zeigt sich wiederum eine höhere Suizidhäufigkeit bei Arbeitern gegenüber Angestellten und Beamten, allerdings fällt die Differenz im Vergleich zu den Ergebnissen für den Zeitraum 2000-2004 schwach aus, zumindest unter Zugrundelegung der hier diskutierten Daten der polizeilichen Ermittlungsakten. Die entsprechenden, verlässlicheren Daten der Steiermärkischen Gebietskrankenkasse seien sogleich vorgestellt. Zuvor sei bemerkt, dass die ermittelten Suizidraten für die Gruppe der Schüler/innen und Studenten/innen natürlich

[169] Vgl. Watzka, Sozialstruktur und Suizid, S. 260f.

vorwiegend aufgrund des niedrigen Lebensalters durch ihre geringe Höhe hervorstechen. Wie schon bemerkt, ließen sich detailliertere Sozialversicherungsdaten für die Erhebungsperiode 2005-2009 lediglich für den Bereich der STGKK erheben, und hier nur für einen, wenn auch beträchtlichen Teil der Versicherten.[170] Für die so zustande gekommene „Gesamtheit" von 446 Suizidfällen von STGKK-Versicherten ergibt die Auswertung folgendes Bild:[171]

Tabelle 45: Letzter Erwerbsstatus der STGKK-versichert gewesenen Suizidenten 2005-2009

Letzte Versichertenkategorie	Männer		Frauen		Gesamt	
	N	%	N	%	N	%
aktive/r Arbeiter/in	70	21,7	11	9,2	81	18,3
aktive/r Angestellte/r	27	8,4	16	13,3	43	9,7
arbeitslose/r Arbeiter/in	27	8,4	2	1,7	29	6,5
arbeitslose/r Angestellte/r	4	1,2	0	0,0	4	0,9
pensionierte/r Arbeiter/in	141	43,7	50	41,7	191	43,1
pensionierte/r Angestellte/r	26	8,0	22	18,3	48	10,8
Angehörige aktiver Arbeitnehmer	11	3,4	6	5,0	17	3,8
Angehörige Arbeitsloser	2	0,6	0	0,0	2	0,5
Angehörige von Pensionisten	2	0,6	6	5,0	8	1,8
sonstige Versicherte (z.B. Selbstversicherte)	5	1,5	1	0,8	6	1,4
Nicht mehr versichert gewesene, ehemalige Versicherte	8	2,5	6	5,0	14	3,2
Gesamt	323		120		443	

Auch diese Daten zeigen zunächst die Majorität der Pensionisten und Pensionistinnen unter den Suizidenten, ein erwartbares Ergebnis. Bemerkenswert ist aber der sehr deutliche Überhang von pensionierten Arbeiterinnen und Arbeitern vor pensionierten Angestellten beiderlei Geschlechts unter den Suizidenten trotz des Umstandes, dass die Versicherten beider sozialversicherungsrechtlichen Kategorien in Österreich großteils bei den jeweiligen Gebietskrankenkassen versichert

[170] Siehe dazu die näheren Darlegungen weiter oben.

[171] Die Angaben zu „Angehörigen" in der Tabelle meinen stets Personen ohne eigenes Erwerbseinkommen, die bei anderen Versicherten mitversichert waren. Drei Fälle waren nicht klassifizierbar.

sind (im Gegensatz zu Selbständigen, aber auch Beamten). Das Verhältnis der erfassten Suizidfälle der beiden Gruppen beträgt etwa 4:1. Dies zeigt trotz der oben erwähnten Unsicherheiten aufgrund von fehlenden Daten zu etlichen Fällen, dass pensionierte Arbeiter – zumindest 2005-2009 – ein weit höheres Suizidrisiko aufweisen, als pensionierte Angestellte, da das Verhältnis der Gruppen in der Gesamtbevölkerung etwa bei 2:1 liegt! [172] Eine analoge Differenz war schon in der Pilotstudie ermittelt worden, jedoch lag da, bei deutlich vollständigerer Datensammlung, die spezifische Suizidrate der pensionierten Arbeiter/innen „nur" etwa ein Viertel über jener der pensionierten Angestellten.

Weiters erhellt aus den Sozialversicherungsdaten zu den jeweils letzten erfassten Versichertenkategorien der dann durch Selbsttötung Verstorbenen, dass eine analoge Kluft auch zwischen den aktiv erwerbstätigen Arbeitern und Angestellten sowie zwischen den arbeitslosen Arbeitern und Angestellten besteht – bei jedem „Vergleichspaar" liegt die Zahl der erfassten Fälle bei den Arbeitern weit höher. Betreffend die aktiv gewesenen Arbeitnehmer zeigt ein Blick auf die Volkszählungsdaten von 2001 etwa ein Verhältnis von ca. 45:55 zwischen Arbeitern und Angestellten für die gesamte steirische Bevölkerung, unter den Suizidenten beträgt das Verhältnis dagegen ca. 2:1 – was für ein gegenüber den Angestellten mehr als doppelt so hohes Sterberisiko bei Arbeitern spricht.

Hinzuweisen ist aber darauf, dass diese Relation für die Gesamtzahlen nicht mehr zutrifft, wenn man eine geschlechterdifferenzierende Betrachtung anwendet, denn da zeigen sich die Arbeiterinnen gegenüber ihren angestellten Geschlechtsgenossinnen keineswegs überrepräsentiert, während bei den männlichen Arbeitern in etwa das für die Gesamtheit konstatierte Verhältnis zum Tragen kommt.

Besonders deutlich stellt sich aber das Übergewicht der Arbeiter unter den arbeitslosen Suizidenten dar (siehe Tabelle). Zu betonen ist weiters aber auch, dass der – angesichts vieler fehlender Daten leider nicht genau quantifizierbare – Anteil der zuletzt arbeitslos Gewesenen Personen unter den Suizidenten der Jahre 2005-2009, rechnet man hier auch die gar nicht mehr versichert gewesenen hinzu, sehr hoch sein muss, wenn selbst das recht unvollständige sample mit seitens der STGKK eruierbaren Versicherungsdaten einen Anteil von über 10 % aufweist (zum Vergleich: für den Erhebungszeitraum 2002-2004 ergab sich auf Basis vollständigerer Ausschöpfung der Gesamtheit ein Anteil von ca. 12 %).[173]

Einen Pluspunkt hinsichtlich der Datenlage stellt für die Erhebungsperiode 2005-2009 aber der Umstand dar, dass es nun – freilich nur für die näher dokumentierten 446 Fälle von STGKK-Versicherten – auch möglich ist, neben der jeweils letzten Versichertenkategorie etwaige Veränderungen derselben in den letzten Jahren vor dem Suizid zu eruieren, was insbesondere für die Frage nach dem

[172] Vgl. Watzka, Sozialstruktur und Suizid, S. 264f.
[173] Vgl. ebd., S. 263.

Vorliegen von Arbeitslosigkeit bzw. Beschäftigungslosigkeit (gemessen über den Status als „Unversichert“) relevant erscheint:

Analysiert man die Daten zu den besagten Suizidenten dahingehend, ob in den letzten 3 Jahren vor dem Suizid einmal Arbeitslosigkeit oder überhaupt ein „Herausfallen“ aus der Krankenversicherung wegen andauernder Beschäftigungslosigkeit und fehlender anderem Versicherungsanspruch (Pension, Selbstversicherung, Mitversicherung) vorlag, so ergibt sich, dass dies nur bei 331 *nicht* der Fall war, was 75 % von 444 auswertbaren Fällen entspricht, während umgekehrt 113 der späteren Suizidenten, also etwa ein Viertel (!) zumindest einmal, häufig aber mehrfach als arbeits- und/oder versicherungslos registriert waren. Die Zahlen reichen in Einzelfällen bis hin zu sechs Meldungen als arbeits- bzw. versicherungslos innerhalb der besagten drei Jahre, was bemerkenswert ist, wenn man sich vor Augen führt, dass jede derartige Eintragung nach der 1. jeweils nur zustande kommt, wenn dazwischen ein Beschäftigungs- bzw. Versicherungsverhältnis vorgelegen hat und wieder beendet wurde. Die entsprechenden Häufigkeiten sind nachfolgend wiederum sowohl in ihrer Gesamtheit, als auch geschlechterspezifisch tabellarisch zusammengestellt:

Tabelle 46: Häufigkeiten von Nennungen späterer Suizidenten als arbeits- bzw. krankenversicherungslos; STGKK-Versicherte 2005-2009

Anzahl Nennungen	Männer		Frauen		Gesamt	
	N	%	N	%	N	%
0	232	71,6	99	82,5	331	74,5
1	37	11,4	13	10,8	50	11,3
2	17	5,2	4	3,3	21	4,7
3	22	6,8	3	2,5	25	5,6
4	7	2,2	1	0,8	8	1,8
5	5	1,5	0	0,0	5	1,1
6	4	1,2	0	0,0	4	0,9
Summe	324	100	120	100	444	100

Sichtbar wird so insbesondere, dass das Phänomen häufiger Veränderungen der Arbeitsverhältnisse mit anschließenden Arbeits- und Versicherungslosigkeiten unter den späteren Suizidenten vorwiegend männliche STGKK-Versicherte betraf, indem von diesen 17 % mindestens zwei Phasen von Arbeits- oder Versicherungslosigkeit in den letzten drei Lebensjahren aufwiesen, während der Anteil unter den Suizidentinnen nur bei 6 % lag.

Insgesamt muss zu den aus der Untersuchung der Angaben zum Erwerbsstatus folgenden Resultaten festgehalten werden, dass einerseits die Arbeits- und Beschäftigungslosen, andererseits Land- und Forstwirte sowie Selbständige insgesamt als besondere Risikogruppen für Selbsttötungen gelten müssen, und dass Arbeiter ein höheres Risiko aufweisen als Angestellte. Alle diese aus den Daten für 2005-2009 gewonnenen Befunde sind analog zu jenen für den Zeitraum 2000-2004 und untermauern damit die Gültigkeit der betreffenden Zusammenhänge unabhängig von kurzfristigen Schwankungen.

3.3.10 Die Art der Berufstätigkeit der Suizidenten

Selbstverständlich wurde auch für den Erhebungszeitraum 2005-2009 wieder versucht, über die soeben dargestellte „Grobklassifikation“ nach Versicherungsstatus hinaus Aufschlüsse zu den Berufstätigkeiten der Suizidenten zu gewinnnen. Allerdings erwiesen sich die Angaben der vorhandenen polizeilichen Akten zu diesem Punkt für die neue Erhebungsperiode als noch lückenhafter, als für jene davor,[174] was zusammen mit der schon mehrfach beklagten, hohen Ausfallsrate nicht einsehbar gewesener Akten dazu führte, dass nur für eine Minorität der Fälle diesbezügliche Informationen verfügbar wurden. Eine inhaltliche Interpretation zu den einzelnen, detaillierten Berufsgruppen[175] erscheint auf dieser Grundlage wenig reliabel und unterbleibt daher an dieser Stelle. Einige Aussagekraft kann aber wohl immerhin trotz der unvollständigen Datenlage den Ergebnissen für größere Cluster von Berufsgruppen zukommen (in der Pilotstudie dargestellt im Abschnitt „Berufsposition“[176]), und hier insbesondere den für die noch erwerbstätig gewesenen Suizidopfer ermittelten Ergebnissen, da für diese wiederum grundsätzlich ein Vergleich mit Daten zur steirischen Gesamtbevölkerung möglich ist. Nachfolgend sind zunächst die ermittelten Zahlenwerte für alle jemals berufstätig Gewesenen zumindest angeführt.

Wie aus der Tabelle zuallererst ersichtlich wird, fehlen insbesondere für die weiblichen Suizidenten Angaben zur aktiven bzw. ehemaligen Berufstätigkeit fast völlig – offenbar wurde es bei jenen noch weit seltener, als bei den männlichen Suizidopfern für erwähnenswert gefunden, welchem Erwerb sie nachgegangen waren.

---

174 Vgl. Watzka, Sozialstruktur und Suizid, S. 268. Für die Jahre 2000 bis 2004 konnten immerhin zu 516 von insgesamt 1404 Suizidfällen Informationen zur Berufstätigkeit von aktiv oder ehemals Erwerbtätig gewesenen Suizidenten erfasst werden, was einer Quote von 37 % entspricht. Für die Jahre 2005 bis 2009 lag diese Quote nur bei 294 von 1276 bzw. 23 %.

175 Für die Periode 2000 bis 2004 vgl. die Ergebnisse in: Watzka, Sozialstruktur und Suizid, S. 268f.

176 Vgl. ebd., S. 278-282.

Tabelle 47: Berufspositionen der Suizidenten 2005-2009, klassifiziert nach ISCO – alle Angaben (aktive und ehemalige Berufstätige)

Berufspositionsklasse	Männer		Frauen		Gesamt	
	N	%	N	%t	N	%
I-A Leitende Beamte, Akademiker (ISCO 11 u. 2)	10	3,8	0	0,0	10	3,4
I-B Unternehmer und Manager (ISCO 12/13)	24	9,2	2	6,1	26	8,8
II-A Fachangestellte mit höherem Abschluss/Position (ISCO 3)	44	16,9	11	33,3	55	18,7
II-B Büro- und kaufmännische Angestellte (ISCO 4)	11	4,2	5	15,2	16	5,4
III-A Andere Dienstleister incl. Militär (ISCO 5 u. 0)	21	8,0	9	27,3	30	10,2
III-B Land- und Forstwirte, einschlägige Fachkräfte (ISCO 6)	36	13,8	5	15,2	41	13,9
III-C Facharbeiter, Handwerker, Bergarbeiter (ISCO 7)	61	23,4	0	0,0	61	20,7
IV Fabrik- u. Hilfsarbeiter, Hilfskräfte (ISCO 8 u. 9)	54	20,7	1	3,0	55	18,7
Summe	261	100	33	100	294	100

Tabelle 48: Berufspositionen der Erwerbspersonen unter den Suizidenten gemäß Aktenanalyse 2005-2009, klassifiziert nach ISCO

Berufspositionsklasse	Männer		Frauen		Gesamt	
	N	%	N	%t	N	%
I-A Leitende Beamte, Akademiker (ISCO 11 u. 2)	5	3,2	0	0,0	5	3,0
I-B Unternehmer und Manager (ISCO 12/13)	20	13,0	0	0,0	20	11,8
II-A Fachangestellte mit höherem Abschluss/Position (ISCO 3)	18	11,7	3	20,0	21	12,4
II-B Büro- und kaufmännische Angestellte (ISCO 4)	9	5,8	4	26,7	13	7,7
III-A Andere Dienstleister incl. Militär (ISCO 5 u. 0)	14	9,1	5	33,3	19	11,2
III-B Land- und Forstwirte, einschlägige Fachkräfte (ISCO 6)	21	13,6	2	13,3	23	13,6
III-C Facharbeiter, Handwerker, Bergarbeiter (ISCO 7)	32	20,8	0	0,0	32	18,9
IV Fabrik- u. Hilfsarbeiter, Hilfskräfte (ISCO 8 u. 9)	35	22,7	1	6,7	36	21,3
Summe	154	100	15	100	169	100

Es sei daher an dieser Stelle wegen des Ausmaßes der Unvollständigkeit ausdrücklich davor gewarnt, die dargestellten Daten im Hinblick auf *Geschlechterdifferenzen* überhaupt zu interpretieren. Hinsichtlich der geschlechter-unspezifischen Daten lässt sich immerhin ablesen, was auch aus den Angaben zum Erwerbsstatus bereits erhellte, nämlich dass Arbeiter unter den Suizidenten häufiger vertreten sind, als Angestellte, und dass eine auffällig hohe Zahl von Landwirten unter den Suizidopfern auszumachen ist. Untenstehend wird sodann aber auch die aussagekräftigere Verteilung ausschließlich für die Erwerbspersonen wiedergegeben. Auch für diese zeigt die Tabellierung nach Geschlecht zunächst nur, dass aufgrund der geringen Fallzahl über die Berufsverteilung unter den weiblichen Suizidenten keine verlässliche Aussage getroffen werden kann, ein Problem der Datengrundlage, dass, wenn auch etwas weniger ausgeprägt, schon für die Erhebungsperiode 2000 bis 2004 zu bemerken war.[177] Für die männlichen Suizidenten (und damit auch für die Gesamtheit der erwerbsfähig gewesenen Suizidenten) zeigen die vorhandenen Daten dagegen eine Verteilung, die von jener für 2000 bis 2004[178] doch abweicht: Insbesondere erscheinen Unternehmer und höhere Angestellte, aber auch einfache Dienstleister stärker unter den Suizidenten repräsentiert, Facharbeiter, Fabrikarbeiter, Beamte und Akademiker dagegen geringer. Ob diese Unterschiede aber auf realen Veränderungen beruhen, oder nur einem noch stärker selektiven sample von vorhandenen Berufsangaben in den polizeilichen Akten geschuldet sind, lässt sich nicht feststellen, sodass die Frage nach Veränderungen in den spezifischen Suizidraten einzelner Berufsgruppen-Cluster auf Grundlage der Polizeiakten-Analyse für 2005-2009 nicht seriös beantwortbar ist. Immerhin sind aber gewisse Konstanten erkennbar, vor allem der weiterhin konstant hohe Anteil der Land- und Forstwirte.

Bedauerlicherweise können auch die seitens der STGKK zur Verfügung gestellten Sozialversicherungsdaten für diesen Punkt keinen echten Ersatz liefern, da diese im Hinblick auf die Berufstätigkeit neben der oben bereits behandelten, groben Klassifikation nach „Erwerbsstatus" (Arbeiter/Angestellter, aktiv oder nicht usw.) lediglich eine ÖNACE-Klassifikation der Betriebe beinhalten, in welchen die betreffenden Personen berufstätig waren. Ist schon eine statistische Gleichsetzung der entsprechenden Daten mit der tatsächlichen Art der Berufstätigkeit der Personen problematisch und mit Verzerrungen behaftet (so kann z.B. eine in einem metallverarbeitenden Betrieb tätige Person anstellte eines Metallarbeiters eine Sekretärin sein), so verschärfen sich die Unwägbarkeiten noch mit dem auch hier gegebenen, erheblichen Unvollständigkeitsgrad der ÖNACE-Daten selbst, die nur für 170 von 446 STGKK-Versicherten vorliegen. Diese vorhandenen Daten

[177] Vgl. Watzka, Sozialstruktur und Suizid, S. 282.
[178] Vgl. ebd., S. 279-282.

seien aber nachfolgend zumindest angeführt. Zu beachten ist, dass selbständig Erwerbstätige, aber auch Arbeitnehmer in bestimmten Erwerbszeigen, in denen gesonderte Krankenkassen bestehen (z.B. Bergbau und Eisenbahn, große Betriebe der Stahlerzeugung), von vornherein in den Daten nicht repräsentiert sein können.

Tabelle 49: Zugehörigkeit der STGKK-versichert gewesenen Erwerbspersonen unter den Suizidenten zu Betriebszweigen nach ÖNACE (V. 2008)*

ÖNACE-Klasse	N	%
Abschnitt A: Land- und Forstwirtschaft – (01-03)	2 **	1,2
Abschnitt B: Bergbau –(05-09)	0 **	0,0
Abschnitt C: Herstellung von Waren – (10-33)	48	28,2
Abschnitt D: Energieversorgung –(35)	1 **	0,6
Abschnitt E: Wasserversorgung, Abfallentsorgung u.a. –(36-39)	0 **	0,0
Abschnitt F: Bau – (41-43)	16	9,5
Abschnitt G: Handel (incl. KFZ-Reparatur) –(45-47)	17	10,0
Abschnitt H: Verkehr und Lager –(49-53)	13	7,7
Abschnitt I: Beherbergung und Gastronomie –(55-56)	10	5,9
Abschnitt J: Information und Kommunikation –(58-63)	2 **	1,2
Abschnitt K: Finanz- und Versicherungsdienstleistungen –(64-66)	9	5,3
Abschnitt L: Grundstücks- und Wohnungswesen – (68)	1 **	0,6
Abschnitt M: Freiberufliche, wissenschaft., technische Dienstl. – (69-75)	7	4,1
Abschnitt N: sonstige wirtschaftl. Dienstleistungen –(77-82)	18	10,6
Abschnitt O: Öffentliche Verwaltung, Verteidigung, Sozialvers. – (84)	19	11,2
Abschnitt P: Erziehung und Unterricht – (85)	0 **	0,0
Abschnitt Q: Gesundheits- und Sozialwesen – (86-88)	3 **	1,8
Abschnitt R: Kunst, Unterhaltung, Erholung – (90-93)	0 **	0,0
Abschnitt S: Sonstige Dienstleistungen – (96)	1 **	0,6
Abschnitt T: Privathaushalte (Subsistenz, Hauspersonal) – (97-98)	1 **	0,6
Abschnitt U: Exterritoriale Organisationen – (99)	0 **	0,0
Summe	170	100

* In Klammern sind die jeweiligen Nummern der Detailklassifikation angegeben.

** Für die Interpretation sind hier die hohen Anteile von Nicht-GKK-Versicherten unter den Angehörigen der betreffenden Erwerbszweige unbedingt zu beachten!

3.3.11 Wechsel des Versicherungsstatus der Suizidenten

So schwierig sich wegen der Unvollständigkeit der Daten der Suizidenten die Interpretation zu Merkmalen mit derart vielen Ausprägungen, wie der Art der Berufstätigkeit erweist, erscheint es für Merkmale mit nur wenigen Ausprägungen bzw. Skalierbarkeit nach Intervallen doch möglich, auch aus den vorhandenen Daten solide Informationen abzuleiten.

Interessant ist diesbezüglich eine Auswertung nicht nur nach der Häufigkeit des Auftretens von Arbeits- bzw. Beschäftigungslosigkeit, wie weiter oben schon vorgenommen, sondern auch eine Betrachtung der Frequenz des Wechsels des Versicherungsstatus als solchen, da dieser ja in den meisten Fällen eine erhebliche Veränderung der Lebenssituation besagt, auch wenn nicht Beschäftigungslosigkeit eintritt, sondern z.B. ein Wechsel des Arbeitsverhältnisses, der Übertritt von der aktiven Erwerbstätigkeit in die Pension, von einer Mitversicherung in die aktive Erwerbstätigkeit o.ä.

Betrachtet man die vorliegenden Daten der STGKK dahingehend, zeigt sich, dass die 446 hier erfassten Suizidenten im Durchschnitt 2,2 Einträge zum Versichertenstatus in den letzten 3 Jahren ihres Lebens aufwiesen, durchschnittlich also *eine* diesbezügliche Veränderung eintrat. Eine Berechnung der Häufigkeiten als solcher zeigt weiters aber, dass 57 % der Suizidenten hiervon nicht betroffen waren, indem für die jeweils 3 letzten Lebensjahre nur ein konstant bleibender Versicherungsstatus registriert ist. Dagegen liegen in 24 % der Fälle ein ein- oder zweimaliger Wechsel vor, in 15 % (!) der Fälle ein drei-, vier- oder fünfmaliger, und bei ca. 4 % der durch Selbsttötung Verstorbenen aus diesem sample sogar ein noch häufigerer Wechsel. Extreme Unstetheit der Lebens- und Arbeitsverhältnisse[179] spielt also offenbar bei einer quantitativ nicht vernachlässigbaren Minderheit von etwa einem Fünftel (!) der Suizide eine gewisse Rolle.[180]

---

179 Auf die Arbeitsverhältnisse lassen sich diese Informationen deswegen bedenkenlos auch beziehen, da eine Pensionierung in aller Regel nur einmal erfolgt, daher für häufiger auftretende Wechsel des Versicherungsstatus nicht verantwortlich sein kann.

180 Dies wird auch durch eine aufgrund der vorliegenden Daten möglich gewordene Berechnung untermauert, wonach die durchschnittliche Dauer der eingetragenen Versicherungsstatus bei Betrachtung aller Einträge der letzten 3 Lebensjahre insgesamt bei ca. 3,5 Jahren liegt, die durchschnittliche Dauer aller etwaig dem ersten nachfolgenden Einträge zum Versicherungsstatus bei einer Person dagegen nur knapp 1 Jahr. Zu beachten ist hierbei, dass der jeweils erste Eintrag den Beginn des Versicherungsverhältnisses erfasst, wann auch immer dieser – auch vor der hier festgesetzten 3-Jahres-Zeitspanne – erfolgt ist, dadurch wird erst eine Überschreitung dieser Spanne selbst möglich.

3.3.12 Ausbildungsniveau der Suizidenten

Die Ergebnisse der Pilotstudie haben im Bereich der makrosozialen Analyse mehr als deutlich gezeigt, wie bedeutsam der Effekt des Bildungsniveaus auf das Suizidrisiko eingeschätzt werden muss: In Regionen mit höheren Anteilen von Personen mit Matura- oder Hochschulabschluss sind die Suizidraten tendenziell niedriger, und der Faktor „kollektives Bildungsniveau“ erweist sich sogar als der stärkste in einem komplexen multivarianten Modell.[181]

Das beweist natürlich noch nicht, dass auch auf individueller Ebene höhere Bildungsabschlüsse einen Protektivfaktor gegen Suizid darstellen; zumindest für den Bereich der tertiären Bildung konnte aber anhand der in Österreich in behördlichen Akten stets recht lückenlos dokumentierten akademischen Grade eine Überprüfung auch auf Basis der Individualdaten erfolgen, mit dem Ergebnis, dass Akademiker im Erhebungszeitraum 2000 bis 2004 eine gegenüber dem Rest der steirischen Bevölkerung deutlich abgesenkte Suizidrate aufwiesen (20 versus 25), wobei eine nähere Aufgliederung nach Geschlecht belegte, dass dieser Effekt ganz den niedrigeren Suizidraten männlicher Akademiker geschuldet war (ca. 25 vs. 40, bezogen auf die Bevölkerungszahlen im Alter ab 15), während bei den Frauen die Raten von Akademikerinnen und Nicht-Akademikerinnen nahe beieinanderlagen, und die erstere Gruppe sogar etwas über der zweiteren (ca. 13 vs. 12).[182]

Dieselbe Berechnung wurde nun auf Basis der Angaben in den polizeilichen Ermittlungsakten für den Zeitraum 2005 bis 2009 wiederholt, mit dem Ergebnis, dass in 27 von 953 klassifizierbaren Fällen (2 %) ein akademischer Titel (Dr., Mag., DI, Dipl.-Kfm. etc.) verzeichnet war, ein Wert, der nur die Hälfte jenes für den Zeitraum 2000 bis 2004 ausmacht. Wenn auch die vergleichsweise hohe Zahl von fehlenden Daten auch hierzu keine genaue Berechnung von Suizidraten erlaubt, so resultiert doch klar, dass die Suizidfrequenz bei Akademiker/-innen erheblich unter jener der restlichen Bevölkerung liegen muss, da der erhobene Anteil von 2 % Akademikern unter den Suizidenten weit unter dem Akademikeranteil in der Gesamtbevölkerung liegt, welcher bei der Volkszählung 2001 mit knapp 5 % ermittelt wurde, und seither im Rahmen der weiter anhaltenden Vermehrung tertiärer Bildungsabschlüsse zweifellos noch angestiegen ist.

Was die geschlechterspezifische Komponente betrifft, erscheint absolut bemerkenswert, dass sich nun nur drei der 27 hier registrierten Suizidfälle von Akademikern auf Frauen bezogen (und der Rest folgerichtig auf Männer), was einem Neuntel entspricht, während es in der Periode 2000-2004 12 von 48, also ein Viertel waren. Dies würde an sich für einen protektiven Effekt universitärer Bildungsabschlüsse nun auch bei Akademikerinnen sprechen; aufgrund der sehr geringen

[181] Vgl. Watzka, Sozialstruktur und Suizid, S. 214.
[182] Vgl. ebd., S. 282f.

Fallzahlen erscheint eine solche Interpretation aber nicht zulässig, sondern wird eine definitive Beurteilung wohl erst bei Vorliegen von Daten zu längeren Beobachtungszeiträumen erfolgen können.

3.3.13 Einkommen der Suizidenten

Die polizeilichen Ermittlungsakten enthalten bedauerlicherweise in aller Regel keine Angaben zu den Vermögens- und Einkommensverhältnissen, jedenfalls keine verlässlich interpretierbaren. Umso wertvoller sind für diesen Bereich die Informationen der Sozialversicherungsanstalten, die für die Erhebungsperiode 2005-09 zwar wiederum nur für den Bereich der STGKK-Versicherten bezogen werden konnten; für das Merkmal „Gehalt" erscheinen die entsprechenden Daten aber durchaus repräsentativ für die steirischen Arbeitnehmer/innen insgesamt; die Einkommensverhältnisse der nicht-landwirtschaftlichen Selbständigen waren im Übrigen auch anhand der Daten anderer Versicherungsanstalten bereits in der Pilotstudie leider nicht eruierbar.[183] Von den bei der STGKK versichert gewesenen Personen liegen in diesem Fall Informationen zum bezogenen Gehalt vorwiegend für noch erwerbstätig gewesene Arbeitnehmer vor, und zwar für 122 Personen.[184] Deren Letztbezüge verteilen sich so:[185]

Tabelle 50: Letztbezüge nach Gehaltsklassen der erwerbstätig gewesenen, STGKK-versicherten Arbeitnehmer unter den Suizidenten (monatliche Bruttobezüge), 2005-2009

Gehaltsklasse	N	%	Gehaltsklasse	N	%
301-600 €	4	3,3	2101-2400 €	13	10,7
601-900 €	10	8,2	2401-2700 €	10	8,2
901-1200 €	17	13,9	2701-3000 €	8	6,6
1201-1500 €	12	9,8	über 3000 €	18	14,8
1501-1800 €	19	15,6			
1801-2100 €	11	9,0	Summe	122	100

183 Vgl. Watzka, Sozialstruktur und Suizid, S. 284.

184 Weitere Informationen zu Letztbezügen von Arbeitslosen bzw. „sonstigen" Versicherten, die in 49 Fällen vorliegen, bleiben der Vergleichbarkeit der Ergebnisse wegen zunächst ausgeklammert.

185 An sich wäre auch hier eine geschlechterdifferenzierende Analyse sinnvoll; aufgrund der geringen Fallzahlen von dokumentierten Bezügen von Suizidentinnen (26 Fälle), ist dies aber nicht der Fall. Einkommen unter 300 € pro Monat treten in der Stichprobe nicht auf.

Eine gewisse Aussagekraft erhalten diese Daten vor allem dann, wenn man sie dem Durchschnittseinkommen der Arbeitnehmer in der Steiermark insgesamt gegenüberstellt, wozu sich vor allem das Brutto-Medianeinkommen eignet; dieses betrug im „mittleren" Jahr 2007 der Erhebungsphase 2005-2009 gemäß Daten des Hauptverbandes der österreichischen Sozialversicherungsträger für die Steiermark 2088 €,[186] liegt also ziemlich genau an der Kategoriengrenze der Gehaltsklassen 1801-2100 und 2101-2400 €.

Dementsprechend befanden sich von den Letztbezügen der hier erfassten Gehaltsempfänger unter den Suizidenten 73 – mehr oder weniger stark – unter dem Medianeinkommen bzw. erreichten dieses allenfalls knapp, was 60 % der Gesamtzahl entspricht. 49 Letztbezüge, 40 % der erfassten Gesamtzahl, lagen dagegen über dem Medianeinkommen. Da das Medianeinkommen per definitionem die Gehaltsbezieher in zwei gleich große Teile teilt, von denen jeweils die Hälfte weniger, und die andere mehr als den betreffenden Wert erreicht, kann hieraus direkt abgeleitet werden, dass die Bezieher niedriger Einkommen unter den Suizidenten – zumindest innerhalb der Arbeitnehmer, auf welche diese Analyse beschränkt ist – überrepräsentiert sind, und zwar mit einer Verteilung von ziemlich genau 60:40 anstelle der bei Gleichverteilung mit der Gesamtheit zu erwartenden 50:50 ziemlich deutlich. Hervorzuheben ist weiters, dass etwa ein Viertel der hier erfassten Suizidenten gerade einmal etwa die Hälfte des Medianeinkommens erreichten, oder mit ihren Einkünften aus unselbständiger Arbeit noch weiter darunter lagen. Umgekehrt ist aber auch der Anteil der mit mindestens 3001 € monatlichem Bruttobezug relativ gut bis sehr gut verdienenden Personen mit ca. 15 % bemerkenswert hoch. Dieser letzte Befund hebt sich von den Ergebnissen der Vorgängerstudie ab, wo eine derartige Tendenz zwar auch, aber viel weniger ausgeprägt zu beobachten war.[187] Wegen der doch geringen Fallzahl (18 Personen in der höchsten Gehaltsklasse) erscheint aber fraglich, ob diesem Wert echte inhaltliche Bedeutung zukommt. Dagegen geht der wichtigste Befund, nämlich die größere Häufigkeit von Bezieher niedriger Erwerbseinkommen unter den Suizidenten der Jahre 2005-2009, als es ihrem Bevölkerungsanteil entsprechen würde, konform mit entsprechenden Resultaten der Erhebung für den Zeitraum 2002-2004[188] und untermauert die Reliabilität derselben.

Da die seitens der STGKK zur Verfügung gestellten Daten nunmehr, neben den Letztbezügen, auch Informationen zu den Gehältern in den letzten Lebensjahren enthielten, wurden auch hierzu Kalkulationen angestellt, um z.B. zu überprüfen, ob sich häufig erhebliche Veränderungen in der Einkommenssituation fest-

[186] http://www.stebep.at/beschaeftigungsdaten/einkommen.html
[187] Vgl. Watzka, Sozialstruktur und Suizid, S. 286.
[188] Vgl. ebd., S. 286f.

stellen ließen. Für diese Untersuchung wurden alle 171 vorliegenden Gehaltsangaben einbezogen, auch jene der im Verlauf ihrer letzten drei Lebensjahre arbeitslos gewordenen Personen. Als wichtigste Ergebnisse hierzu lassen sich festhalten: Bei etwa drei Viertel der registrierten Fälle (127 von 171) blieb das Einkommen in der betreffenden Zeitspanne von jeweils 3 Jahren vor dem Todesfall gänzlich unverändert oder änderte sich nur geringfügig;[189] in nur 7 % der Fälle war dagegen eine stärkere Reduktion des Bruttoeinkommens zu beobachten, und bei 19 % sogar eine gewisse Zunahme. Aus diesen Daten ist ein häufiger Einfluss von Gehaltsverlusten auf letale Suizidhandlungen demnach nicht ablesbar; an dieser Stelle muss aber wiederum auf die beschränkte Datengrundlage (Arbeitnehmer), die geringe Fallzahl und die mangelnde Vollständigkeit verwiesen werden, sodass hier eine definitive Schlussfolgerung nicht angebracht erscheint.

3.3.14 Geburtsland der Suizidenten

Im Gegensatz zu den soeben behandelten ökonomischen Grundvariablen sind jene der geographischen Herkunft und der Staatsbürgerschaft, weil in der Todesursachenstatistik standardisiert erhoben, viel lückenloser dokumentiert – zumindest in Grundzügen. Denn die amtliche Todesursachenstatistik erfasst hinsichtlich des Geburtslandes nur, ob es sich um Österreich handelt, oder nicht. Quantitativ gesehen handelt es sich dabei aber um die bei weitem wichtigste Differenzierung, denn von den 1230 erfassten Suizidenten in der Steiermark der Jahre 2005-2009 waren 1174 in Österreich geboren, was einem Anteil von 95,4 % entspricht. Berücksichtigt man zusätzlich, soweit möglich, die 46 nur in den polizeilichen Akten dokumentierten Suizidfälle, so ändert sich diese Quote nur geringfügig auf 94,7 %. Immerhin zeigt der Vergleich aber, dass von den im Ausland geborenen Suizidenten überproportional viele nicht in der amtlichen Todesursachenstatistik erfasst wurden, nämlich 11 von 67 durch Polizeiakten dokumentierte Fälle (16 %), während bei den österreichischen Suizidenten lediglich 28 von 1202 (!) in der amtlichen Todesursachenstatistik fehlen (2 %).[190]

Bezieht man nun die ermittelten Fallzahlen auf die jeweiligen Anteile in der steirischen Gesamtbevölkerung, wofür wiederum die Volkszählungsdaten 2001 als Grundlage herangezogen wurden, so zeigt sich, dass die im Ausland geborenen Steirer und Steirerinnen mit einem Wert von 16 eine etwas niedrigere Suizidrate aufweisen, als die „autochtonen“ Einwohner des Landes mit ca. 22 Suiziden pro 100.000 Personen und Jahr. Zu Vergleichszwecken sind in der untenstehenden Tabelle auch die für 2000-04 zu errechnenden Werte angeführt, obwohl dort die

[189] Um maximal eine Einkommensklasse mit einer Spannweite von 300 €.

[190] Weiters ist zu bemerken, dass von den nur aus den Akten der Sicherheitsbehörden bekannten Suizidfällen in 7 weiteren das Geburtsland nicht klar eruierbar war.

relativ große Anzahl von 91 hinsichtlich Geburtsland nicht klassifizierbaren Fällen einen gewissen Unsicherheitsfaktor darstellt. Geht man davon aus, dass auch diese weit häufiger im Ausland Geborene betreffen, als „genuine“ Österreicher/innen, wie dies die obigen Ausführungen nahelegen, so dürfte der reale Abstand zwischen den beiden Gruppen wohl auch für die Vorgängerperiode geringer gewesen sein, als es die Zahlenwerte auf Basis der bekannten Fälle besagen.

Tabelle 51: Suizidfälle nach Geburtsland 2005-09 u. 2000-04 (gemäß Todesursachenstatistik und Aktenanalyse)

	2000-2004			2005-2009		
Geburtsland	N	%	SR	N	%	SR
Österreich	1264	96,3	23,0	1202	94,7	21,9
Ausland	49	3,7	11,7	67	5,3	16,0
Summe	1313 *	100	---	1269 *	100	---

3.3.15 Geburtsregion der Suizidenten

Neben der Zuordnung des Staates, aus welchem die Verstorbenen ursprünglich stammten, erlauben die Daten auch eine Betrachtung der Geburtsregionen der Suizidenten innerhalb Österreichs; von Interesse erschien diesbezüglich einerseits der Anteil von aus anderen Bundesländern in die Steiermark Zugezogenen und andererseits unter den in der Steiermark Geborenen der Anteil der Personen, deren Geburtsbezirk nicht mit dem letzten Wohnbezirk übereinstimmt, da beide Aspekte eine mögliche Bedeutung von Binnenmigration für das Phänomen der Suizidalität beleuchten können. Die entsprechenden Daten sind nur aus den Polizeiakten eruierbar, und nur für 796 der insgesamt 1276 Fälle vorhanden. Für diese Fallzahl lässt sich ermitteln, dass 745 im Inland geborene Personen betrafen, von denen wiederum 685 (92 % von 745) in der Steiermark selbst geboren wurden. Auch wenn exakte Daten zum Anteil der in anderen Bundesländern Geborenen innerhalb der steirischen Bevölkerung insgesamt fehlen, zeigt die geringe Zahl von 8 % gebürtigen Nicht-Steirern unter den in Österreich geborenen Suizidenten doch deutlich, dass der Binnenmigration auf Bundesländerebene keine besondere Bedeutung zukommen dürfte. Bemerkenswerterweise war aber der entsprechende Anteil bei den Suizidenten der Jahre 2000 bis 2004 mit etwa einem Drittel aller in Österreich Geborenen Suizidenten noch deutlich höher.

Hinsichtlich der Diskrepanz von Geburts- und Wohnbezirk innerhalb der Steiermark ergibt die statistische Auswertung der Daten für die 685 registrierten

Fälle von in der Steiermark geborenen Suizidenten ebenfalls einen Anteil von ca. 33 %; etwa ein Drittel der Suizidopfer hatte also im Laufe seines Lebens seinen Wohnort zumindest einmal über die jeweiligen Bezirksgrenzen hinaus verändert.[191]

3.3.16 Staatsbürgerschaft der Suizidenten

Unterschiedliche nationale und kulturelle Herkunft, aber auch das Vorliegen einer Migrationssituation als solcher werden häufig in Zusammenhang mit unterschiedlichen Risiken für psychische Erkrankungen sowie Suizidalität gebracht, sodass eine Auswertung der Daten einschlägiger Daten potentiell sehr aufschlussreich erscheint. Die Informationen zur Staatsangehörigkeit der Suizidenten erscheinen hierfür praktisch weit besser geeignet als die theoretisch einen deutlich weiteren Personenkreis abdeckenden Daten zu den Geburtsländern, da die Staatsangehörigkeit auch in der amtlichen Todesursachenstatistik detailliert erfasst wird.

Eine entsprechende Auswertung ergibt für den Erhebungszeitraum 2005-2009 (bei Heranziehung auch der Daten aus den nur in den Polizeiberichten dokumentierten Fällen) folgendes Bild: Lediglich einer unter 50 Suizidenten hatte nicht die österreichische Staatsbürgerschaft, in 98 % der Fälle dagegen war eine solche gegeben. Dieser Anteil entspricht ganz dem für die Erhebungsperiode 2000-2004, welcher ebenfalls bei 98 % lag (siehe folgende Tabelle). Von den 23 Suizidfällen von Personen ohne österreichische Staatsbürgerschaft in der Steiermark der Jahre 2005-2009 betrafen 10, fast die Hälfte, deutsche Staatsbürger, und 4 türkische. Andere Herkunftsländer sind mit maximal zwei Fällen vertreten.[192] Hinsichtlich der Häufigkeit verschiedener Nationalitäten unter den Suizidenten in der Steiermark ist demgemäß vor allem das weitgehende Fehlen von Personen aus dem exjugoslawischen Raum auffällig, stellen diese doch laut Volkszählung 2001 fast die Hälfte aller in der Steiermark wohnhaften Personen mit ausländischer Staatsangehörigkeit, etwa 25.000 Personen. Würde diese Population dieselbe Suizidrate aufweisen, wie die steirische Gesamtbevölkerung, nämlich knapp über 20 in den Jahren 2005-2009, wären mathematisch gesehen etwa 26 Suizide von Personen mit slowenischer, kroatischer, bosnischer, serbischer, montenegrinischer oder mazedonischer Staatsangehörigkeit zu erwarten gewesen, wohingegen real nur zwei Selbsttötungen von hier lebenden Kroaten dokumentiert sind. Diese Differenz ist

[191] Zu beachten ist aber ein nicht näher quantifizierbarer Anteil von Personen, bei denen der Geburtsbezirk nur nominell auch den ersten Wohnbezirk darstellt, da es sich um Krankenhausgeburten in einem anderen Bezirk handelte. Allerdings ist die betreffende Anzahl gerade für die älteren Kohorten als relativ gering einzustufen.

[192] Jen 2: Kroatien, Georgien; je 1: Bosnien, Chile, Tschechien, Frankreich, Russland. 1 weiterer Suizident hatte unbekannte Staatsangehörigkeit.

trotz der geringen Fallzahlen so groß, dass sie als unzufällig charakterisiert werden kann. Im Übrigen ergab bereits die Analyse für die Jahre 2000 bis 2004 ein analoges Ergebnis von gegenüber den österreichischen Staatsbürgern deutlich abgesenkten Suizidraten von Migranten aus Südosteuropa. Etwas anders stellt sich der Befund für die türkischen Staatsbürger in der Steiermark dar, da bei vier registrierten Suiziden und einer Anzahl von ca. 5000 hier lebenden Personen eine Suizidrate von 16 resultiert. In den Jahren von 2000 bis 2004 (und ebenso 1995 bis 1999) war dagegen kein einziger Suizid von türkischen Staatsbürgern in unserem Bundesland amtlich registriert worden.[193] Für die ca. 6500 hier lebenden deutschen Staatsbürger schließlich bedeutet die festgestellte Anzahl von 10 Selbsttötungen im Zeitraum von 2005 bis 2009 eine bemerkenswert hohe Suizidrate von über 30. Insgesamt aber ist zu konstatieren, dass die Anzahl von 23 nicht-österreichischen Staatsbürgern unter den Suizidenten, bezogen auf die Gesamtzahl der hier lebenden „Ausländer/innen“ (ca. 53.500 bei der Volkszählung 2001) in eine spezifische Suizidrate für die letzteren rssultiert, die weit unter der für „Inländer/innen“ liegt, nämlich bei knapp 9 pro 100.000 Personen und Jahr, gegenüber ca. 22 für die österreichischen Staatsbürger. Eine ähnliche Kluft war schon für die Erhebungsperiode 2000 bis 2004 eruiert worden.

Tabelle 52: Suizidfälle nach Staatsangehörigkeit 2005-09 und 2000-04 (gemäß Todesursachenstatistik und Aktenanalyse)

	2000-2004			2005-2009		
Staatsangehörigkeit	N	%	SR	N	%	SR
Österreich	1371	98,1	24,3	1252	98,2	22,2
Ausland	27	1,9	10,1	23	1,8	8,6
Summe	1398	100	23,6	1275	100	21,5

Allerdings ist hinsichtlich der Abschätzung des Suizidrisikos für Migranten zu beachten, dass deren Populationen in modernen Gesellschaften im Allgemeinen durch einen hohen Männeranteil, aber auch durch einen jüngeren Altersdurchschnitt gekennzeichnet sind, sodass die bloße Gegenüberstellung von Gesamtraten zu irreführenden Interpretationen Anlass geben kann.

Aus diesem Grund wurde für die vorliegende Studie auch eine vergleichende Analyse der Alters- und Geschlechtsstruktur für die Suizidenten österreichischer Staatsbürgerschaft einerseits, anderer Staatsbürgerschaft andererseits vorgenom-

[193] Vgl. Watzka, Sozialstruktur und Suizid, S. 296.

men. Zu den Resultaten ist als erstes zu bemerken, dass die Anzahl der festgestellten Suizide von Frauen mit ausländischer Staatsbürgerschaft mit nur 5 Fällen im Untersuchungszeitraum 2005-2009 so gering ist, dass hier für die einzelnen Altersklassen teilweise Raten von 0 resultieren, und nähere Analysen unergiebig wären. Die Suizidrate über alle Altersklassen hinweg liegt für die weiblichen Personen mit ausländischer Staatsbürgerschaft in der Steiermark bei dem sehr niedrigen Wert von 4 und damit weit unter jenem der Frauen mit österreichischer Staatsbürgerschaft von knapp 10.

Tabelle 53: Suizidfälle von ausländischen Staatsbürgern 2005-09 (nach Geschlecht und Alter – prozentuale Anteile, spezifische Suizidraten sowie Relative Risiken)

Alter	N	%	SR	RR
Männer				
10-19	2	6,9	11,7	1,50
20-29	3	4,5	13,0	0,75
30-39	7	5,3	18,2	0,69
40-49	3	1,9	12,4	0,31
50-59	2	1,3	16,8	0,37
60-69	1	0,6	19,3	0,34
70-79	0	0,0	0	--
80+	0	0,0	0	--
Summe	18	1,8	12,4	0,36
Frauen				
Summe	5	1,7	4,1	0,41
Gesamt				
Summe	23	1,8	8,6	0,39

Für die männlichen Personen mit ausländischer Staatsbürgerschaft zeigt eine Klassifikation nach Alterskohorten (siehe obige Tabelle) aber klar, dass auch bei einer Berücksichtigung der unterschiedlichen Altersstrukturen die Suizidraten der „Inländer" durchgängig über jenen der Migranten liegen – mit einer Ausnahme, nämlich den Personen im Alter von 10 bis 19, also Kindern ab dem Sekundarschulalter sowie Teenagern. Hier resultieren zwei festgestellte Selbsttötungen in den Jahren

2005-2009 in eine Suizidrate von 12, die deutlich über jener der männlichen, „inländischen" Kinder und Jugendlichen liegt (8 pro 100.000 und Jahr). Für alle höheren Alterskohorten gilt dagegen, dass die zu ermittelnden Relativen Risiken der ausländischen Staatsbürger klar unter jenen der „Inländer" liegen. Alters-unspezifisch betrachtet ergibt sich ein Relatives Risiko der männlichen Personen mit ausländischer Staatsbürgerschaft, an Suizid zu versterben, von 0,36.

Obwohl auch die Daten für die männlichen „Ausländer" in den einzelnen Alterskohorten wegen der geringen Fallzahlen nur mit Vorsicht zu interpretieren sind, zeigt die Zusammenstellung doch deutlich beträchtliche Unterschiede zugunsten der Personen ohne österreichische Staatsbürgerschaft, die hier freilich nur als Hinweis auf den als kausal anzunehmenden, differenten kulturellen „background" zu deuten ist.

Zu beachten ist aber auch, dass die Differenz der Suizidraten, und damit auch die berechneten relativen Risiken, in den jüngeren Altersklassen geringer ausfallen, als bei den Kohorten im mittleren Lebensalter. Für die Gruppe der Senioren ab 70 waren gar keine Suizide ausländischer Staatsbürger zu verzeichnen, hier ist aber anzumerken, dass die Gesamtzahl derselben in der Steiermark mit nur einigen hundert Personen sehr gering ist.[194]

3.3.17 Religionszugehörigkeit der Suizidenten

Bereits in der Pilotstudie zu den Suiziden der Jahre bis 2004 wurde vom Verfasser auf den bedauerlichen Umstand hingewiesen, dass die zur Verfügung stehenden Datenquellen keine verlässlichen Informationen über die Religionszugehörigkeit der Suizidenten, geschweige denn deren tatsächliches religiöses Verhalten zulassen (abgesehen von Bemerkungen zu wenigen Einzelfällen in den Polizeiakten, welche aber keine statistische Analyse erlauben).[195] Sowohl die betreffenden Daten zu den Suizidenten selbst, als auch jene aus den Volkszählungsergebnissen für die Gesamtbevölkerung sind nämlich mit dem schwerwiegenden Problem behaftet, dass vielfach nicht zwischen „ohne Bekenntnis" und „Bekenntnis unbekannt" bzw. „Angabe zum Bekenntnis verweigert" unterschieden werden kann. Insofern erscheint es wenig sinnvoll, die einzig zur Verfügung stehenden Informationen, nämlich die Angaben der amtlichen Todesursachenstatistik eingehender zu erörtern. Auch können keine spezifischen Suizidraten errechnet werden. Die ermittelten absoluten und prozentualen Verteilungen der amtlichen Daten seien hier nichtsdestoweniger wiedergegeben; diese zeigen zumindest, dass Suiziden von

---

[194] Vgl. zu den verwendeten Bevölkerungsdaten: Statistik Austria (Hg.), Volkszählung 2001. Hauptergebnisse I – Steiermark. Wien 2003, Statistik Austria (Hg.), Volkszählung 2001. Hauptergebnisse II – Steiermark. Wien 2004.

[195] Vgl. Watzka, Sozialstruktur und Suizid, S. 297f.

Personen der Augsburger bzw. Helvetischen Konfession in der Steiermark quantitativ kein hoher Stellenwert zukommt.

Tabelle 54: Religionszugehörigkeit der Suizidenten 2005-09 und 2000-04 (gemäß Todesursachenstatistik)

Religionszugehörigkeit	2000-2004		2005-2009	
	N	%	N	%
römisch-katholisch	1026	73,1	900	70,5
evangelisch	52	3,7	34	2,7
sonstige anerkannte	9	0,6	11	0,9
k.A./o.B./unbekannt	317	22,6	331	25,9
Summe	1404	100	1276	100

3.3.18 Delinquenz und Suizid

Im Gegensatz zu frühen Theorien der Suizidalität, welche in Fremd- und Selbstaggression einander weitgehend ausschließende mentale Dispositionen sahen,[196] sieht die neuere Suizidologie beträchtliche Korrelationen der beiden Phänomene auch auf der Handlungsebene, nicht zuletzt im Hinblick auf die hohe Frequenz von Selbsttötungen nach Fremdtötungen in den modernen europäischen Gesellschaften.[197] In diesem Sinne war es aus Sicht des Verfassers bereits in der Pilotstudie sinnvoll gewesen, auch die Frage nach einer „kriminellen Vorgeschichte" von Suizidenten in die Untersuchung mit einzubeziehen, was aber im Hinblick auf den Zugang zu entsprechenden Akten nur für die Landeshauptstadt Graz realisiert werden konnte – mit dem Ergebnis, dass für insgesamt 35 % aller späteren Suizidenten der Jahre 1995-2004 in der amtlich bekannten Biographie erhebliche Gesetzesverstöße festgestellt werden konnten.[198]

Auch für den Zeitraum 2005 bis 2009 konnte die betreffende, aufwändige Erhebung nur für den Bezirk Graz-Stadt systematisch realisiert werden, mit dem Ergebnis, dass für 21 von 185 Suizidfällen, also etwas mehr als 11 %, derartige Delikte von späteren Suizidenten registriert werden konnten; Vermögensdelikte ebenso wie Gewalt- und Sexualdelikte, wobei hier aber die Fallzahl zu gering für

[196] Vgl. etwa: Sigmund Freud, Trauer und Melancholie. In: Anna Freud et al. (Hg.), Sigmund Freud. Gesammelte Werke, Bd. 10, Frankfurt a.M. 1999, S. 428-446; Enrico Morselli, Der Selbstmord. Ein Kapitel aus der Moralstatistik, Leipzig 1881, S. 212f.

[197] Vgl. Scott Eliason, Murder-Suicide: A review of the recent literature. In: Journal of the American Academy of Psychiatry and the Law 37/3 (2009), S. 371-376, Donald West, Murder followed by suicide. Cambridge, MA 1966.

[198] Watzka, Sozialstruktur und Suizid, S. 299.

nähere statistische Auswertungen ist. Dass der insgesamt festgestellte Anteil von irgendwann in ihrer Biographie delinquent gewordenen Personen in der aktuellen Erhebung geringer ausfällt, darf ebenso nicht als Indiz für einen realen Rückgang dieses Zusammenhangs gewertet werden, da eine geringere Ausführlichkeit und Vollständigkeit der diesbezüglichen Akten ebenso gut diese Veränderung als Artefakt hervorgebracht haben kann. Jedenfalls bestätigt das Ergebnis aber die inhaltliche Relevanz des Zusammenhangs von vehementer Fremd- und Selbstaggression – selbstverständlich nur für eine Teilpopulation der Suizidenten, deren quantitative Größe aber in jedem Fall als epidemiologisch und präventiv bedeutsam beurteilt werden kann!

3.3.19 Psychische Beeinträchtigungen und psychosoziale Versorgung

Psychische Erkrankungen und Störungen sind als zentraler Faktor für die Entstehung von Suizidalität zu betrachten, und finden dementsprechend weitreichende Aufmerksamkeit auch in der Suizidologie. Auch in der Pilotstudie zur Epidemiologie des Suizids in der Steiermark waren diesem Thema eingehende Analysen gewidmet worden. Für die vorliegende Studie konnte jedoch die Datengrundlage für dieselben nochmals wesentlich ausgeweitet werden, indem neben den – offenkundig meist lapidaren und vielfach lückenhaften – Angaben der polizeilichen Akten auch umfangreiches Datenmaterial der Steiermärkischen Gebiets-krankenkasse nicht nur zur Frage früherer stationärer Aufenthalte in psychiatrischen Anstalten, sondern auch zu ambulanten medizinischen Behandlungen im neurologisch-psychiatrischen Bereich bezogen und bearbeitet werden konnte.

Zunächst aber zu den Daten, die aus den Akten der Sicherheitsbehörden eruierbar sind, und hier zuallererst zur Frage, ob eine psychische Erkrankung genannt wird, unabhängig von deren Art: Die statistische Auswertung ergibt für den Zeitraum 2005-2009, dass lediglich in 38 % der Suizidfälle, für welche die Akten einer Bearbeitung zugänglich wurden – insgesamt ca. ein Viertel aller Akten konnten leider nicht eingesehen werden –, die Bekanntheit einer psychischen Erkrankung des bzw. der Verstorbenen dokumentiert wurde. Dieser Wert liegt deutlich unter jenem für die Phase 2000-2004, was natürlich lange nicht besagt, dass es tatsächlich weniger Erkrankungen im Vorfeld gegeben haben muss.

Wahrscheinlicher ist es, dass die Protokollierungsgewohnheiten gewissen Änderungen im Sinne geringer werdender Ausführlichkeit unterliegen, worauf nicht zuletzt der Umstand hinweist, dass der Anteil sehr knapper polizeilicher Akten zu Suizidfällen im Steigen begriffen ist.

Tabelle 55: In den polizeilichen Erhebungsakten angeführte psychische Vorerkrankungen von Suizidenten 2005-09 und 2000-04

	2000-2004						2005-2009					
	Männer		Frauen		Gesamt		Männer		Frauen		Gesamt	
Nennung	N	%	N	%	N	%	N	%	N	%	N	%
nein	506	54,4	94	30,8	600	48,6	492	67,0	97	44,3	589	61,8
ja	424	45,6	211	69,2	635	51,4	242	33,0	122	55,7	364	38,2
Summe	934	100	306	100	1240		734	100	219	100	953	100
kein Akt	118	(11,2)	46	(13,1)	164	(11,7)	249	(25,3)	74	(25,3)	323	(25,3)
Gesamt	1052	--	352	--	1404	--	983	--	293	--	1276	--

Auch der sehr ausgeprägte Geschlechterunterschied in den festgehaltenen psychischen Vorerkrankungen verweist eher auf unterschiedliche, geschlechterspezifische Fokussierungen bei der Erklärung von Suizidhandlungen durch Angehörige, Ärzte und Polizeibeamte, denn auf tatsächliche erhebliche Differenzen in der Häufigkeit psychischer Störungen zwischen männlichen und weiblichen Suizidenten, da solche in der klinischen Forschung nicht bekannt sind. Wohl aber ist davon auszugehen, dass bei Männern auch eine stärkere Verheimlichungstendenz mentaler Probleme und psychischer Erkrankungen im Vorfeld auch von Suiziden zu geringerem Wissen darüber im sozialen Umfeld führt, was in der Folge häufig wohl auch zum Fehlen entsprechender Notizen in den polizeilichen Akten beiträgt. Entsprechend diesen Ausführungen sind die Anteilswerte also keinesfalls für zutreffende Abbildungen der Häufigkeit psychischer Erkrankungen unter den späteren Suizidenten zu halten; diesbezüglich geben die im Folgenden vorzustellenden Daten aus dem Sozialversicherungsbereich wertvolle, divergierende Auskünfte.

An dieser Stelle seien aber zunächst der Vollständigkeit halber auch noch die näheren Angaben zur Art der psychischen Erkrankung mitgeteilt, wie sie in die polizeilichen Ermittlungsakten der Jahre 2005-2009 Eingang fanden. Hierzu ist anzumerken, dass auch Mehrfachangaben erfasst wurden, welche aber quantitativ wenig ins Gewicht fallen (25 Angaben von insgesamt 370), und in der folgenden Tabelle nicht ausgewiesen werden.

Tabelle 56: Krankheitsbezeichnungen im psychiatrisch-neurologischen Bereich in den polizeilichen Ermittlungsakten zu den Suizidfällen 2005-09

Krankheitsbezeichnung	N	% (a) *	% (g) **
Depression	292	84,6	30,6
psychische Krankheit o.n.A.	20	5,8	2,1
Manie-Depression bzw. bipolare Störung	8	2,3	0,8
paranoide Schizophrenie	6	1,7	0,6
Psychose (o.n.A.)	4	1,2	0,4
Nervenkrankheit (o.n..A.)	4	1,2	0,4
Angsterkrankung, Paniikattacken	3	0,9	0,3
Schizoaffektive Störung	2	0,6	0,2
Alzheimer bzw. Demenz	2	0,6	0,2
sonstige	4	1,2	0,4
Summe	345	100	36,2
keine Angabe	608	---	63,8
Gesamt	953		100

* % (a): Prozent der Angaben – ** % (g): Prozent der Gesamtzahl von dokumentierten Fällen

Wie zu ersehen ist, beziehen sich die allermeisten in den Akten der Sicherheitsbehörden befindlichen Vermerke über psychische Erkrankungen der Suizidenten auf „Depressionen“ (85 % aller vorhandenen Angaben), gefolgt in sehr großem Abstand von der unspezifischen Nennung „psychischer Krankheit“ als solcher (6 %), bipolaren Störungen (teils als „Manie-Depression“ angeführt, 2 %), sowie „paranoider Schizophrenie“ (knapp 2 %). Andere Angaben spielen eine völlig untergeordnete Rolle; lediglich bei Einbeziehung von Zweitnennungen erhalten die Angststörungen (einschließlich Panikstörungen) mit zusammen 10 Angaben (ca. 3 % von 370) ein gewisses, immer noch sehr bescheidenes Gewicht. Diese Ergebnisse decken sich weitgehend mit jenen der Pilotstudie und sind, entsprechend den obigen Ausführungen, natürlich ebenso weit mehr als Niederschlag von unterschiedlichen Relevanzen psychiatrischer Krankheitsbilder in der öffentlichen Wahrnehmung zu deuten, denn als fachmedizinisch relevante Informationen. Auch als solche haben diese Daten aber nach Auffassung des Verfassers einigen Wert für die Suizidologie, und zumindest die Dominanz von Depression unter den verzeichneten Krankheitsbildern spiegelt fraglos zu einem gewissen Grad auch die Anteilsverhältnisse tatsächlich manifest gewordener Symptomatiken wieder. Erhoben wurde aus den Akten auch, inwieweit eine ambulante oder stationäre Behandlung der betreffenden Erkrankungen der späteren Suizidenten verzeichnet wurde. Die diesbezüglichen Ergebnisse lauten:

Tabelle 57: In den Ermittlungsakten verzeichnete ambulante bzw. stationäre Behandlungen psychischer Erkrankungen der Suizidenten 2005-09

Nennungen	N	%
verzeichnete stationäre psychiatrische Behandlung	130	13,6
verzeichnete ambulante psychiatrische Behandlung	79	8,3
verzeichnete Behandlung in einem psychosozialen Zentrum	15	1,6
verzeichnete ambulante psychotherapeutische Behandlung	6	0,6
verzeichnete psychiatrische/psychotherapeutische/psychosoziale Behandlung insgesamt	191	20,0
Summe	953	100

Wie ersichtlich, sind in den polizeilichen Berichten, wenn überhaupt, vor allem stationäre psychiatrische Behandlungen angeführt; dies betrifft knapp 14 % aller Suizidenten der Jahre 2005-2009, für welche überhaupt Akten eingesehen werden konnten. Insgesamt wurde eine psychiatrische, psychotherapeutische und/oder psychosoziale Behandlung in genau 20 % der 953 Fälle verzeichnet. Dieser Wert gleicht jenem der Erhebung für die Jahre 2000-2004, welcher 24 % betragen hat.[199] In beiden Fällen ist natürlich von einer erheblichen Dunkelziffer nicht bekannter bzw. nicht verzeichneter einschlägiger Behandlungen in der Vorgeschichte auszugehen. Über deren Größe kann nur gemutmaßt werden, sie dürfte aber wohl die Zahl der verzeichneten Behandlungen übersteigen. Auffällig ist in diesem Zusammenhang vor allem, dass ambulante Behandlungen, vor allem solche bei Psychotherapeuten bzw. in psychosozialen Zentren, so selten genannt werden.[200]

Die Dunkelziffer liegt hier zweifellos über jener für die Aufenthalte in stationären psychiatrischen Einrichtungen, da sich dieselben schwerer verheimlichen lassen. Möglicherweise ist aber dennoch der Anteil der Verstorbenen mit früheren ambulanten Behandlungen nicht wesentlich größer, als der mit stationären Aufenthalten, dies muss einstweilen offen bleiben. Die Fragestellung wird weiter unten nochmals aufgegriffen.

Zu den Informationen, die aus den Ermittlungsakten eruierbar sind, sei hier aber noch ergänzt: In etlichen Fällen werden auch Angaben zum zeitlichen Abstand einer stationären psychiatrischen Behandlung zum Suizid gemacht, und zwar 54 Mal (also für ca. 42 % von insgesamt 130 Fällen mit Angaben zu vorangegangenen stationären Aufenthalten); hiervon betreffen 42 Angaben Aufenthalte, die im letzten Lebensjahr des Suizidenten stattfanden, und 12 länger zurückliegende Behandlungen in psychiatrischen Anstalten.

[199] Vgl. Watzka, Sozialstruktur und Suizid, S. 304.

[200] Dieser Aspekt wurde für den Erhebungszeitraum 2000 bis 2004 noch nicht gesondert erfasst.

Auch werden vielfach die jeweiligen Einrichtungen konkret genannt, wobei der Landesklinik Sigmund Freud in Graz mit 108 von 123 Nennungen (88 %) eine zentrale Rolle zukommt; unter den anderen Einrichtungen ragt die psychiatrische Klinik am Landeskrankenhaus Graz mit 9 Nennungen heraus (7 %). Wie schon mehrfach betont, lassen diese Werte wegen vielfacher Selektionsprozesse in ihrem Zustandekommen kaum Rückschlüsse auf die tatsächlichen Verteilungen für die Gesamtheit der Suizidenten zu.

Diesbezüglich reliabler und valider stellt sich die Situation für die Sozialversicherungsdaten dar, obwohl auch hier ein erhebliches Maß an Unvollständigkeit zu konstatieren ist, wie weiter oben näher dargelegt wurde. Immerhin sind die erhobenen Daten für letztlich 444 Fälle von Suizidenten, die bei der STGKK versichert waren, vollständig vorhanden[201] und nach einheitlichen Verfahren erhoben, was einen wesentlichen Vorteil in der Datenqualität gegenüber den Informationen darstellt, welche aus den sehr unterschiedlich ausführlichen Polizeiakten generiert werden konnten. Die erhaltenen Sozialversicherungsdaten bieten generell, abgesehen von den bereits diskutierten Parametern des Versicherungsstatus selbst und Angaben zur Erwerbstätigkeit, Informationen zu ambulanten Arztbesuchen, verschriebenen Medikamenten, Krankenhausaufenthalten und Arbeitsunfähigkeiten. Alle diese Aspekte betreffen sowohl körperliche als auch psychische und Abhängigkeits-Erkrankungen. Im Bereich der ambulanten Arztbesuche sind jene bei Allgemeinmedizinern auch unter den Suizidenten am häufigsten; da die jeweiligen Diagnosen aber im Datensatz nicht zur Verfügung stehen, lässt sich nicht entscheiden, ob diese psychische oder körperliche Probleme betrafen. Wegen des engen Zusammenhangs zwischen beiden Sphären und der hohe Bedeutung der allgemeinmedizinischen Versorgung für an Depressionen erkrankte Personen, zu denen ja ein Großteil auch der Suizidenten zählen, sei aber gleich an dieser Stelle auf die entsprechenden Ergebnisse eingegangen:

Für die jeweils letzten 3 Lebensjahre[202] weisen die Sozialversicherungsdaten insgesamt 21556 (!) Arztkontakte der 444 erfassten Suizidenten bei Allgemeinmedizinern aus, was einem Mittelwert von 48,5 allgemeinmedizinischen Arztbesuchen pro Person entspricht. Rückgerechnet ergibt sich eine Frequenz von 1,3 Kontakten mit Allgemeinmedizinern pro Monat!

---

[201] Für die Analyse der Versicherungszugehörigkeit und des Erwerbsstatus konnten 446 Fälle berücksichtigt werden; bei 2 fehlen aber die Angaben zur Inanspruchnahme von Versicherungsleistungen gänzlich, sodass für diesen Bereich eine Anzahl von 444 zu analysierenden Fällen verbleibt.

[202] Berechnet als in den Versicherungsdaten erfasste Arztbesuche im Sterbequartal sowie in den vorangegangenen 12 Quartalen, da die betreffenden Daten zeitlich nur quartalsmäßig zugeordnet sind. Hieraus folgt, dass der einbezogene Zeitraum im Durchschnitt eigentlich 3 Jahre geringfügig übersteigen wird, und mit etwa 12,5 Quartalen bzw. 37,5 Monaten zu veranschlagen ist.

Tabelle 58: Arztbesuche bei Allgemeinmedizinern durch 444 STGKK-versichert gewesene Suizidenten der Jahre 2005-2009

	Fallzahl gesamt	in den letzten 3 Lebensjahren	im letzten Lebensjahr	im letzten Quartal *
Arztbesuche pro Monat				
Gesamt	444	1,3	1,5	1,9
Männer	324	1,2	1,4	1,9
Frauen	120	1,6	1,8	2,0
10-29-Jährige	45	0,4	0,5	0,6
30-59-Jährige	191	1,0	1,1	1,4
60- und Mehrjährige	208	1,8	2,1	2,6
Anteil von Personen mit mindestens einmaligem Kontakt zum Hausarzt				
Gesamt	444	96%	90%	67%
Männer	324	95%	89%	65%
Frauen	120	97%	94%	74%
10-29-Jährige	45	84%	78%	38%
30-59-Jährige	191	97%	90%	62%
60- und Mehrjährige	208	98%	93%	78%
Anteil von Personen mit Kontakt zumindest einmal jedes Quartal				
Gesamt	444	39%	50%	---
Männer	324	36%	45%	---
Frauen	120	49%	63%	---
10-29-Jährige	45	2%	13%	---
30-59-Jährige	191	25%	38%	---
60- und Mehrjährige	208	61%	68%	---

* durchschnittliche Dauer: ca. 1,5 Monate

Dieses Ergebnis untermauert höchst eindrucksvoll die herausragende Bedeutung, welche in der Depressionsbehandlung und Suizidprävention aus Sicht der Versorgungsforschung immer wieder den Allgemeinmedizinern zugeschrieben wird! Allerdings ist zu beachten, dass es sich hierbei eben um einen Durchschnittswert handelt. Weiterführende Analysen ergeben aber, dass im Verlauf ihres letzten Lebensjahres[203] nur 44 der 444 Suizidenten – also fast genau 10 % – nie einen Hausarzt[204] aufgesucht hatten, und immerhin 299 von ihnen, als etwas mehr als zwei Drittel (67 %) sogar noch in demselben Quartal, in welchem die Selbsttötung erfolgte, also im Laufe der letzten 0-3 Lebensmonate![205] Durchschnittlich suchten die hier erfassten Suizidopfer in ihrem letzten Lebensjahr sogar 1,5 mal im Monat einen Hausarzt auf, und im letzten Lebensmonat 1,9 mal! Es lässt sich also unter anderem eine steigende Inanspruchnahme der Allgemeinmediziner durch die späteren Suizidenten im Verlauf ihrer letzten 3 Lebensjahre hiermit eindeutig nachweisen.

Sowohl wissenschaftlich wie präventiv hochrelevant erscheinen zudem jene Ergebnisse, die bei differenzierender Analyse aus den betreffenden Daten zu gewinnen sind, wobei hier die fundamentalen Merkmale Alter und Geschlecht ins Zentrum gerückt werden sollen: So zeigt eine solche weiterführende Untersuchung, dass sich die durchschnittlichen Frequenzen der Arztbesuche zwischen Männern und Frauen unter den Suizidenten besonders bei Betrachtung etwas längerer Zeitspannen deutlich unterscheiden, und zwar im Sinne einer Spiegelung der allgemeinen Tendenz weiblicher Personen, medizinische Versorgungs-Angebote häufiger in Anspruch zu nehmen: Die mittlere Zahl von Arztbesuchen pro Monat liegt für die späteren Suizidentinnen in ihrem letzten Lebensjahr bei 1,8, bei den männlichen Suizidenten dagegen bei 1,4.

Analoge Differenzen gelten auch für die Dreijahres-Spanne (siehe Tabelle). Hinsichtlich des Alters zeigt sich wiederum eine deutlich häufigere Inanspruchnahme allgemeinmedizinischer Behandlung bei den späteren Suizidenten im Alter von 60 aufwärts, als in den mittleren und jüngeren Alterskohorten, wobei die späteren Suizidenten im Alter bis 30 nochmals deutlich seltenere Arztkontakte aufweisen, als jene mittleren Lebensalters.

Dieselben Tendenzen zeigen sich auch bei Untersuchung der oben definierten Anteilswerte, wenn auch in unterschiedlichem Ausmaß: So differieren die männlichen und die weiblichen Suizidenten kaum hinsichtlich des Anteils derjenigen,

---

[203] Berechnet aufgrund der Datenstruktur wiederum als: Sterbequartal plus vier voranliegende Quartale, d.h. die Zeitspanne beträgt eigentlich im Durchschnitt 4,5 Quartale bzw. 13,5 Monate.

[204] Die männliche Form steht hier und im Folgenden der Einfachheit halber für beide Geschlechter.

[205] Es ist wiederum zu beachten, dass durchschnittlich nur ein Zeitraum von etwa 1,5 Monaten, nicht 3 Monaten angesprochen ist, da unter Annahme einer ungefähren Gleichverteilung der Todesfälle über den Verlauf jedes Quartals die Suizidenten im Durchschnitt ja nur mehr die Hälfte desselben erlebten.

welche in ihren letzten 3 Lebensjahren zumindest einmal den Hausarzt aufgesucht hatten, da dies in beiden Fällen fast alle getan hatten (95 bzw. 97 %); betrachtet man das letzte Lebensjahr allein, ist die entsprechende Proportion bei den Männern mit 89 % bereits merklich niedriger als bei den Frauen mit 94 %, und noch stärker fallen die Werte mit 65 % bzw. 74 % für das letzte angebrochene Versicherungsquartal auseinander.

Analog unterscheiden sich zumindest die mittleren und älteren Personen nur wenig in ihrem Inanspruchnahmeverhalten, wenn man drei Jahre oder auch nur ein Jahr zurückblickt (siehe Tabelle), dagegen doch deutlich bei Betrachtung des letzten Lebensquartals: In demselben hatten fast 80 % der späteren Suizidenten im Alter ab 60 ihren Hausarzt mindestens einmal aufgesucht, aber nur etwas mehr als 60 % der Personen im mittleren Alter von 30 bis 59, was freilich immer noch ein beachtlich hoher Wert ist!

Nochmals niedriger fällt die Quote der zumindest einmal gegebenen Kontakte mit Allgemeinmedizinern aber bei den Unter-30-Jährigen Suizidenten aus: Hier liegt der Wert schon bei dreijähriger Retrospektive nur bei 84 % – d.h. 16 % waren nie von einem Hausarzt betreut worden –, und sinkt bis zum letzten Versicherungsquartal auf nur mehr 38 % ab. Umgekehrt muss aber betont werden, dass dies doch auch bedeutet: Sogar von den späteren Suizidenten dieser Alterskategorie der Jugendlichen und jungen Erwachsenen, die wegen ihres anzunehmenden, vergleichsweise besseren durchschnittlichen körperlichen Gesundheitszustandes ja prädestiniert ist, allgemeinmedizinische Angebote seltener in Anspruch zu nehmen, suchten im Verlauf ihrer maximal 3, im Durchschnitt aber 1,5 letzten Lebensmonate knapp 40 % einen Hausarzt/eine Hausärztin auf!

Beachtenswert ist weiters, dass sich von den männlichen Suizidenten immerhin 45 %, von den weiblichen aber sogar 63 % im letzten Jahr „stetig" in allgemeinmedizinischer Behandlung befunden haben, wenn hierunter zumindest ein Besuch beim Hausarzt pro Quartal verstanden wird. Die entsprechenden Werte liegen auch für die Altersklassen der 30-59-Jährigen und 60- und mehr-Jährigen mit 38 % bzw. 68% beträchtlich hoch, von den unter-30-Jährigen Suizidenten dagegen waren nur 13% in derart regelmäßiger allgemeinmedizinischer Betreuung.

Sehr deutlich auf die Erkennung und medizinische Behandlung mentaler Probleme im Vorfeld der Suizide verweist aber – im Gegensatz zur allgemeinmedizinischen Behandlung – die Inanspruchnahme eines psychiatrischen und/oder neurologischen Facharztes oder eines Psychotherapeuten bzw. klinischen Psychologen. Auch hierüber informieren die Daten der Steiermärkischen Gebietskrankenkasse für die 444 erfassbaren Suizidfälle: Allerdings ist zu beachten, dass aufgrund der rechtlichen Gegebenheiten und der Strukturen des Gesundheitswesens in Österreich derzeit nur ein gewisser, noch dazu kaum quantifizierbarer, Teil der psychotherapeutischen bzw. psychologischen Behandlungen durch die Krankenkassen finanziert wird, und von diesem Anteil nochmals ein gewisser Teil durch Pauschalverträge zwar finanziell seitens der Sozialversicherungsträger abgedeckt, in deren EDV-Systemen aber nicht auf Einzelpersonen zurechenbar erfasst wird.

Insofern decken die Versicherungsdaten zu diesem Bereich die Gesamtheit der tatsächlichen Behandlungen noch viel weniger ab, als im allgemeinmedizinischen bzw. fachärztlichen Bereich, wo ja auch davon auszugehen ist, dass manche stattgefundene Behandlungen nicht in deren Datenbestand erfasst sind – aufgrund des Umstandes, dass sie von den Betroffenen entweder nicht zur Kassenabrechnung eingereicht wurden oder aber seitens des Sozialversicherungsträgers nicht zur Finanzierung genehmigt wurden. Trotz dieser Situation der voraussehbaren Unvollständigkeit der Erfassung psychotherapeutischer und psychologischer Behandlungen der 444 Suizidenten im sample war es für den Verfasser der Studie höchst überraschend, in den betreffenden Versicherungsdaten dokumentierte Leistungen dieser Art in ihren letzten 3 Lebensjahren nur für 24 (!) spätere Suizidenten dokumentiert zu finden. Dies entspricht gerade einmal einem Anteil von 5,4 %!

Eine nähere Abschätzung der „Dunkelziffer" von aus den geschilderten Gründen nicht registrierten psychologischen bzw. psychotherapeutischen Maßnahmen ist, wie schon betont, kaum möglich. Nimmt man aber z.B. einmal hypothetisch an, dass auch unter den STGKK-Versicherten nur bei jeder 5. Person, die sich solchen Behandlungen unterzog, diese als individuell zugerechnete Versicherungsleistungen EDV-mäßig erfasst wurden, so läge die Gesamtquote der irgendwann in ihren letzten 3 Lebensjahren psychotherapeutisch oder klinisch-psychologisch behandelten Personen unter den nachmaligen Suizidenten bei gerade einmal etwa einem Viertel! Geht man aber davon aus, dass sogar nur bei jedem 10. Fall eine Finanzierung über die Krankenkasse erfolgte – was so ziemlich eine Obergrenze der Plausibilität darstellen dürfe – so würde dies bedeuten, dass etwa die Hälfte der späteren Suizidopfer derartige Angebote in Anspruch genommen hätten, was immer noch einen überraschend niedrigen Anteil bedeuten würde. Vielleicht liegt der tatsächlich Anteil aber bedeutend niedriger, bei lediglich 10 % (hiervon wäre aus Sicht des Verfassers als Mindestwert auszugehen, da die „Dunkelziffer" wohl zumindest in derselben Größenordnung wie die Zahl der erfassten Behandlungen liegen wird), 15 oder 20 %?

Zu dieser für die weitere Entwicklung der Suizidprävention eminent wichtigen Frage wären in Hinkunft also unbedingt vertiefende Forschungen unter Einbezug weiterer Datenquellen nötig, welche für die vorliegende Studie noch nicht realisiert werden konnten. Insbesondere stellt sich ja, wenn die Personen, die irgendwann in ihren letzten drei Lebensjahren psychotherapeutische Hilfe in Anspruch genommen hatten, unter den Suizidenten tatsächlich nur eine kleine Minorität darstellen sollten – derzeit mutmaßlich am ehesten zwischen ca. 10 und ca.

25 % der Suizidenten –, die Frage nach den Ursachen hierfür: Suchen und finden die nachmaligen Suizidenten so selten Zugang zur Psychotherapie als einem der wichtigsten Unterstützungsangebote, welches die spätere Selbsttötung hätte verhindern können? Oder ist der Beginn einer (ambulanten) psychotherapeutischen Behandlung als so effektiv im Hinblick zumindest auf die Verhütung des letalen Ausgangs psychischer Krisen und Störungen durch Suizid einzuschätzen, dass zwar vielleicht ohnehin sehr viele suizidgefährdete Menschen diese in Anspruch nehmen (sei es krankenkassenfinanziert oder nicht), aber durch den positiven Behandlungseffekt nur ein kleiner Teil derselben später doch durch Selbsttötung aus dem Leben scheidet, und dementsprechend nur wenige solche Fälle auch in den Daten der Sozialversicherungsanstalten dokumentiert sind?

So wichtig die Beantwortung dieser Frage für die kausale Analyse wäre, so unmöglich erscheint dies auf Basis der derzeit vorhandenen Informationen. Noch wichtiger ist es aber, sich vor Augen zu führen, dass für die Weiterentwicklung der Suizidprävention eine Schlussfolgerung in jedem Falle zu ziehen ist: Der Anteil der Suizidenten, welche in ihren letzten Lebensjahren psychotherapeutische Unterstützung erfahren hatten, ist in der Steiermark derzeit offensichtlich sehr gering (auch wenn die genaue Quote nicht bestimmt werden kann) in Anbetracht des Umstandes, dass nach mittlerweile weithin anerkanntem Erkenntnisstand der Gesundheitswissenschaften nahezu für alle schwereren psychischen Krisen und Erkrankungen Psychotherapie entweder als Hauptbehandlungsform, oder aber zumindest komplementär unterstützend zu einer körpermedizinischen Behandlung indiziert ist. Egal, ob nun aber die geringe Quote der psychotherapeutisch Behandelten unter den Suizidenten mehr auf einen so starken suizidpräventiven Effekt der stattfindenden psychotherapeutischen Behandlungen zurückzuführen ist, dass sich unter den Suizidopfern dann eben vorwiegend Personen finden, welchen diese aus unterschiedlichen Gründen nicht zugute kommen konnten, oder aber ob der suizidpräventive Effekt der Psychotherapie im Durchschnitt zwar nur schwach bis mäßig einzuschätzen wäre, aber bei einem Großteil der Suizidgefährdeten in der Steiermark aufgrund von bestehenden – ökonomischen, sozialen, informationellen, mentalen – Hürden gar nicht zur Auswirkung kommen kann: Eine möglichst umfassende Ausweitung der (ambulanten) psychotherapeutischen Angebote wäre in beiden Fällen unbedingt geboten!

Was nun wieder die konkreten Versorgungsdaten für die psychotherapeutisch behandelten 24 unter den 444 hinsichtlich der Sozialversicherungsleistungen der STGKK erfassten Suizidenten betrifft, so macht eine gesonderte nähere Analyse aufgrund der so geringen Fallzahl wenig Sinn. Vielmehr werden die betreffenden Fälle, für deren Mehrzahl ohnehin zugleich auch eine fachärztliche, psychiatrische bzw. neurologische Behandlung verzeichnet ist, im Folgenden gemeinsam mit letzteren behandelt.

Tabelle 59: Behandlungen durch Psychiater bzw. Neurologen, einschließlich Psychotherapeuten und Klinischen Psychologen bei 444 STGKK-versichert gewesenen Suizidenten der Jahre 2005-09

	Fallzahl gesamt	in den letzten 3 Lebensjahren	im letzten Lebensjahr	im letzten Quartal
Arztbesuche pro Monat				
Gesamt	444	0,09	0,11	0,12
Männer	324	0,07	0,10	0,13
Frauen	120	0,14	0,16	0,09
10-29-Jährige	45	0,04	0,07	0,12
30-59-Jährige	191	0,13	0,17	0,17
60- und Mehrjährige	208	0,06	0,11	0,07
Anteil von Personen mit mindestens einmaligem Kontakt zum Hausarzt				
Gesamt	444	34%	25%	9%
Männer	324	30%	22%	10%
Frauen	120	54%	32%	8%
10-29-Jährige	45	37%	18%	7%
30-59-Jährige	191	42%	30%	12%
60- und Mehrjährige	208	29%	21%	7%
Anteil von Personen mit Kontakt zumindest einmal jedes Quartal				
Gesamt	444	1%	3%	---
Männer	324	1%	3%	---
Frauen	120	1%	4%	---
10-29-Jährige	45	0%	2%	---
30-59-Jährige	191	3%	4%	---
60- und Mehrjährige	208	0%	3%	---

Erwähnt sei aber, dass sich bei ausschließlicher Betrachtung der *registrierten* psychotherapeutischen Behandlungen die Zahl der Betroffenen unter den Suizidenten von 24 nochmals auf 15 reduziert, wenn nur das letzte Lebensjahr in Betracht gezogen wird (3,3 % von 444), und schließlich, dass die Anzahl der als Krankenkassenleistung zu den individuellen Personen dokumentierten Therapiesitzungen in der letzten Lebensphase in der Mehrzahl der Fälle als sehr niedrig – und für eine therapeutische Wirksamkeit wohl zu niedrig – zu klassifizieren ist: in 14 der 24 Fälle sind nämlich lediglich 1-3 therapeutische Kontakte verzeichnet; in weiteren 4 Fällen 4-9, und nur 6 Personen – ein Viertel der 24 – hatten zumindest zehn Psychotherapiekontakte.

Damit nun aber zu den aufgrund der weit größeren Fallzahl aussagekräftigeren Daten zu den psychiatrischen und neurologischen Behandlungen (unter Einschluss der wenigen erfassten psychotherapeutischen):

Hier sind in Bezug auf die 444 später durch Suizid verstorbenen Personen für die jeweils letzten drei Lebensjahre 604 Inanspruchnahmen dokumentiert (zusätzlich wurden 71 psychotherapeutische bzw. klinisch-psychologische verzeichnet). Das ergibt bei Aufrechnung auf die Fallzahl aber immer noch geringe Werte, was summarisch als das wichtigste Ergebnis zu diesem Versorgungsaspekt betrachtet werden kann.

Umgerechnet auf Behandlungen pro Monat ergeben sich sowohl für die Zeitspanne der letzten 3 Lebensjahre, wie für jene des letzten Lebensjahres und sogar des letzten angebrochenen Kalender-Quartals insgesamt, aber auch für die meisten geschlechter- und altersspezifischen Kategorien lediglich Werte von ca. 0,1. Ergo war nur eine kleine Minderheit der späteren Suizidenten in ihren letzten Lebensphasen in regelmäßiger ambulanter fachärztlicher psychiatrischer bzw. neurologischer Behandlung, wenn man davon ausgeht, dass in diesem Bereich die meisten Inanspruchnahmen auch sozialversicherungsmäßig dokumentiert sind.

Es lässt sich sogar ermitteln, dass drei Viertel der erfassten Suizidenten in ihrem letzten Lebensjahr definitiv gar nicht über versicherte Leistungen in ambulanten Kontakt mit Psychiatern oder Neurologen gekommen waren! Dehnt man die Zeitspanne auf die letzten 3 Lebensjahre aus, so verbleiben immer noch 66 %, also zwei Drittel der später durch Selbsttötung Verstorbenen, die von den fachärztlichen Behandlungsangeboten bei psychischen Leiden keinen Gebrauch machen konnten oder wollten! Umgekehrt hatten im letzten Lebensjahr 25 %, im Verlauf der letzten 3 Lebensjahre 34 % der Suizidenten derartige fachmedizinische Angebote in Anspruch genommen. Dass diese in den meisten Fällen aber auf wenige einzelne Kontakte beschränkt blieben bzw. sich nur über kürzere Zeitspannen erstreckten, zeigt eine noch detailliertere Analyse, welche die Anzahl der Quartale erfasst, in denen jeweils Behandlungen durch Psychiater bzw. Neurologen (und/oder Psychotherapeuten) registriert wurden:

Tabelle 60: Behandlungen durch Psychiater bzw. Neurologen, einschließlich Psychotherapeuten und Klinischen Psychologen bei 444 STGKK-versichert gewesenen Suizidenten der Jahre 2005-09

	in den letzten 3 Lebensjahren	im letzten Lebensjahr
Anzahl der Quartale mit Inanspruchnahme – Gesamt	Anteil	Anteil
0	66%	75%
1	12%	9%
2	7%	6%
3	3%	4%
4	3%	3%
5-8 / 5	5%	3%
9-13	6%	---
Summe	100	100

Wie aus der Tabelle zu ersehen ist, waren lediglich etwas mehr als 10 % der späteren Suizidenten wenigstens in 5 Quartalen ihrer letzten 3 Lebensjahre (gesamt 13 Quartale) in ambulanter psychiatrisch-neurologischer Behandlung, und gerade einmal 6 % (!) waren dies in mindestens 4 Quartalen der letzten 5. Es muss demgemäß konstatiert werden, dass nur ein Bruchteil aller Suizidenten in der Steiermark kurz vor ihrem Tod in derart regelmäßiger psychiatrischer (bzw. nervenärztlicher) ambulanter Behandlung gestanden hätte, wie dies für schwerwiegende psychische Krisen bzw. Krankheiten angebracht gewesen wäre, die doch im überwiegenden Großteil aller Suizide als ein wesentlicher, bedingender Faktor im Vorfeld auftreten!

Auch in diesem Bereich verteilen sich weiters die Inanspruchnahme-Quoten unterschiedlich nach Geschlecht und Alter. Wie aus der ersten Tabelle zu diesem Thema zu ersehen, waren die weiblichen Suizidenten bei etwas längerfristiger Betrachtung (3-Jahres-Spanne) weitaus häufiger zumindest einmal Patientinnen von Psychiatern bzw. Neurologen gewesen (54%), als ihre männlichen Pendants (30%!). Auch für das letzte Lebensjahr ist der Unterschied der Quoten mit 22 % versus 32 % beträchtlich; betrachtet man nur das letzte, lediglich angebrochene Quartal, stellt sich der Anteil der mit einschlägigen Fachärzten in Kontakt gekommenen Personen generell noch viel niedriger dar, er beträgt, was die versicherungsmäßig dokumentierten Fälle angeht, in der Stichprobe nur 9 %. Bemerkenswerterweise ist hier aber das Geschlechterverhältnis, wenn auch nur mit geringer

Differenz, nun umgedreht, indem etwas mehr Männer als Frauen davon tangiert sind. Dies weist darauf hin, dass die männlichen Suizidenten in der allerletzten Phase ihres Lebens tendenziell etwas häufiger „auffällig" werden, als die weiblichen, während davor genau das Umgekehrte gilt.

Bezüglich der Altersklassen sich die Lage, wiederum bei bloß grober, dreigliedriger Differenzierung, wie folgt dar: Am stärksten ist die Quote der Mindestens-Einmal-Inanspruchnahme – vergleichsweise – in der mittleren Alterskohorte der 30-59-Jährigen (30 % im letzten Lebensjahr), deutlich geringer bei den Senioren/Seniorinnen, die später Suizid begingen (21 %), und in etwa gleich niedrig, was das letzte Lebensjahr angeht, bei den Unter-30-Jährigen (18%). Betrachtet man aber die 3-Jahres-Spanne, so stellt sich der Anteil der Unter-30-Jährigen unter den Suizidenten zumindest deutlich höher als jener der Senioren/innen dar.

Weitere Informationen zum Inanspruchnahmeverhalten medizinischer Angebote im ambulanten Bereich und in Bezug auf psychische Krankheiten liefern schließlich auch die Sozialversicherungsdaten zu verschriebenen Medikationen. Zu diesen muss aber vorausgeschickt werden, dass die zur Verfügung stehende Datengrundlage es nicht erlaubt, genau zu differenzieren, ob z.B. ein Antidepressivum vom Hausarzt oder von Facharzt verschrieben worden war. Eine summarische Auswertung der Verbreitung der betreffenden medikamentösen Behandlungen selbst wird hiervon aber ja nicht beeinträchtigt.

Diese erbringt für die Arzneimittelgruppe N nach ATC-Klassifikation, also die auf Nervensystem und Psyche einwirkenden Medikamente, folgende Ergebnisse: Insgesamt waren den 444 hier einbezogenen Suizidenten in ihren letzten 3 Lebensjahren[206] im niedergelassenen Bereich 24790 Arzneimittelpackungen oder sonstige einschlägige Einzelverordnungen aus der Gruppe N – vornehmlich Analgetika, Antiepileptika, Neuro- bzw. Psycholeptika (Antipsychotika, Tranquilizer) sowie Neuro- bzw. Psychoanaleptika (Antidepressiva, Psychotonika), aber auch andere Formen von neurologisch wirksamen Arzneien – verordnet worden, was einem Durchschnitt von 56 pro Person betrifft.

Auch hier gilt aber natürlich wieder, dass sich diese Interventionen ungleich verteilen, und längst nicht alle späteren Suizidenten überhaupt mit verschreibungspflichtigen „Psychopharmaka" in Berührung gekommen waren: Dies betrifft, wenn man die letzten 3 Lebensjahre als Referenzzeitraum heranzieht, immerhin 156 von 444 Suizidenten bzw. 35 %. Hierbei stellt sich der Unterschied zwischen männlichen und weiblichen Suizidopfern besonders gravierend dar, indem von den ersteren 42 %, von den letzteren aber nur 18 % gar keine einschlägigen Verschreibungen erhalten hatten. Sehr deutlich zeigen sich dahingehend auch Unterscheide zwischen den verschiedenen Altersgruppen: Bei den Unter-30-Jährigen

[206] Wiederum bezogen auf: letzte volle sowie angebrochenes Kalenderquartal, d.h. eigentlich zwischen 36 und 39 Monate, durchschnittlich 37,5.

Suizidenten hatten in der besagten 3-Jahres-Zeitspanne 73 % gar keine in den Sozialversicherungsdaten registrierten Medikationen aus dem Psychopharmaka-Bereich (Arzneimittelgruppe N) erhalten, in der mittleren Altersgruppe von 30 bis 59 dagegen nur 40 %, und bei den 60- und mehr-Jährigen Suizidenten lag dieser Anteil bei nur 23 %.

Das bedeutet umgekehrt, dass insgesamt knapp zwei Drittel der späteren Suizidenten auf die eine oder andere Weise im niedergelassenen Versorgungssektor in ihren letzten drei Lebensjahren zumindest einmalig eine Verschreibung aus dem psychopharmakologischen Bereich erhalten haben, Frauen weitaus häufiger als Männer (82 % vs. 58 %!), und Personen mittleren und höheren Alters viel öfter, als Jugendliche und junge Erwachsene (siehe auch die nachfolgenden Tabellen).

Gerade im Arzneimittelbereich erscheint es aber wichtig, die unterschiedlichen Formen von Medikamenten auch näher zu differenzieren, was anhand der bereitgestellten Daten auch möglich ist. Um hierbei noch einigermaßen Übersichtlichkeit zu erhalten, wurde als Unterscheidungsebene der Level 2 der ATC-Klassifikation der Arzneimittel herangezogen, wobei die besonders häufig auftretenden Gruppen: N02: Analgetika, N03: Antiepileptika (dies zumindest für Nicht-Mediziner wohl etwas überraschend), N05: „Psycholeptika" (Antipsychotika und Tranquilizer) und N06: „Psychoanaleptika" (Antidepressiva, Psychotonika) gesondert ausgewertet, und für die restlichen, selten auftretenden Kategorien N01, N04 und N07 eine Residualkategorie gebildet wurde.

Auch hierzu sei zunächst die Frage behandelt, wie viele der späteren Suizidenten jemals in ihrer letzten Lebensphase eine entsprechende Medikation erhalten hatten: Bezogen auf die letzten drei Lebensjahre ergibt die Auswertung des Datenmaterials, dass knapp vier Zehntel (39%) der 444 Verstorbenen wenigstens einmal im ambulanten Bereich mit Antipsychotika bzw. Tranquilizern behandelt worden waren, Frauen (52%) wiederum deutlich öfter als Männer (35%), und Personen mittleren und höheren Alters weit häufiger, als Jugendliche und jüngere Erwachsene, wo der entsprechende Anteil bloß bei 13 % liegt.

Für den Bereich der Antidepressiva (einschließlich der aufmunternd wirkenden „Psychotonika") liegen die Anteilswerte noch höher, indem insgesamt 223 von 444, also fast genau 50 % der Stichprobe, zumindest zeitweilig solche Verschreibungen erhalten hatten. Die Geschlechterdifferenz ist hier mit Anteilen von 42% versus 72% sogar noch eklatanter, der Altersgradient mit 20% -- 50% - 57% ebenfalls stark ausgeprägt (siehe auch die Tabelle).

Tabelle 61: Verschreibungen von Antipsychotika, Tranquilizer, Antidepressiva und Psychotonika, von Analgetika und Antiepileptika und sonstigen neurologisch wirksamen Arzneien – Anteile von Personen mit mindestens einer betreffenden Verordnung unter 444 STGKK-versichert gewesene Suizidenten der Jahre 2005-2009

Verschreibungen	Gruppe N05: Antipsychotika und Tranquilizer		Gruppe N06: Antidepressiva und Psychotonika	
Mindestens einmal	in den letzten 3 Lebensjahren	im letzten Quartal	in den letzten 3 Lebensjahren	im letzten Quartal
Gesamt	39%	21%	50%	28%
Männer	35%	19%	42%	26%
Frauen	52%	27%	72%	34%
10-29-Jährige	13%	7%	20%	13%
30-59-Jährige	38%	22%	50%	30%
60- und Mehrjährige	46%	24%	57%	30%
Verschreibungen	Gruppe N02: Analgetika (best. Schmerzmittel)		Gruppe N03: Antiepileptika	
Mindestens einmal	in den letzten 3 Lebensjahren	im letzten Quartal	in den letzten 3 Lebensjahren	im letzten Quartal
Gesamt	25%	10%	14%	5%
Männer	22%	10%	12%	5%
Frauen	33%	8%	20%	5%
10-29-Jährige	4%	0%	4%	0%
30-59-Jährige	17%	4%	15%	5%
60- und Mehrjährige	37%	17%	15%	6%
Verschreibungen	Sonstige (Gruppen N01, N04, N07)		Arzneimittelgruppe N gesamt	
Mindestens einmal	in den letzten 3 Lebensjahren	im letzten Quartal	in den letzten 3 Lebensjahren	im letzten Quartal
Gesamt	18%	4%	65%	41%
Männer	17%	3%	58%	39%
Frauen	21%	4%	83%	47%
10-29-Jährige	4%	0%	27%	16%
30-59-Jährige	17%	2%	60%	38%
60- und Mehrjährige	22%	6%	77%	50%

Gegenüber diesen beiden Kategorien sind die Anteile der späteren Suizidenten, welche zumindest einmal mit Analgetika bzw. Antiepileptika behandelt wurden, mit insgesamt 25 % (Analgetika) bzw. 14 % (Antiepileptika) gering, im Hinblick auf den viel geringeren Konnex insbesondere der Depressionsbehandlung mit diesen Arzneimittelgruppen erscheint die doch nicht unbeachtliche Frequenz der Verordnung derselben aber sehr beachtenswert – offenkundig waren die entsprechenden Symptomatiken (Schmerzen, Epilepsie) ziemlich häufig unter den späteren Suizidenten. Beide Arzneikategorien kamen wiederum bei Frauen deutlich häufiger zum Einsatz, als bei Männern der Stichprobe, und bei Personen höheren Alters öfter als bei Jüngeren, wobei hier vor allem der hohe Abstand der Quote der Analgetika-Verschreibung zwischen den Personen mittleren Alters sowie den Seniorinnen und Senioren hervorsticht, und inhaltlich wohl mit dem bekannten Umstand der zunehmenden Komorbidität körperlicher Erkrankungen, sowie deren größerer sozialer Akzeptanz erklärbar ist.

Analog zur Diskussion der Anteilswerte für die letzten 3 Lebensjahre seien hier auch jene für das letzte, angebrochene Kalenderquartal im Leben der Suizidenten besprochen. Hierbei ist aber zu beachten, dass die durchschnittliche Lebensdauer hier eben nur 1,5 (und nicht etwa 3) Monate betragen haben muss, und insbesondere bei jenen Personen, deren Suizid gerade in die ersten Tage eines neuen Quartals fiel, eine mögliche, zeitnahe zum Suizid erfolgte Verschreibung der betreffenden Arznei aus datentechnischen Gründen hier nicht miterfasst werden konnte. Unter diesem Prätext stellen sich die erhobenen, hier lediglich für die Gesamtzahl der 444 Suizidopfer referierten Werte wie folgt dar (zu den übrigen vergleiche die nachfolgenden Tabellen): 21 % hatten in jenem Kalenderquartal, in welches ihr Suizid fiel, zuvor Antipsychotika bzw. Tranquilizer verschrieben bekommen, 28 % Antidepressiva (incl. Psychotonika), 10 % Analgetika, 5 % Analeptika, 4 % sonstige Arzneien aus der N-Gruppe.

Natürlich ist damit noch nichts über die – insbesondere bei Antidepressiva für eine therapeutischen Effekt unerlässliche – Konstanz einer entsprechenden Behandlung über einen längeren Zeitverlauf ausgesagt, und die Eruierung der diesbezüglichen Verhältnisse anhand der vorhandenen Daten auch kaum möglich.

Immerhin aber lassen sich anhand der Summen- und Mittelwerte der verschriebenen Arzneimittel je Kategorie diesbezüglich gewisse Rückschlüsse ziehen: So ergab die statistische Analyse aller Daten zu Verschreibungen von Antipsychotika und Tranquilizern (N05) eine Summe von 5037 Verordnungen an die 444 betreffenden Personen innerhalb ihrer jeweils 3 letzten Lebensjahre, im Mittel also 11 pro Person bei Aufrechnung auf alle Suizidenten. Da nun aber in 270 Fällen derartige Medikamente nie verschrieben wurden, ergibt sich für die verbleibenden 174 (40 % aller Fälle) ein Mittelwert von ca. 29 Verschreibungen, was unter Zugrundelegung der üblichen, für einen Monat vorgesehenen Packungsgrößen, jedenfalls bedeutet, dass ein erheblicher Anteil dieser 174 Personen innerhalb der letzten drei Lebensjahre (wenn auch nicht unbedingt über deren gesamte Zeitspanne!) eine Dauermedikation mit Antipsychotika und/oder Tranquilizern hatte!

Eine analoge Berechnung kann für die Einnahme von Antidepressiva angestellt werden: Hier ergeben 4174 registrierte Verordnungen, wenn man sie nicht auf die Gesamtheit der 444 Fälle bezieht (Mittelwert: 9,4), sondern nur auf jene 223, in denen tatsächlich mindestens einmal derartige Arzneien verschrieben wurden, einen Mittelwert von ca. 19, was angesichts des Umstandes, dass diese Medikationen in einem Zeitraum von 36-39 Monaten stattfanden, ebenfalls den Schluss zulässt, dass von jener Hälfte der Suizidenten, die überhaupt Antidepressiva erhielten, ein erheblicher Teil diese auch über einen längeren Zeitraum regelmäßig verschrieben bekam.[207] Für den Bereich der Analgetika folgt aus demselben Berechnungsmodus ein durchschnittlicher Wert von 17 Verordnungen innerhalb von 3 Jahren bezogen auf 110 betroffene Personen, bei den Antiepileptika sind es aber deutlich weniger, ca. 10 Verordnungen bezogen auf 62 der späteren Suizidenten. Von den Verordnungen sonstiger primär neurologisch wirksamer Arzneien waren schließlich insgesamt 80 Personen tangiert, auf welche im Mittel 8 derselben entfallen.

Tabelle 62: Verschreibungen von Antipsychotika und Tranquilizern (N05), Antidepressiva und Psychotonika (N06), von Analgetika (N02) und Antiepileptika (N03) und sonstigen primär neurologisch wirksamen Arzneien (N01, N04, N07) – Mittelwerte je Kategorie

	N02	N03	N05	N06	N01/04/07	N gesamt
Mittelwert auf 444 Fälle	4,2	1,5	11,3	9,4	1,5	27,9
Mittelwert auf alle Personen mit zumindest einer betreffenden Verordnung	16,9	10,5	28,9	18,7	8,4	43,0

Ein weiterer Punkt, der bei der Interpretation dieser Ergebnisse unbedingt beachtet werden sollte, ist die offensichtliche psychopharmakologische Poly-Medikation bei einem beträchtlichen Teil derjenigen unter den Suizidenten, welche überhaupt in ihren letzten Lebensjahren mit Psychopharmaka in Berührung gekommen waren: 223 von 444 Personen (50%) hatten irgendwann Antidepressiva verschrieben bekommen und die Anzahl der Personen, die irgendeine Arznei aus der Gruppe N

[207] Und hiervon dürfte zumindest wieder ein großer Anteil diese Arzneien auch gebracht haben.

erhalten hatten, beträgt 288 (65%), d.h. die 174 Bezieher von Antipsychotika/Tranquilizern (39%), aber auch der übrigen Arzneiformen müssen sich notwendigerweise zu einem erheblichen Teil, wenn auch keineswegs vollständig, mit den Beziehern der Antidepressiva decken.
Zugleich bedeutet das natürlich nicht unbedingt, dass in allen Fällen diese verschiedenen Medikationen gleichzeitig angewandt wurden – in sehr vielen aber jedenfalls, wie die voranstehenden Ausführungen zu den ermittelten Durchschnittswerten der Anzahl der Verordnungen belegen. Die Summe aller erfassten Verschreibungen von primär neurologisch wirksamen Medikamenten an die hier untersuchten 444 späteren Suizidenten im Laufe ihrer letzten drei Lebensjahre betrug knapp 12400, was einen Mittelwert von 28 über alle Fälle ergibt, unter Berücksichtigung nur der tatsächlich mindestens einmal mit diesen Arzneimitteln behandelten Personen aber einen Wert von 43. Im Mittel kam also für die Teilpopulation der 288 neuro- bzw. psychopharmakologisch Behandelten auf jede/n Patienten/in etwas mehr als eine einschlägige Arzneimittelverordnung pro Monat.[208]

Nach diesen Erörterungen zu den anhand der STGKK-Daten erfassbaren Aspekten ambulanter Behandlung – etwaige Betreuungen späterer Suizidenten in psychosozialen Zentren zählen leider nicht hierzu – gilt es nun, die Daten zum stationären Bereich näher in Betracht zu ziehen. Wie oben schon erwähnt, liefern die Daten der Sicherheitsbehörden auch hierzu kein genaues Bild; gemäß diesen hatte nur ein kleinerer Anteil der späteren Suizidenten im Vorfeld einen psychiatrischen Krankenhausaufenthalt (ca. 14 % polizeilich *bekannte* Fälle). Die Daten der STGKK hierzu sind natürlich viel vollständiger, wenn auch nur für diejenigen Fälle aus der Gesamtzahl der 1276 steirischen Suizidenten der Jahre 2005-2009, für die solche Daten eben verfügbar sind, also 444.

Im Gegensatz vor Vorgängerstudie war es aber nunmehr möglich, einen längeren Zeitraum als bloß ein Jahr retrospektiv auf die Fragestellung von Krankenhausaufenthalten mit psychiatrischen Diagnosen nach ICD[209] zu untersuchen, und zwar für eine Zeitspanne von maximal 3 Jahren. Bemerkenswerterweise stellt sich der Anteil derjenigen unter den Suizidenten, welche zumindest einmal aufgrund psychischer Störungen hospitalisiert waren, für den nunmehrigen Untersuchungszeitraum größer dar, als in der Pilotstudie, und dies nicht etwa nur wegen des längeren Beobachtungszeitraums, sondern auch bei Heranziehung derselben Zeitspanne von einem Jahr (siehe nachfolgende Tabelle): Während entsprechend den Daten für 2002-04 14 % der Suizidenten in ihrem letzten Lebensjahr in stationärer

[208] Eine möglichst genaue Berechnung ergibt: 43 Verordnungen, auf 37,5 Monate gerechnet, entsprechen 1,15 Verordnungen monatlich.
[209] Also alle Krankenhausaufenthalte mit einer psychiatrischen Hauptdiagnose, gleichgültig in welcher Krankenanstalt oder Abteilung, jedoch innerhalb Österreichs.

psychiatrischer Behandlung gestanden hatten, waren es in der nunmehrigen Stichprobe für die Jahre 2005-09 22%, also mehr als jeder 5. Suizident. Allerdings ist dabei zu beachten, dass es sich eben um die bei der STGKK versichert gewesenen Suizidenten handelt, und insbesondere dem psychiatrisch-psychosozialen Versorgungssystem tendenziell noch stärker fernstehende Bevölkerungsgruppen wie etwa (pensionierte) Landwirte hier nicht repräsentiert sind. Innerhalb der erfassten 444 Suizidfälle aber lassen sich im Weiteren deutliche Unterschiede nach Geschlecht und Altersklasse erkennen:

Tabelle 63: Krankenhausaufenthalte mit psychiatrischen Hauptdiagnosen von 444 STGKK-versichert gewesenen Suizidenten der Jahre 2005-09

Anteile	in den letzten 3 Lebensjahren	im letzten Lebensjahr
Gesamt	27%	22%
Männer	23%	19%
Frauen	37%	31%
10-29-Jährige	16%	13%
30-59-Jährige	36%	30%
60- und Mehrjährige	20%	18%

Von den männlichen Suizidenten hatten knapp 20 % im letzten Lebensjahr in stationärer Behandlung gestanden, von den weiblichen dagegen etwas mehr als 30 %. Ähnlich deutlich fällt die Differenz zwischen der Kategorie der Erwachsenen mittleren Alters, mit einer Quote von 30 %, und den Senioren, mit einer Quote von 18 % aus; besonders gering war der Anteil der stationär psychiatrisch Behandelten unter den Jugendlichen und jüngeren Erwachsenen bis 29 mit 13 %, wiederum berechnet auf die Zeitspanne von jeweils einem Jahr vor dem Todesfall.

Nicht weniger aufschlussreich erscheinen aber auch die schon erwähnten Quoten bei etwas langfristigerer, dreijähriger Betrachtung: Die Differenzen nach Geschlecht und Alter bleiben (in etwa proportional) bestehen, die Höhe der Anteile steigt aber nochmals an, wenn auch in nicht allzu starkem Ausmaß: Insgesamt waren 118 der 444 einbezogenen Suizidenten (27 %) in dieser Zeitspanne zumindest einmal stationär mit einer psychiatrischen Haupt-Diagnose in Behandlung. Die nun vorhandenen Daten zu den betreffenden Todesfällen erlauben aber auch noch genauere Analysen; so lässt sich insbesondere feststellen, dass 53 der 444

Suizidenten (12%) innerhalb ihrer letzten 3 Lebensmonate einen letzten Krankenhausaufenthalt mit einer psychiatrischer Hauptdiagnose hatten, wobei sich die Geschlechter wiederum deutlich unterscheiden, indem dies bei den männlichen Suizidenten auf 32 von 324, also 10 %, zutrifft, bei den weiblichen aber auf 21 von 120, also 18 %. Nach Alterskategorien weisen diesbezüglich die Erwachsenen mittleren Alters den bei weitem größten Anteil auf. Beschränkt man den Erhebungszeitraum hierfür auf den letzten Lebensmonat, so ergibt sich immer noch ein Anteilswert von 6%, mit wiederum analogen Differenzen hinsichtlich Alter und Geschlecht. 2 % der 444 Suizidenten (9 Personen) verstarben während eines psychiatrischen Krankenhausaufenthalts mit psychiatrischer Hauptdiagnose; hierbei unterscheiden sich auch die Anteile der Geschlechter nicht voneinander.

Tabelle 64: Letzte Krankenhausaufenthalte mit psychiatrischen Hauptdiagnosen bei 444 STGKK-versichert gewesenen Suizidenten 2005-09

Anteile	in den letzten 3 Lebensmonaten	im letzten Lebensmonat	bei Suizid
Gesamt	12%	6%	2%
Männer	10%	5%	2%
Frauen	18%	8%	2%
10-29-Jährige	9%	2%	2%
30-59-Jährige	16%	8%	3%
60- und Mehrjährige	9%	5%	1%

Neben dem zeitlichen Abstand des letzten Krankenhausaufenthaltes mit psychiatrischer Hauptdiagnose zum Todesfall erlauben die zur Verfügung stehenden Daten für diesen Bereich zumindest teilweise (für 42 von 83 Fällen) auch, die Dauern der jeweiligen stationären Aufenthalte zu errechnen; hierbei ergibt sich ein durchschnittlicher Wert von 46 Tagen. Weiters kann zusätzlich zu den schon dargestellten Ergebnissen auch die Gesamtzahl der Krankenhaus-Aufenthalte mit psychiatrischen Haupt-Diagnosen in den letzten drei Lebensjahren eruiert werden:

Wie aus der nachfolgenden Tabelle zu ersehen ist, waren von jener Minderheit von Suizidenten, die in ihren letzten 3 Lebensjahren überhaupt in stationärer psychiatrischer Behandlung waren – immerhin aber 27 % der Stichprobe –, dies etwa die Hälfte (13% der Gesamtzahl) einmalig, die andere Hälfte zumindest zweimal, wobei zwei bis vier Aufenthalte mit zusammen ca. 10 % der Fälle (44 von 444) relativ häufig vorkommen, fünf oder mehr stationäre Aufenthalte mit psychiatrischen Hauptdiagnosen dagegen nur mehr selten.

Tabelle 65: Anzahl der Krankenhausaufenthalte mit psychiatrischen Hauptdiagnosen von 444 STGKK-versichert gewesenen Suizidenten der Jahre 2005-09 in ihren letzten 3 Lebensjahren

	Männer		Frauen		Gesamt	
Anzahl	N	%	N	%	N	%
0	250	77	76	63	326	73
1	41	13	17	14	58	13
2	12	4	11	9	23	5
3	5	2	6	5	11	2
4	6	2	4	3	10	2
5	5	2	1	1	6	1
6 bis 10	2	1	5	4	7	2
11 bis 15	3	1	0	0	3	1
Gesamt	324	100	120	100	444	100

	10 bis 29		30-59		60+		Gesamt	
Anzahl	N	%	N	%	N	%	N	%
0	38	84	122	64	166	80	444	100
1	3	7	36	19	19	9	58	13
2	2	4	10	5	11	5	23	5
3	1	2	4	2	6	3	11	2
4	0	0	7	4	3	1	10	2
5	0	0	5	3	1	0	6	1
6 bis 10	1	2	4	2	2	1	7	2
11 bis 15	0	0	3	2	0	0	3	1
Gesamt	45	100	191	100	208	100	444	100

Dessen ungeachtet erscheinen einige aus diesen Zahlen erkennbare Sachverhalte bedenklich: Zum einen der insgesamt mit 39 Personen bzw. 9 % doch beträchtliche Anteil unter den späteren Suizidopfern, die innerhalb von drei Jahren zumindest dreimal in stationärer Behandlung waren, und dennoch durch Selbsttötung verstarben, zum anderen ganz besonders der Umstand, dass sich zwar nicht sehr viele, aber mit 10 von 444 – 3% – doch einige Fälle finden lassen, in denen spätere Suizidenten in ihren letzten 3 Lebensjahren sechsmal oder öfter, bis hin zu fünfzehnmal (!) wegen psychiatrischer Störungen in eine Krankenanstalt aufgenommen, aber auch wieder entlassen worden waren, was im Sinne einer nötigen Betreuungskontinuität – sei es nun in- oder außerhalb stationärer Einrichtungen! – wohl jedenfalls negativ als „Drehtürpsychiatrie“ zu werten ist.[210]

Die durchschnittliche Anzahl von stationären Aufnahmen aufgrund psychiatrischer Diagnosen betrug für jene Personen, die überhaupt diesbezüglich in ihren letzten drei Lebensjahren in einer Krankenanstalt behandelt worden waren, im Übrigen 2,5, wobei Erwachsene mittleren Alters mit einem Wert von 2,7 deutlich häufiger psychiatrisch hospitalisiert waren, als die 60- und Mehrjährigen mit einem Durchschnittswert von 2,1 und auch die Unter 30-Jährigen, bei denen dieser Wert 2,3 betrug. Auch war die Anzahl der Behandlungen bei den Suizidentinnen mit 2,6 etwas häufiger als bei den männlichen mit 2,4.

Ein weiterer, aufschlussreicher Aspekt der Sozialversicherungsinformationen zu den Krankenhausaufenthalten der Suizidenten in ihrer letzten Lebensphase ist schließlich jener der eigentlichen Diagnose; während sich die vorangegangenen Ausführungen auf die Kategorie der Personen mit disgnostizierten psychischen und mentalen Störungen insgesamt beziehen, also auf alle Diagnosen aus dem Kapitel V der ICD 10, F00-F99[211] zusammengenommen, seien nun noch die differenzierteren Auswertungen hinsichtlich der einzelnen Diagnosen behandelt, da diesen gerade im Hinblick auf die Suizidprävention hohe Bedeutung zukommt: Legt man wiederum die 3-Jahres-Spanne vor dem jeweiligen Todeszeitpunkt zugrunde, so ergeben sich folgende Anteilswerte für häufiger auftretende psychiatrische Diagnosen bei Krankenhaus-Behandlungen der Suizidenten:

Die relativ meisten, 14 % der Personen in der Stichprobe (60 von 444) waren zumindest einmal in ihren letzten 3 Lebensjahren mit der Diagnose F32 – „depressive Episode“ stationär behandelt worden – die späteren weiblichen Suizidenten mit einem Anteil von 19 % weit häufiger, als die männlichen mit einer Quote von 11 %, und junge Suizidenten bis zu einem Alter von 29 mit nur 7 % deutlich seltener, als ältere. Am zweithäufigsten tritt die Diagnose F33, rezidivierende depressive Störung, auf, die bei 6 % aller untersuchten Suizidenten zu einem Krankenhausaufenthalt innerhalb der letzten 3 Lebensjahre führte, und eindeutig häufiger bei weiblichen als bei männlichen Suizidenten auftritt.[212]

---

[210] Zum Aspekt der Aufenthaltsdauern siehe den Abschnitt zu den körperlichen Erkrankungen.

[211] Vgl. hierzu: http://www.dimdi.de/dynamic/de/klassi/downloadcenter/icd-10-who

[212] Zu beachten ist, dass man die beiden Werte für F32 und F33 nicht einfach addieren darf, um einen Gesamtanteil zu erhalten, da ein- und dieselbe Person sowohl mit der Diagnose F32, als auch (bei einer anderen stationären Behandlung) mit der Diagnose F33 registriert sein kann. Das gleiche gilt sinngemäß natürlich für alle einzelnen diagnostischen Kategorien.

Tabelle 66: Häufige bzw. wichtige psychiatrische Hauptdiagnosen bei Krankenhaus-Aufenthalten von 444 STGKK-versichert gewesenen Suizidenten der Jahre 2005-09 in ihren letzten 3 Lebensjahren *

Anteile	F32	F33	F10	F31	F23	F43	F20	F25
Gesamt	14%	6%	4%	3%	2%	2%	1%	1%
Männer	11%	5%	4%	2%	2%	2%	2%	1%
Frauen	19%	9%	4%	4%	3%	2%	0%	3%
10-29-Jährige	7%	2%	2%	2%	4%	2%	2%	2%
30-59-Jährige	15%	7%	7%	4%	2%	3%	3%	2%
60- und Mehrjährige	13%	6%	1%	1%	1%	1%	0%	0%

* Erläuterung:
F10 = Psychische und Verhaltensstörungen durch Alkohol
(bes.: Abhängigkeit und schädlicher Gebrauch, Entzugssyndrome)
F20 = Schizophrenie
F23 = akute, vorübergehende psychotische Störung
F25 = Schizoaffektive Störung
F31 = Bipolare affektive Störung
F32 = Depressive Episode (Depression)
F33 = rezidivierende (sich wiederholende) depressive Störung (Depression)
F43 = Belastungsstörungen (u.a. durch Trauma) und Anpassungsstörungen

Am dritthäufigsten ist bereits die Krankenhausaufnahme wegen Alkoholabhängigkeit bzw. –missbrauch (F10) mit einem Anteil von 4 % (hierauf wird im nachfolgenden Abschnitt nochmals Bezug genommen), mit einer Quote von immerhin 3 % (12 Personen) gefolgt von der Diagnose F31, der „bipolaren affektive Störung“ (Manie-Depression). Belastungs- und Anpassungsstörungen (F43) sowie die Diagnose „vorübergehende psychotische Störung“ (F23) treten in immerhin 2 % der Fälle bei dreijähriger Rückschau als Anlässe für stationäre Behandlungen in der Vorgeschichte auf. Die wegen des hohen Suizidrisikos wichtige Diagnosekategorie „Schizophrenie“ und das verwandte Krankheitsbild der „schizoaffektiven Störung“ sind schließlich – bezogen auf die Gesamtzahl der Suizidenten (!) sowie als Ursache für stationäre Aufenthalte – mit Anteilen von je ca. 1% nur geringfügig vertreten.

Nach diesen ausführlichen Untersuchungen, welche Aufschlüsse die vorhandenen Daten zu psychischen Erkrankungen und deren Behandlung bei den späteren Suizidenten bieten, gilt es im Folgenden, das wichtige „Alarmzeichen“ der Suizidversuche in Betracht zu nehmen.

3.3.20 Suizidversuche und Suizid

Zum Thema der Hinweise auf frühere Suizidversuche bzw. Parasuizide[213] in der Biographie der Suizidenten ist allerdings zunächst zu betonen, dass hierzu die vorhandenen Informationen spärlich und mit Sicherheit lückenhaft sind. Immerhin werden solche in den polizeilichen Akten zu den Selbsttötungsfällen wahrscheinlich in der Regel erwähnt, wenn sie den ermittelnden Beamten bekannt werden. Hinter diesem „wenn" verbirgt sich aber fraglos eine beträchtliche Dunkelziffer, da ja unter anderem davon auszugehen ist, dass einerseits keineswegs immer frühere Suizidversuche den Angehörigen und sonstigen Nahestehenden der Verstorbenen bekannt waren, und andererseits diese selbst im Falle einer Kenntnis wohl auch nicht in allen Fällen veranlasst gewesen sein werden, dies den ermittelnden Beamten mitzuteilen. Schließlich wird es sicher auch noch Fälle geben, in welchen frühere Suizidversuche zwar auch den Polizeibehörden bekannt wurden, aber aus verschiedenen Gründen nicht in den – wie berichtet, derzeit oft sehr kursorischen – Akten verzeichnet wurden.[214]

Was aber feststeht, ist immerhin ein „Mindestwert" von polizeilich bekannten, früheren Suizidversuchen der nachmaligen Suizidopfer:[215] Dieser betrug in der Vorperiode 2000 bis 2004 15 % (12 % bei den männlichen, 24 % bei den weiblichen Suizidenten), für den Zeitraum 2005 bis 2009 dagegen nur 9 %. Dass dahinter eine reale Abnahme der Suizidversuche vor Suizid stünde, erscheint aber angesichts der eben besprochenen Einschränkungen der Aussagekraft dieser Angaben als eine mehr als zweifelhafte Annahme. Für beide Perioden lässt sich im Übrigen eine deutlich Geschlechterdifferenz in den Quoten der angeführten früheren Suizidversuche feststellen: 2002-2004 standen 12% bei den männlichen 24% bei den weiblichen Suizidenten gegenüber, 2005-2009 sind es 7% versus 16%. Interessant erscheint weiters eine Differenzierung nach Altersklassen: Hierbei zeigt sich, dass in den Akten zu Suizidenten aus jüngeren Alterskategorien häufiger über vorangegangene Suizidversuche bzw. Parasuizide berichtet wird (11 % bei den Unter-30-Jährigen), als in den Akten zu älteren Suizidopfern (10 % in der mittleren Kategorie, 8 % bei den 60- und mehr-Jährigen. Dies spricht aber wohl für eine selektive Wahrnehmungs-, Nachfrage- und Aufzeichnungspraxis, und nicht dafür, dass jüngere Suizidgefährdete häufiger schon Suizidversuche hinter

213 Da in den Polizeiakten diesbezüglich keine klare Unterscheidung getroffen wird, unterbleibt diese auch in den betreffenden Ausführungen hier.

214 Vgl. auch: Watzka, Sozialstruktur und Suizid, S. 310f.

215 Es ist zwar auch der Fall denkbar, und sicher gelegentlich Realität, dass tatsächlich fehlende frühere Suizidversuche fälschlich angenommen werden; die Häufigkeit einer solchen Konstellation dürfte sich aber in Grenzen halten, insbesondere bei den tatsächlich durch Suizid Verstorbenen.

sich haben als ältere, was schon rein logisch kaum möglich ist, wenn man davon ausgeht, dass stets ein erheblicher Teil der Suizidversucher und Parasuizidalen die entsprechenden Taten zunächst überlebt.

Tabelle 67: Bekannt gewordene Suizidversuche bzw. Parasuizide der späteren Suizidenten in gemäß polizeilichen Akten

	2000-2004		2005-2009	
bekannter Parasuizid	N	%	N	%
nein	1038	85 %	864	91 %
ja	182	15 %	89	9 %
Summe	1220	100	953	100

Erwähnt sei weiters noch, dass innerhalb der Kategorie der Suizidenten mit bekanntem früheren Suizidversuch/Parasuizid für ziemlich genau ein Viertel, 23 von 89, zumindest zwei solcher nicht tödlich endender, suizidaler Handlungen vor dem „erfolgreichen" Suizid in den Akten der Sicherheitsbehörden dokumentiert sind. Diese Quote ist beachtlich hoch, und verweist einmal mehr auf den Umstand, dass solche suizidalen Handlungen unbedingt ernst genommen werden sollten, gerade auch wiederholte!

Ein weiterer Parameter, der zumindest im Hinblick auf einen Teil der Suizidenten mit vorangegangenem Parasuizid anhand der Akten analysiert werden konnte, ist jener des zeitlichen Abstandes. Trotz der klarerweise großen Lückenhaftigkeit der diesbezüglich vorhandenen Daten sei hierzu erwähnt, dass die polizeilichen Protokolle bei 37 dahingehend klassifizierbaren Fällen, in denen es frühere Suizidversuche gab, in immerhin 9 Fällen einen Suizid innerhalb eines Monats nach einem früheren Parasuizid berichten. Das Phänomen rasch auf einen Parasuizid folgender Suizidhandlungen ist zweifellos dennoch selten – insgesamt wurden ja 953 Suizidakten hierzu ausgewertet, von denen 9 gerade einmal 1% darstellen! – aber es ist vorhanden. Die zur Verfügung stehenden Sozialversicherungsdaten erlauben im Gegensatz zu den polizeilichen Ermittlungsergebnissen keine direkte Analyse von Parasuiziden, da die sich dieselben (trotz grundsätzlichem Vorhandenseins in der angewandten ICD-Klassifikation im Rahmen der Codes X60-X84) nicht verzeichnet finden. Es ist in diesem Zusammenhang aber zumindest eruierbar, dass der letzte Krankenhausaufenthalt bei 34 der späteren Suizidenten (8% von 444) im Zusammenhang mit „Verletzungen, Vergiftungen und bestimmten anderen Folgen äußerer Ursachen" stand (Codes SS00-T98).

3.3.21 Abhängigkeitserkrankungen und Suizid

Dass Personen, die an Abhängigkeitserkrankungen leiden bzw. regelmäßig psychotrope Substanzen konsumieren, ein erhöhtes Suizidrisiko aufweisen, ist mittlerweile in zahlreichen Studien gut dokumentiert. Hierzulande stellt eindeutig die Alkoholabhängigkeit das zahlenmäßig größte Problem unter den substanzgebundenen Abhängigkeitserkrankungen dar; dementsprechend muss der Anteil der Alkoholkranken unter den Suizidenten als erheblich betrachtet werden. In der Pilotstudie konnte für den Zeitraum 2000 bis 2004 anhand der polizeilichen Akten eine Gesamtquote von Personen mit *bekannten* Abhängigkeitserkrankungen von 14 % unter den steirischen Suizidenten eruiert werden, wobei die (ausschließlich oder auch) Alkoholabhängigen mit 12 % den Großteil stellten.

Für den Zeitraum 2005-2009 stellt sich die Rate der polizeilich bekannten Abhängigkeitserkrankungen mit insgesamt 9 % (87 Fälle von 953, für die Polizeiakten verfügbar waren) deutlich niedriger dar, ebenso jene für bekannte Alkoholabhängigkeiten mit 8%. Das Phänomen ist dabei analog zu jenem für die Quote der Suizidversuche und auch dementsprechend zu beurteilen: Wahrscheinlicher als ein tatsächlicher deutlicher Rückgang der relativen Bedeutung der Suchterkrankungen insgesamt und der Alkoholabhängigkeit im Besonderen als Bedingungsfaktor für Suizide erscheint es, dass die Protokollierung noch lapidarer geworden ist. Auch die Abhängigkeit von illegalen Drogen wird – wie übrigens schon im Zeitraum bis 2004 – nur in wenigen Fällen erwähnt; für den Zeitraum 2005-2009 insgesamt 7 Mal. Noch seltener finden sich – fraglos aufgrund der geringeren Auffälligkeit und strafrechtlichen Bedeutung Hinweise auf Medikamentenabhängigkeit (5 Fälle) oder nicht substanzgebundene Suchterkrankungen (4 Fälle). Alle diese Angaben lassen sich aufgrund ihrer offensichtlich erheblichen Unvollständigkeit nicht mehr sinnvoll für weiterführende quantitative Analysen einsetzen.[216] Sehr wohl aber liefern nun mehr die Informationen der Steiermärkischen Gebietskrankenkasse neue, bemerkenswerte Aufschlüsse zum Thema des Zusammenhangs von Abhängigkeitserkrankungen und Suizidalität, denn wie weiter oben schon ausgeführt – im Rahmen der Erörterung der psychiatrisch relevanten ICD-Diagnosen bei Krankenhausaufnahmen der späteren Suizidenten – stellt die Diagnose „F10“, also Alkoholabhängigkeit, einen relativen häufigen Aufnahmegrund innerhalb dieser Diagnosegruppe dar: Mit 4 % aller Suizidenten ist die entsprechende Quote insgesamt gesehen zwar nicht hoch, bedenkt man aber, dass es sich hierbei ja, weil nur die stationären Behandlungen innerhalb der letzten 3

[216] Vgl. für den Zeitraum 2000-2004 Watzka, Sozialstruktur und Suizid, bes. S. 314.

Lebensjahre erfasst sind, zweifelsohne nur um die „Spitze des Eisbergs“ der anzunehmenden Anzahl der Alkoholabhängigen unter den Suizidenten handelt, ist dieser Prozentsatz so gering auch wieder nicht. Nach Altersklassen getrennt betrachtet, ergibt sich für die Personen mittleren Alters eine Quote von 7 % (30-59-Jährige), im Gegensatz zu vergleichsweise sehr geringen Anteilen von 2 % bzw. 1 % in den anderen beiden Kohorten. Eine größere Geschlechterdifferenz zeigt dieses Kriterium übrigens nicht auf.[217] Für die Interpretation ist wiederum zum einen zu bedenken, dass nur eine Minderheit aller Alkoholabhängigen so schwere Symptome und gleichzeitig so viel Krankheitseinsicht entwickelt, dass eine stationäre Behandlung in Betracht gezogen wird, und zum anderen kommt noch hinzu, dass gerade in diesem Bereich etliche spezialisierte, stets hoch frequentierte Institutionen tätig sind, deren Aktivitäten aber nicht wie jene der allgemeinen Krankenanstalten direkt und detailliert in die entsprechenden Datenbanken der Sozialversicherungsanstalten einfließen, und dementsprechend in den hier zugrunde liegenden Daten nicht berücksichtigt sind. Die tatsächliche Quote der Menschen mit (mittleren bis schweren) Abhängigkeitserkrankungen unter den Suizidenten ist demnach weit höher einzuschätzen, als sie sich aufgrund der leider für beide Informationsquellen höchst lückenhaften Datenlage prima vista präsentiert.

3.3.22 Körperliche Beeinträchtigungen und medizinische Behandlung

Neben psychischen Erkrankungen stellen auch Krankheiten, wie die jüngere Suizidologie zunehmend erkannt hat, einen häufigen und wichtigen Bedingungsfaktor für suizidales Verhalten dar, vorwiegend natürlich schwere bzw. von den Betroffenen als schwerwiegend wahrgenommene und empfundene körperliche Krankheiten. Diesem Umstand tragen unter anderem auch die sicherheitsbehördlichen Ermittlungen bei Suiziden Rechnung, indem dieser Faktor häufig erhoben und verzeichnet wird. In der Pilotstudie konnte für die Jahre 2000 bis 2004 errechnet werden, dass in der Steiermark in nahezu 3 von 10 Suizidakten (29 %) entsprechende Hinweise vorhanden sind. Dieser Wert steigt sich für den Zeitraum 2005 bis 2009 (im Gegensatz zur Nennung etlicher anderer Faktoren) sogar noch etwas, auf nunmehr 313 von 953 Fällen bzw. 33 % (siehe auch die nachfolgende Tabelle). Bei jedem dritten letal endenden Suizidgeschehen im Untersuchungszeitraum, zu welchem polizeiliche Akten eingesehen werden konnte, gingen deren Ersteller also davon aus, dass eine erhebliche körperliche Erkrankung bzw. Beeinträchtigung als ein Einflussfaktor für den Entschluss des bzw. der Verstorbenen zum Suizid angesehen werden muss.

[217] Siehe hierzu die Tabelle in 3.3.19.

Im Gegensatz zu etlichen anderen Parametern stellen sich hier die Unterschiede nach Geschlecht als sehr gering dar; die Anteile betragen bei den männlichen Suizidenten 33 und bei den weiblichen 32 %. Demgegenüber zeigt eine gesonderte Betrachtung nach Alterskategorien hier – naheliegenderweise – ganz erhebliche Unterschiede auf:

Tabelle 68: In den polizeilichen Erhebungsakten angeführte, schwerwiegende körperliche Vorerkrankungen bzw. Beeinträchtigungen von Suizidenten 2005-09 und 2000-04

	2000-2004						2005-2009					
	Männer		Frauen		Gesamt		Männer		Frauen		Gesamt	
	N	%	N	%	N	%	N	%	N	%	N	%
nein	653	70,0	221	72,5	874	70,6	491	66,9	149	68,0	640	67,2
ja	290	30,0	84	27,5	364	29,4	243	33,1	70	32,0	313	32,8
Summe	933	100	305	100	1238	100	734	100	219	100	953	100

Tabelle 69: In den polizeilichen Erhebungsakten angeführte, schwerwiegende körperliche Vorerkrankungen/Beeinträchtigungen von Suizidenten 2005-09 nach Altersklassen

	10 bis 29 Jahre		30 bis 59 Jahre		60 und mehr Jahre		Gesamt	
	N	%	N	%	N	%	N	%
nein	78	97,5	344	85,8	218	46,2	640	67,2
ja	2	2,5	57	14,2	254	53,8	313	32,8
Summe	80	100	401	100	472	100	953	100

Während die polizeilichen Akten bei Suizidopfern im Jugend- und jüngeren Erwachsenenalter nur in wenigen Einzelfällen von körperlichen Erkrankungen berichten, tun sie dies bei den Erwachsenen mittleren Alters in immerhin etwa jedem 7. Fall (14 %), bei den 60- und Mehr-Jährigen aber sogar in mehr als der Hälfte aller Fälle.

Selbstverständlich ist auch hier zu den berichteten Anteilen zusätzlich eine gewisse Dunkelziffer anzunehmen, die nicht näher eingrenzbar ist, aber wohl geringer als die für den Bereich der psychischen Erkrankungen ausfallen dürfte, einerseits, weil sich schwere körperliche Krankheiten in vielen Fällen schlechter verbergen lassen, andererseits, weil der Tabuisierungsgrad hier als geringer gelten kann. In diesem Zusammenhang ist auch daran zu erinnern, dass der Großteil der späteren Suizidenten, wie im vorangegangenen Abschnitt schon berichtet wurde (siehe weiter oben), in seiner letzten Lebensphase in allgemeinmedizinischer Behandlung stand, auch wenn die betreffenden Daten in diesem Punkt nicht erlauben, zwischen Therapien wegen psychischer und solchen wegen somatischer Erkrankungen zu unterscheiden. U.a. der Umstand, dass nach Altersklassen gegliedert die Anteilswerte von verzeichneten Arztbesuchen mit zunehmendem Alter ansteigen, weist aber sehr deutlich auf die Relevanz auch von körperlichen Beschwerden bei vielen der späteren Suizidenten, insbesondere eben jenen mittleren und höheren Alters.

Eindeutigere Hinweise auf das Ausmaß des Vorliegens körperlicher Erkrankungen geben aber die gleichfalls erhobenen, ambulanten Facharztkontakte, deren Häufigkeiten bei den späteren Suizidenten im Folgenden, gegliedert nach einigen wenigen großen Tätigkeitsbereichen erörtert werden sollen (ausgenommen bleibt hier der schon besprochene psychiatrisch-neurologische Bereich): Differenziert wurde hierbei in: 1) Innere Medizin (einschließlich Kinderheilkunde, die aber im Datensatz insgesamt nur viermal genannt wird), Lungenheilkunde und Orthopädie, also jene Fächer, die sich (vornehmlich nichtinvasiv) mit Erkrankungen und Beeinträchtigungen insbesondere im Körperinneren auseinandersetzen, 2) Dermatologie und Hans-Nasen-Ohren-Heilkunde (einschließlich einiger weniger ambulanter Konsultationen von Chirurgen), 3) Augenheilkunde sowie 4) Urologie und Gynäkologie als Bereiche der Medizin, die stärker mit besonders „heiklen", tabuisierten Körperteilen und –funktionen in Verbindung stehen.

Wenn man sich zunächst der Gruppe 1 zuwendet, zeigt die Datenanalyse: Mehr als die Hälfte der späteren Suizidenten war in ihren letzten drei Lebensjahren zumindest einmal bei einem Facharzt der Inneren Medizin, der Lungenheilkunde oder Orthopädie in Behandlung, Frauen etwas häufiger als Männer, und Personen mittleren und höheren Lebensalters deutlich häufiger als Jugendliche und jüngere Erwachsene (siehe auch die folgende Tabelle). Hierbei stellen im Übrigen die Behandlungen bei der ersteren Fachgruppe weitaus die Mehrheit dar (613 insgesamt verzeichnete Kontakte; bei den FA für Lungenheilkunde und Orthopädie waren es jeweils 140). Betrachtet man das letzte Lebensjahr allein, so ergibt sich immer noch ein Anteil von einem Drittel, und für das letzte Quartal einer von etwa 10 %!

Tabelle 70: Behandlungen durch Fachärzte in den Bereichen Innere Medizin/ Lungenheilkunde/Orthopädie – 444 STGKK-versicherte Suizidenten

	Fallzahl gesamt	in den letzten 3 Lebensjahren	im letzten Lebensjahr	im letzten Quartal *
Anteil von Personen mit mindestens einmaligem Kontakt				
Gesamt	444	53%	33%	10%
Männer	324	51%	32%	10%
Frauen	120	58%	36%	8%
10-29-Jährige	45	33%	11%	2%
30-59-Jährige	191	50%	31%	6%
60- und Mehrjährige	208	61%	40%	14%
Anteil von Personen mit Kontakt zumindest einmal jedes Quartal				
Gesamt	444	3%	4%	---
Männer	324	3%	4%	---
Frauen	120	2%	3%	---
10-29-Jährige	45	0%	0%	---
30-59-Jährige	191	0%	1%	---
60- und Mehrjährige	208	6%	7%	---

* durchschnittliche Dauer: ca. 1,5 Monate

Die Altersunterschiede sind hier ähnlich, wie bei dreijähriger Rückschau, bemerkenswert ist aber, dass bei Betrachtung des letzten Quartals allein der Anteil der männlichen Suizidenten, welcher einen entsprechenden Facharztkontakt hatte, etwas höher ist, als jener der weiblichen, während sich das Verhältnis schon bei einjähriger, und ebenso bei dreijähriger Rückschau anders darstellt. Zu ergänzen ist, dass der Anteil der Personen, welche sehr regelmäßig (mindestens einmal im Quartal) einen entsprechenden Facharzt aufsuchten, mit 3-4 % (je nach betrachteter Zeitspanne) insgesamt ziemlich gering ist; von den Senioren unter den Suizidenten betraf dies aber immerhin 7%. Auch durchschnittliche Raten des Facharztbesuchs lassen sich anhand der vorliegenden Daten errechnen; hierbei ergeben sich Mittelwerte von ca. 2 Facharztbesuchen aus diesem Bereich bei einjähriger, bzw. von 5 Facharztbesuchen bei dreijähriger Betrachtung.

Für die beiden Fachgebiete HNO und Dermatologie zusammengenommen (mit 280 bzw. 254 registrierten Behandlungen insgesamt) stellen sich die Ergebnisse einer analogen Analyse so dar: Die Inanspruchnahme erreichte, wie aus der folgenden Tabelle näher zu ersehen ist, unter den Suizidenten in ihrer letzten Lebensphase ein beträchtliches Niveau, mit fast 50 % bei Heranziehung der Drei-Jahres-, und etwas mehr als 25 % bei der Ein-Jahres-Spanne. Auch hier zeigen sich wiederum für ältere und weibliche Suizidenten jeweils höhere Anteilswerte. Auffallend ist aber vor allem im Vergleich mit den für die Fachgruppen der Internisten u.ä. ermittelten Quoten die doch deutlich geringere Inanspruchnahme im letzten Quartal, was darauf hinweist, dass die entsprechenden Beschwerden im Durchschnitt wohl weniger stark mit den vorliegenden psychischen Beeinträchtigungen assoziiert waren und v.a. auf das suizidale Geschehen selbst seltener direkten Einfluss hatten.

Tabelle 71: Behandlungen durch Fachärzte in den Bereichen HNO und Dermatologie – 444 STGKK-versicherte Suizidenten

	Fallzahl gesamt	in den letzten 3 Lebensjahren	im letzten Lebensjahr	im letzten Quartal *
Anteil von Personen mit mindestens einmaligem Kontakt				
Gesamt	444	48%	27%	3%
Männer	324	46%	26%	4%
Frauen	120	54%	30%	1%
10-29-Jährige	45	40%	27%	2%
30-59-Jährige	191	48%	26%	4%
60- und Mehrjährige	208	50%	29%	3%
Anteil von Personen mit Kontakt zumindest einmal jedes Quartal				
Gesamt	444	0%	1%	---
Männer	324	0%	1%	---
Frauen	120	0%	0%	---
10-29-Jährige	45	0%	0%	---
30-59-Jährige	191	0%	0%	---
60- und Mehrjährige	208	0%	1%	---

* durchschnittliche Dauer: ca. 1,5 Monate

Dementsprechend stellen sich im Übrigen auch die Mittelwerte der Häufigkeiten der Facharztbesuche geringer dar, mit ca. 1 bei einjähriger und ca. 2 bei dreijähriger Retrospektive (für HNO und Dermatologie zusammengenommen). Der Anteil von Personen mit ständigen Facharztkontakten über längere Zeiträume schließlich war für diese beiden Fachgruppen erwartungsgemäß sehr gering, auch bei den älteren Suizidenten.

Gesondert betrachtet wurde die Fachgruppe der Augenheilkunde (siehe die nachstehende Tabelle), weil hierbei ein besonders sensibles Sinnesorgan im Zentrum steht, dessen (potentielle) Beeinträchtigung unzweifelhaft für sehr viele Menschen mit besonders großen Ängsten verbunden ist.

Tabelle 72: Behandlungen durch Fachärzte in den Bereichen Augenheilkunde – 444 STGKK-versicherte Suizidenten

	Fallzahl gesamt	in den letzten 3 Lebensjahren	im letzten Lebensjahr	im letzten Quartal *
Anteil von Personen mit mindestens einmaligem Kontakt				
Gesamt	444	45%	26%	5%
Männer	324	40%	22%	4%
Frauen	120	58%	35%	6%
10-29-Jährige	45	25%	9%	0%
30-59-Jährige	191	37%	19%	4%
60- und Mehrjährige	208	56%	35%	6%
Anteil von Personen mit Kontakt zumindest einmal jedes Quartal				
Gesamt	444	0%	1%	---
Männer	324	0%	0%	---
Frauen	120	1%	1%	---
10-29-Jährige	45	0%	0%	---
30-59-Jährige	191	0%	0%	---
60- und Mehrjährige	208	1%	1%	---

* durchschnittliche Dauer: ca. 1,5 Monate

Insgesamt war die Anzahl der ambulanten Konsultationen durch die hier erfassten, späteren Suizidenten in ihren letzten 3 Lebensjahren mit 245 Fällen beachtlich hoch (zum Vergleich: Interne Medizin 613 Fälle, Lungenheilkunde 140); die errechneten Mittelwerte der Facharztbesuche pro Suizident betragen für den 3-Jahres-Zeitaum 1,5 und für den 1-Jahres-Zeitraum 0,5, d.h. dass *im Durchschnitt* auf zwei Suizidenten in ihrem jeweils letzten Lebensjahr entfällt ein Facharztbesuch! Tatsächlich stellt sich, weil ja manche Personen diese Behandlungen öfter in Anspruch nehmen, und viele gar nicht, die Quote der Personen mit Kontakt zu einem solchen Facharzt natürlich geringer dar, beträgt aber ausweislich der Versicherungsdaten etwas mehr als 25 % bei einjähriger Betrachtung, und bei dreijähriger Rückschau sogar 45 %.

Erst recht gilt dies bei altersdifferenzierender Betrachtung, weil diese erweist, dass dieser hohe Anteil keineswegs nur den Senioren/innen unter den Verstorbenen geschuldet ist: Zwar ist die Quote für die Altersgruppe der 60- und Mehr-Jährigen mit 35% bei einjähriger Betrachtung erwartungsgemäß am höchsten, aber auch bei den 30-59-Jährigen fällt der Anteil mit fast 20% erheblich aus. Inwieweit dies aber tatsächlich eine erhöhte Betroffenheit von Personen mit Augenerkrankungen durch Suizidalität reflektiert, oder auch psychosomatisch verursachte Sehbeeinträchtigungen, wäre noch durch weiterführende Recherchen und Analysen zu klären. Auffällig ist jedenfalls auch in diesem Bereich ein erheblicher Geschlechterunterschied im Sinne einer weit häufigeren Inanspruchnahme der Fachärzte für Augenheilkunde durch die weiblichen Personen unter den Suizidenten. Die Anteile derjenigen, welche noch kurz vor dem Suizid entsprechende Behandlungen hatten, sind eher gering, erreichen aber immerhin einen Gesamtdurchschnitt von 5% aller registrierten Fälle. Marginal dagegen nimmt sich auch für diesen Bereich die Quote der „Dauerpatienten“ über längere Zeiträume aus.

Als letztes Cluster von Facharzt-Gruppen seien nun die Urologen- und Gynäkologen-Besuche behandelt; die Gesamtzahl der erfassten Arztkontakte in den letzten drei Lebensjahren verteilt sich, entsprechend dem Vorwiegen des männlichen Geschlechts, mit 370 zu 168 stärker auf die ersteren, es sind aber beide Bereiche zahlenmäßig erheblich vertreten. Auch für diese beiden Facharztgruppen erweist die nähere Datenanalyse ebenso eine nicht unbeträchtliche Frequenz:

Die Mittelwerte der Inanspruchnahmen liegen bei einjähriger Betrachtung bei ca. 0,7, bei dreijähriger bei fast 2 pro Person. Insgesamt standen 37% der späteren Suizidenten in ihren letzten 3 Lebensjahren zumindest einmal ambulant mit einem Facharzt für Urologie und/oder Gynäkologie in Kontakt, im letzten Lebensjahr waren es 23 %. Auch hier erscheinen die Anteile vor allem aussagekräftig, wenn sie altersklassenspezifisch analysiert werden: Sogar in der Kategorie der Unter-30-Jährigen beträgt die Quote im letzten Lebensjahr 16%.

Tabelle 73: Behandlungen durch Fachärzte in den Bereichen Urologie und Gynäkologie – 444 STGKK-versicherte Suizidenten

	Fallzahl gesamt	in den letzten 3 Lebensjahren	im letzten Lebensjahr	im letzten Quartal *
Anteil von Personen mit mindestens einmaligem Kontakt				
Gesamt	444	37%	23%	5%
Männer	324	29%	19%	6%
Frauen	120	59%	34%	4%
10-29-Jährige	45	20%	16%	2%
30-59-Jährige	191	33%	19%	3%
60- und Mehrjährige	208	45%	28%	8%
Anteil von Personen mit Kontakt zumindest einmal jedes Quartal				
Gesamt	444	1%	2%	---
Männer	324	1%	3%	---
Frauen	120	0%	1%	---
10-29-Jährige	45	0%	0%	---
30-59-Jährige	191	0%	1%	---
60- und Mehrjährige	208	2%	3%	---

* durchschnittliche Dauer: ca. 1,5 Monate

Natürlich müssen sich hinter diesen Inanspruchnahmen, gerade im Bereich der Gynäkologie, keineswegs immer Erkrankungen verbergen, sondern es kann sich ja auch z:B. um Vorsorgeuntersuchungen handeln (diesen Aspekt gilt es aber selbstredend, in unterschiedlichem Grad, auch für die anderen Facharztgruppen zu beachten); dennoch erscheinen die entsprechenden Quoten hoch, wenn auch für die männlichen Suizidenten die Quote mit 29% bei dreijähriger Retrospektive deutlich geringer ausfällt, als für die weiblichen mit 59%. Noch im letzten, angebrochenen Lebensquartal standen 5 % der Suizidenten bei einem Uro- oder Gynäkologen ambulant in Behandlung; der Anteil der Personen, die dies, über längere Zeiträume sehr regelmäßig waren (jedes Quartal mindestens einmal), fallen aber wiederum mit Werten von 0 bis 3 % sehr niedrig aus (siehe Tabelle).

Nach diesen Erörterungen zu den ambulanten Arztkontakten als solchen für den Bereich der körperlichen Erkrankungen seien nun die bei diesen Besuchen verschriebenen Medikationen betrachtet, ermöglichen diese doch zum Teil genauere Rückschlüsse auf die Art der behandelten Krankheiten.[218] Hierbei wird Level 1-Kategorisierung als für die vorliegenden Zwecke inhaltlich ausreichend und wegen der relativ geringen Fallzahlen statistisch eher geeignet, als noch detailliertere Codierungen, für die weiteren Analysen zugrunde gelegt. Diese untergliedert die Arznei- und sonstigen Heilmittel gemäß anatomischen Gruppen für den humanmedizinischen Bereich in 14 Klassen wie folgt:[219] A – für alimentäres System (Magen-Darm) und Stoffwechsel; B – für Blut und Blutbildungssystem; C – für kardiovaskuläres System (Herz-Kreislauf); D – dermatologische Mittel; G – gynäkologische und urologische Mittel; H – Hormon-Medikationen (ohne Sexualhormone, diese bei G); J – systemische Antiinfektiva (Antibiotika, Antiviralia, Antimykotika u.a.); L – Antineoplastika (Krebsmedikation) und immunmodellierende Mittel; M – für Muskel- und Skelettsystem; N – für Nervensystem; P – Antiparasitäre Mittel u.ä.; R – für Respirationssystem (Lunge, Rachen-, Hals-, Nasenbereich); S – für Sinnesorgane (Augen, Ohren u.a.); V – Verschiedene andere Heilmittel.

Insgesamt stellen sich die zahlenmäßigen Verhältnisse der ambulant erfolgten Verschreibungen an die hier untersuchten 444 späteren Suizidenten in ihrer letzten Lebensphase gemäß ATC-Klassifikation wie folgt dar (die hier selten auftretenden Verschreibungen in den Bereichen L und P sind gemeinsam mit jenen aus dem Bereich V sowie nicht zuordenbaren Verschreibungen zu einer Residualkategorie zusammengefasst; zu Vergleichszwecken ist auch die weiter oben schon im Detail erörterte Arzneimittelgruppe N hier mit den betreffenden Gesamtdaten erneut ausgewiesen).[220] Die nachstehende die Klassifikation nach Level-1-Indikationsgruppen liefert eine fast unübersehbare Vielzahl von Daten zu den Arzneimittel-Verschreibungen; in der Tabelle dargestellt sind wiederum die Quoten von Suizidenten, welche zumindest einmal innerhalb der letzten 3 Lebensjahre bzw. im letzten Quartal ihres Lebens eine entsprechende Arzneimittelverschreibung erhalten hatten, sowie die Mittelwerte der Verschreibungen pro Suizident (bezogen auf die Gesamtzahl von 444) in den letzten 3 Lebensjahren bzw. im letzten erfassten Versicherungsquartal.

---

[218] Diagnosen sind im Datenmaterial für den nicht-stationären Bereich keine vorhanden.

[219] Vgl. Uwe Fricke, Judith Günther, Anette Zawinell, Methodik der ATC-Klassifikation und der DDD-Festlegung. Bonn 2006.

[220] Die in der Tabelle angegebenen Mittelwerte beziehen sich hier aus Gründen der Vergleichbarkeit jeweils auf die Gesamtzahl aller Suizidenten, nicht nur auf die Kategorie derer, die tatsächlich solche Arzneimittel verschrieben bekamen. Man beachte weiters, dass die Angaben zum letzten Quartal, wie schon oben, im Durchschnitt lediglich eine Spanne von eineinhalb Monaten abdecken.

Tabelle 74: Arznei- und Heilmittelverschreibungen im ambulanten medizinischen Sektor gemäß Sozialversicherungsdaten bei 444 STGKK-versicherten Suizidenten der Jahre 2005-2009 in der letzten Lebensphase – Quoten und Mittelwerte

Arzneimittelgruppe	Verschreibung mindestens einmal		Mittelwerte der erfolgten Verschreibungen	
A – alimentäres System	in den letzten 3 Lebensjahren	im letzten Quartal	in den letzten 3 Lebensjahren	im letzten Quartal
Gesamt	69%	32%	17	1
Männer	66%	31%	15	1
Frauen	79%	34%	21	1
10-29-Jährige	29%	7%	1	0,1
30-59-Jährige	64%	20%	9	0,5
60- und Mehrjährige	83%	48%	28	2
B – Blut und Blutbildungssystem	in den letzten 3 Lebensjahren	im letzten Quartal	in den letzten 3 Lebensjahren	im letzten Quartal
Gesamt	38%	37%	4	4
Männer	36%	34%	4	4
Frauen	46%	46%	5	5
10-29-Jährige	16%	13%	0,4	0,3
30-59-Jährige	22%	22%	2	2
60- und Mehrjährige	59%	57%	7	7
C – kardiovaskuläres System	in den letzten 3 Lebensjahren	im letzten Quartal	in den letzten 3 Lebensjahren	im letzten Quartal
Gesamt	58%	32%	23	1
Männer	55%	32%	23	1
Frauen	67%	32%	23	1
10-29-Jährige	11%	2%	0,6	0,0
30-59-Jährige	44%	22%	8	0,5
60- und Mehrjährige	82%	47%	42	2

(Fortsetzung Tabelle 74)				
Arzneimittelgruppe	Verschreibung mindestens einmal		Mittelwerte der erfolgten Verschreibungen	
D – dermatologische Mittel	in den letzten 3 Lebensjahren	im letzten Quartal	in den letzten 3 Lebensjahren	im letzten Quartal
Gesamt	30%	5%	1	0,1
Männer	28%	4%	1	0,1
Frauen	35%	6%	2	0,1
10-29-Jährige	18%	0%	0,2	0,0
30-59-Jährige	26%	5%	1	0,1
60- und Mehrjährige	36%	6%	2	0,1
G – gynäkologische/ urologische Mittel	in den letzten 3 Lebensjahren	im letzten Quartal	in den letzten 3 Lebensjahren	im letzten Quartal
Gesamt	20%	6%	2	0,1
Männer	15%	7%	2	0,1
Frauen	33%	6%	2	0,1
10-29-Jährige	0%	0%	0,0	0,0
30-59-Jährige	15%	4%	1	0,1
60- und Mehrjährige	29%	10%	4	0,2
H – Hormon-Medikationen	in den letzten 3 Lebensjahren	im letzten Quartal	in den letzten 3 Lebensjahren	im letzten Quartal
Gesamt	30%	5%	2	0,1
Männer	26%	5%	1	0,1
Frauen	40%	6%	2	0,1
10-29-Jährige	7%	0%	0,1	0,0
30-59-Jährige	27%	5%	1	0,1
60- und Mehrjährige	38%	6%	2	0,1
J – systemische Antiinfektiva	in den letzten 3 Lebensjahren	im letzten Quartal	in den letzten 3 Lebensjahren	im letzten Quartal
Gesamt	65%	8%	2	0,1
Männer	63%	7%	2	0,1
Frauen	71%	12%	3	0,1
10-29-Jährige	56%	7%	1	0,1
30-59-Jährige	66%	4%	2	0,1
60- und Mehrjährige	67%	12%	3	0,2

(Fortsetzung Tabelle 74)				
Arzneimittelgruppe	Verschreibung mindestens einmal		Mittelwerte der erfolgten Verschreibungen	
M – Muskel- und Skelettsystem	in den letzten 3 Lebensjahren	im letzten Quartal	in den letzten 3 Lebensjahren	im letzten Quartal
Gesamt	70%	18%	9	0,4
Männer	67%	16%	7	0,4
Frauen	77%	22%	12	0,4
10-29-Jährige	40%	4%	1	0,0
30-59-Jährige	64%	9%	5	0,2
60- und Mehrjährige	81%	28%	14	0,6
N – für Nervensystem	in den letzten 3 Lebensjahren	im letzten Quartal	in den letzten 3 Lebensjahren	im letzten Quartal
Gesamt	65%	41%	28	1,9
Männer	58%	39%	22	1,9
Frauen	83%	47%	44	1,8
10-29-Jährige	27%	16%	3	0,5
30-59-Jährige	60%	38%	26	1,5
60- und Mehrjährige	77%	50%	35	2,5
R – für Respirationssystem	in den letzten 3 Lebensjahren	im letzten Quartal	in den letzten 3 Lebensjahren	im letzten Quartal
Gesamt	34%	8%	5	0,2
Männer	34%	8%	5	0,2
Frauen	33%	8%	4	0,2
10-29-Jährige	18%	0%	0,5	0,0
30-59-Jährige	26%	3%	2	0,1
60- und Mehrjährige	44%	14%	8	0,4
S – für Sinnesorgane	in den letzten 3 Lebensjahren	im letzten Quartal	in den letzten 3 Lebensjahren	im letzten Quartal
Gesamt	14%	2%	1	0,0
Männer	13%	2%	1	0,0
Frauen	19%	4%	4	0,1
10-29-Jährige	2%	0%	0,0	0,0
30-59-Jährige	7%	1%	0,3	0,0
60- und Mehrjährige	24%	4%	3	0,1

(Fortsetzung Tabelle 74)				
Arzneimittelgruppe	Verschreibung mindestens einmal		Mittelwerte der erfolgten Verschreibungen	
sonstige (L, P, V) und unzuordenbare Angaben	in den letzten 3 Lebensjahren	im letzten Quartal	in den letzten 3 Lebensjahren	im letzten Quartal
Gesamt	53%	8%	5	0,2
Männer	50%	8%	5	0,2
Frauen	62%	8%	6	0,2
10-29-Jährige	36%	0%	0,6	0,0
30-59-Jährige	45%	5%	5	0,2
60- und Mehrjährige	65%	12%	7	0,2

Inhaltlich sind die Daten zu den unterschiedlichen Arzneimittelgruppen naturgemäß unterschiedlich aussagekräftig; aus naheliegenden Gründen wird hier nun nur auf die wichtiger erscheinenden Ergebnisse auch textlich Bezug genommen: Betrachtet man die verschiedenen Arznei- und Heilmittelgruppen im Vergleich und im Hinblick auf die Quoten mindestens einmaliger Verschreibung bei drei-jähriger Retrospektive, so zeigt sich, dass nur drei Arzneimittelgruppen höhere oder gleich hohe Verbreitung aufweisen, wie die neurologisch-psychiatrischen Medikamente (Gruppe N), nämlich die Gruppen A, J und M; dies verwundert besonders für die Gruppen A und J nicht, fallen in diesen Bereich doch u.a. Standardmedikationen bei Magen-Darm-Erkrankungen, grippalen Infekten u.ä. Dass aber Medikamente der Klasse M, die sich also auf Muskel- und Skeletterkrankungen beziehen, auch hierunter vertreten sind, und dies sogar mit dem höchsten Gesamtprozentsatz von 70 % (!), erscheint bemerkenswert, und wäre von berufenerer, biomedizinischer Seite wohl einer näheren Untersuchung Wert. Wahrscheinlich stellen hier primär auf das Muskelsystem wirkende Schmerzmittel einen großen Anteil; jedenfalls betreffen diese Verschreibungen zwar Senioren/innen unter den späteren Suizidenten am stärksten (81%), aber auch die Quoten für Personen im jüngeren und mittleren Alter sind mit 40 % bzw. 64 % ausgesprochen hoch. Eine nur etwas niedrigere Verbreitung wie die eben besprochenen Arzneimittelgruppen hat sodann mit insgesamt 58% nur die Gruppe C, die sich auf Herz-Kreislauf-Medikamente bezieht.[221] Hier ist der Altersgradient weitaus ausgeprägter als in den anderen schon besprochenen Kategorien, indem von den Unter 30-Jährigen Suizidenten lediglich etwa 10 %, von den 60- und Mehrjährigen dagegen über 80 % betroffen waren.

[221] Wenn man von den hier nicht weiter berücksichtigten, nur aus Vollständigkeitsgründen angeführten Zahlenwerten in der Residualkategorie absieht.

Mit über 30 bis knapp 40 % Verbreitung schon viel weniger oft angewandt, aber eben doch für etwa ein Drittel der späteren Suizidenten relevant, waren sodann Verschreibungen aus den Arzneimittelgruppen B (Blut, Blutbildungssystem), D (Dermatologische Mittel), H (Hormone), R (Mittel für das Respirationssystem); auch diese Werte erscheinen angesichts der Spezifität der betreffenden Arzneien beachtlich und wären eingehendere Untersuchungen wert. Überraschend ist etwa, dass die der Gruppe R zuzurechnenden Arzneien auch bei fast 20% der unter 30-jährigen Suizidenten zumindest einmal in den letzten 3 Lebensjahren verschrieben wurden. In der hier diskutierten Stichprobe seltener eingesetzte Arzneimittel sind jene, die in den Kategorien G und S fallen, obwohl auch hier die Quoten mit 20 % bzw. 14 % für die Gesamtheit der 444 untersuchten Fälle quantitativ keineswegs vernachlässigbar erscheinen.

Betrachtet man nun dieselben Verhältnisse für die inhaltlich wohl wichtigere Fragestellung der Medikation im letzten Versicherungsquartal, so stellen sich die Verhältnisse ziemlich anders dar: Die Arzneimittel aus dem psychiatrisch-neurologischen Bereich haben da mit einer Quote von über 40 % den obersten Rang inne, gefolgt von Arzneien für das alimentäre, das blutbildende und das kardiovaskuläre System mit Anteilen von jeweils über 30 % wenigstens einmaliger Verschreibungen. Es liegt nahe, hier einen Zusammenhang mit den insbesondere bei schweren Depressionen häufigen somatischen Begleitbeschwerden zu vermuten, dies umso mehr, als der Vergleich mit der Verbreitung der Arzneimittelgruppe J, die spezifisch auf Infektionskrankheiten gerichtet ist, eine deutliche Differenz zeigt: Gehörte diese Kategorie bei Betrachtung der 3 Jahres-Spanne noch zu den häufigsten, nimmt sie bei Fokussierung auf das letzte Versicherungsquartal mit 8 % Verbreitungsquote eine sehr geringe Rolle ein, ähnlich wie die Arzneien der Gruppen D, G, H und R; fast verschwindend zeigen sich weiters die Verschreibungen aus der Gruppe S, während jene aus Gruppe M immerhin einen Wert von fast 20 % erreichen, und damit ihre häufige Frequenz (oft wohl als Dauermedikationen) belegen. Die voranstehende Tabelle zeigt im Weiteren auch noch die erhobenen Mittelwerte der Anzahlen der verschriebenen Arzneimittelpackungen.

Mindestens ebenso aufschlussreiche Daten, wie jene zu den ambulanten Behandlungen körperlicher Erkrankungen, sind auch für den stationären Bereich vorhanden: Zum einen lässt sich die Häufigkeit von Krankenanstaltsaufnahmen insgesamt in der letzten Lebensphase erheben, deren durchschnittliche Dauern sowie die Distanz des letzten Krankenhausaufenthalts zum Suizid (analog den weiter oben schon präsentierten Analysen, die sich ausschließlich auf die Krankenhausaufenthalte mit psychiatrischen Hauptdiagnosen bezogen); zum anderen werden für die jeweils letzten Krankenhausaufenthalte die zahlenmäßigen Verhältnisse der Diagnosegruppen dargestellt.

Tabelle 75: Krankenhausaufenthalte von 444 STGKK-versicherten Suizidenten in der letzten Lebensphase (alle Krankenhausaufenthalte)

	Mindestens ein Krankenhausaufenthalt in den letzten 3 Lebensjahren	Durchschnittliche Anzahl Krankenhausaufenthalte in den letzten 3 Jahren	6 oder mehr Krankenhausaufenthalte in den letzten 3 Jahren
Gesamt	65%	2,5	14%
Männer	62%	2,3	12%
Frauen	72%	3,0	18%
10-29-Jährige	42%	0,9	2%
30 59 Jährige	60%	2,2	10%
60- u. Mehrjährige	75%	3,1	20%
	Krankenhausaufenthalt im letzten Lebensjahr	Krankenhausaufenthalt in letzten 3 Lebensmonaten	Krankenhausaufenthalt im letzten Lebensmonat
Gesamt	48%	33%	19%
Männer	45%	30%	17%
Frauen	58%	41%	24%
10-29-Jährige	33%	24%	7%
30-59-Jährige	41%	28%	16%
60- u. Mehrjährige	58%	39%	24%

Die Datenauswertung zu diesen Aspekten ergibt, dass insgesamt 65 % der Suizidenten in ihren letzten 3 Lebensjahren zumindest einmal in einer Krankenanstalt stationär behandelt wurden. Hierbei ist zu beachten, dass diese Daten sowohl die Aufnahmen wegen somatischer wie wegen psychischer Erkrankungen enthalten; substrahiert man den Anteil von 27 % der Personen mit psychiatrischen Aufenthalten[222] von den 65 % so erhält man eine Quote von 38 %, die *ausschließlich* wegen somatischer Erkrankungen in stationärer Behandlung waren.[223]

Wie bei den meisten anderen Parametern zur Inanspruchnahme medizinischer Versorgungsangebote zeigt sich auch bei den Krankenanstaltsaufnahmen

[222] Siehe dazu den betreffenden Abschnitt weiter oben.

[223] Man beachte aber, dass von den Personen mit psychiatrischen Anstaltsaufenthalten ein gewisser Anteil ebenso auch Krankenanstaltsaufenthalte mit somatischen Diagnosen hatte.

allgemein eine beträchtliche Geschlechterdifferenz – 62 % Quote bei den männlichen Suizidenten, 72 % bei den weiblichen –, und ein deutlicher Altersgradient, indem 42 % der Unter 30-jährigen, aber 60 % der 30-59-jährigen und 75 % der Mehr als 60-jährigen Suizidopfer in ihren letzten 3 Lebensjahren mindestens einmal (mit somatischen und/oder psychischen Diagnosen) in Krankenhausbehandlung waren.

Analoge Differenzen ergeben sich auch bei den Mittelwerten, welche für die Anzahl der Krankenhausbehandlungen errechnet werden können (siehe Tabelle), wobei der Gesamtdurchschnitt bei 2,5 Behandlungen liegt. Demnach waren die hier untersuchten Suizidenten im Mittel fast jedes Jahr einmal in einem Krankenhaus Patient, was die letzten 3 Lebensjahre anlangt. Beachtenswert erscheint diesbezüglich auch noch die Ermittlung des Anteils derjenigen Suizidenten, die sehr häufig in Krankenanstalten waren, hier operationalisiert mit der Quote der Personen mit 6 oder mehr Aufnahmen binnen 3 Jahren. Im Gesamtdurchschnitt ergibt sich hierfür ein Wert von 14%, bei den Senioren unter den späteren Suizidenten sogar einer von 20%. Schränkt man den Beobachtungszeitraum weiter ein, so ergeben sich – analog zu den Befunden für die Aufenthalte mit psychiatrischen Diagnosen allein – naturgemäß niedrigere, immer aber noch sehr beträchtliche Quoten: fast die Hälfte aller Suizidenten (48%) waren im Laufe des letzten Lebensjahres zumindest einmal in einer Krankenanstalt stationär in Behandlung, Frauen wiederum deutlich öfter als Männer, und ältere Menschen häufiger als jüngere (siehe Tabelle).

Tabelle 76: Anteile der Suizide in Krankenanstalten bzw. unmittelbar nach Entlassung bei 444 STGKK-versicherten Suizidenten

	Anteil gesamt	Anteil Personen mit psychiatrischer Diagnose	Anteil Personen mit somatischer Diagnose
Gesamt	6%	2%	4%
Männer	5%	2%	3%
Frauen	9%	2%	7%
10-29-Jährige	7%	2%	5%
30-59-Jährige	5%	3%	2%
60- und mehr Jährige	7%	1%	6%

Volle 33 % der Suizidenten waren sogar in ihren letzten 3 Lebensmonaten in einem Krankenhaus behandelt worden, und fast 20 % noch innerhalb des letzten Lebensmonats. Hiervon entfällt der Großteil mit Sicherheit auf Behandlungen wegen körperlicher Erkrankungen, da der Anteil der Suizidenten, die wegen psychiatrischer Diagnosen eine letzte Krankenhausbehandlung im letzten Lebensmonat hatte, an der Gesamtzahl nur 6 % beträgt. Auch bei diesen kurzfristigeren Zeiträumen lassen sich die schon beschriebenen Alters- und Geschlechtsdifferenzen gleichermaßen feststellen. Insbesondere erscheint beachtlich, dass von den weiblichen Suizidenten, aber auch von den Suizidenten (beiderlei Geschlechts) im Alter von 60 plus, jeweils fast ein Viertel noch im letzten Lebensmonat in Krankenhausbehandlung gestanden war, wenn man alle Diagnosen zusammennimmt.

Schließlich kann auch eruiert werden, wie viele der Suizide in Krankenanstalten bzw. am Entlassungstag stattfanden: Dies betraf insgesamt 27 der untersuchten 444 Selbsttötungen, also 6 % aller Fälle; hiervon entfielen 9 auf Personen mit psychiatrischen Aufnahmediagnosen, 18 dagegen auf Menschen mit somatischen Hauptdiagnosen. Zwei Drittel der hier erfassten „Anstaltssuizide" betrafen demnach Personen, die nicht primär wegen psychischer Erkrankungen stationär behandelt worden waren, nur bei einem Drittel war das der Fall.

Tabelle 77: Durchschnittliche Dauern der Krankenhausaufenthalte bei STGKK-versicherten Suizidenten in den letzten 3 Lebensjahren in Tagen

	mittlere Dauer aller Krankenhausaufenthalte	mittlere Dauer des jeweils letzten Krankenhausaufenthalts	mittlere Dauer des jeweils längsten Aufenthalts
Gesamt	10	11	18
Männer	9	10	16
Frauen	12	14	22
10-29-Jährige	5	5	6
30-59-Jährige	11	12	21
60- und Mehrjährige	10	11	18

Wie die nähere Aufschlüsselung nach Alter und Geschlecht zeigt, sind besonders unter den weiblichen Suizidenten und jenen im Seniorenalter die Selbsttötungen während oder direkt nach Krankenhausaufenthalten wegen körperlicher Diagnosen vergleichsweise häufig, mit Anteilen von 6 bzw. 7 % aller letalen Suizidhandlungen der betreffenden Kohorten.

Wie schon erwähnt, erlauben die Daten auch die Berechnung der durchschnittlichen Dauern der Krankenhausaufenthalte, was für die Gesamtheit aller

Fälle weniger aussagekräftig erscheint, als für einzelne Bereiche, wie etwa die Behandlungen wegen psychiatrischer Diagnosen. Die resultierenden Werte seien hier aber der Vollständigkeit halber auch angeführt (alle Werte in der Tabelle sind auf ganze Tage gerundet wiedergegeben):

Wie zu ersehen ist, betrug die durchschnittliche Aufenthaltsdauer im Mittel aller registrierten stationären Behandlungen ca. 10 Tage, jene der jeweils letzten Krankenhausaufenthalte liegt geringfügig darüber; die mittlere Dauer des jeweils längsten Aufenthalts ist mit 18 Tagen auch nicht wesentlich höher. In Übereinstimmung mit den Auswertungen zu anderen Variablen der medizinischen Versorgung zeigen sich auch die durchschnittlichen Behandlungsdauern mit den Männern unter den späteren Suizidenten kürzer, als bei den Frauen unter diesen; hinsichtlich des Alters erweist sich die mittlere Kohorte als die mit den längsten Aufenthalten. Die durchschnittlichen Aufenthaltsdauern variieren aber stark, je nachdem ob es sich um solche wegen somatischer oder wegen psychischer Diagnosen handelt; eine entsprechend differenzierter Mittelwert-Vergleich ist vor allem für die jeweils letzten Krankenhausaufenthalte gut durchführbar und zeigt eine Relation von im Durchschnitt nur 6 Aufenthaltstagen bei somatischen Diagnosen (205 Aufnahmen) gegenüber 23 Aufenthaltstagen bei psychiatrischen Diagnosen (83 Fälle). Bedenkt man aber, dass 44 dieser 83 Personen den Suizid in einem Zeitraum von maximal drei Monaten nach ihrer Entlassung verübten (ohne 9 Fälle von Anstaltssuizid bei psychiatrischer Diagnose), und davon wiederum 16 sogar innerhalb von zwei Wochen nach ihrer Entlassung (das entspricht 4 % oder jedem 25. aller 444 Suizidfälle), so erscheint die durchschnittliche Aufenthaltsdauer von ca. 3 Wochen doch bedenklich kurz. Im Übrigen variiert diese mittlere stationäre Behandlungsdauer nicht allzu stark bei jenen Suizidenten mit psychiatrischen Diagnosen, die kurz nach der Entlassung verstarben, und jenen, wo dies erst nach zwei oder drei Monaten der Fall war.[224]

Auch hinsichtlich der nicht-psychiatrischen Diagnosen erlauben die vorhandenen Daten grundsätzlich eine Vielzahl von Auswertungen (siehe die nachfolgende Tabelle); von besonderer Relevanz erscheinen aber die Informationen zu den jeweils letzten Diagnosen im Rahmen der stationären Behandlungen. Die diesbezüglichen Verhältnisse stellen sich bei Zusammenfassung nach ICD-Kapiteln wie folgt dar (die Kapitel XV, XVI, XVII, XX und XXII fehlen in der Tabelle, da sie in der Stichprobe nicht repräsentiert sind).

Wie schon betont wurde, war mit 35 % ein nicht unbeträchtlicher Teil der Suizidenten in den letzten 3 Lebensjahren nie in einem Krankenhaus in Behandlung gewesen, wobei sich der entsprechende Anteil für die jüngeren Suizidenten

[224] Der Mittelwert für die 16 Fälle von Suizid im Abstand von 1 bis 14 Tagen nach Entlassung beträgt 27 Tage, jener für 26 Fälle von Selbsttötung im Zeitraum von 31 und 90 Tagen nach einem Krankenhausaufenthalt mit psychiatrischer Hauptdiagnose 21 Tage.

im Alter bis 30 mit fast 60 % weitaus höher darstellt, als für jene mittleren oder höheren Alters. Von den Suizidopfern im Alter ab 60 waren nur 25 % im besagten Zeitraum nie stationär behandelt worden. Unter denjenigen, die sich Behandlungen in Krankenanstalten unterzogen, stellen die Personen mit psychiatrischen Diagnose mit 19% aller 444 betrachteten Fälle den Hauptanteil und es wurde diese Gruppe bereits ausführlichen Erörterungen unterzogen. Zahlenmäßig an 2. Stelle stehen bereits, gleichauf mit den wegen Krankheiten des Kreislaufsystems Behandelten, jene späteren Suizidenten, die wegen Verletzungen, Vergiftungen u.ä. in Krankenanstalten behandelt wurden; dies betrifft insgesamt 34 Personen bzw. ca. 8 %. Hierunter sind wohl einige Suizidversuche zu zählen, die sich anhand der vorliegenden Daten aber nicht von Unfällen unterscheiden lassen. Die relativ häufigen Behandlungen wegen Krankheiten des Kreislaufsystems wiederum lassen an den psychosomatischen Aspekt denken; allerdings ist der betreffende Anteil bei den Suizidenten im Alter ab 60 besonders hoch, sodass degenerative Erkrankungen wohl doch einen Hauptanteil stellen dürften. Zahlenmäßig an 4. und 5. Stelle stehen sodann Erkrankungen des Verdauungssystems und des Muskel-Skelett-Systems, welche bei je 5 % der späteren Suizidenten zu stationären Behandlungen im Verlauf ihrer letzten 3 Lebensjahre geführt haben. 4%-ige bzw. 3%-ige Quoten, bezogen auf die Gesamtzahl der erfassten Suizidenten, erreichen sodann noch die Kategorien „Neubildungen" (Krebs u.a.), Krankheiten des Nervensystems, Krankheiten des Atmungssystems, und „sonstige Symptome, Befunde und Faktoren" (siehe Tabelle zu den Details der Klassifikation).

Interessant erscheint, dass für diese Anteile bei Altersdifferenzierung zwar durchwegs relativ höhere Werte in den älteren Kohorten festzustellen sind, die entsprechenden Unterschiede aber zwischen der mittleren und der höchsten Altersklasse (30-59 bzw. ab 60 Jahren) nicht allzu hoch ausfallen; lediglich für die Suizidenten unter 30 lässt sich klar feststellen, dass derartige körperliche Erkrankungen, die zu Behandlungen in Krankenhäusern führten, eine deutlich geringere Rolle spielten. Die übrigen Krankheitsformen spielen quantitativ – als Ursachen für Krankenanstaltsaufnahmen – nur unerhebliche Rollen.[225]

[225] Auch die polizeilichen Erhebungsakten enthalten im Übrigen gelegentlich Angaben zur Art einer körperlichen Erkrankung des Suizidenten; da nun aber umfassende, viel vollständigere Informationen seitens der Sozialversicherungsanstalten sowohl für den ambulanten wie für den stationären Sektor zur Verfügung standen, wird auf diese sehr lückenhaft vorhandenen Informationen hier nicht näher eingegangen. Bemerkt sei, dass unter 395 Angaben zu körperlichen Erkrankungen (bei gesamt 953 Akten zu Suizidfällen), jedoch unter Zählung von Mehrfachangaben, die häufigsten Angaben (59 bzw. 15 %) Herz-Kreislauferkrankungen betreffen, dicht gefolgt von Krebserkrankungen (57 Fälle bzw. 14 %). An den nächsten Stellen stehen Muskel-, Skelett- und Gelenkserkrankungen (41 Nennungen, 10 %), sowie Krankheiten des Verdauungssystems (7%), bzw. Erkrankungen der Sinnesorgane, des Atmungssystems sowie Stoffwechselerkrankungen (je 6 %). Abgesehen von einer relativ hohen Frequenz von Nennungen von Beeinträchtigungen von Sinnesorganen und v.a. dem beträchtlichen Anteil von Angaben

Tabelle 78: Verteilung der Diagnosen nach ICD-Kapiteln bei den jeweils letzten Krankenhaus-Aufenthalten von STGKK-versicherten Suizidenten, bezogen auf die letzten 3 Lebensjahre (Stichprobe: 444 = 100%)

	Gesamt	Männer	Frauen	Alter 10-29	Alter 30-59	Alter 60+
kein Krankenhausaufenthalt innerhalb der letzten 3 Lebensjahre	35%	38%	28%	58%	40%	25%
Kap. I – A00-B99: Bestimmte infektiöse und parasitäre Krankheiten	1%	1%	1%	2%	1%	1%
Kap. II – C00-D49: Neubildungen (Tumore u.a.)	3%	3%	2%	0%	2%	4%
Kap. III – D50-D89: Krankheiten des Blutes und der blutbildenden Organe	2%	1%	2%	2%	1%	2%
Kap. IV – E00-E90: Endokrinal-, Ernährungs- und Stoffwechselkrankheiten	1%	1%	0%	0%	1%	1%
Kap. V. – F00-F99: Psychische und Verhaltensstörungen	19%	16%	26%	11%	27%	13%
Kap. VI – G00-G99: Krankheiten des Nervensystems	3%	2%	4%	2%	3%	3%
Kap. VII + Kap. VIII– H00-H95: Krankheiten des Auges und des Ohres	2%	2%	2%	0%	2%	3%
Kap. IX – I00-I99: Krankheiten des Kreislaufsystems	8%	8%	8%	0%	2%	14%
Kap. X – J00-J99: Krankheiten des Atmungssystems	4%	5%	2%	0%	4%	5%
Kap. XI – K00-K93: Krankheiten des Verdauungssystems	5%	5%	4%	0%	4%	6%
Kap. XII – L00-L99: Krankheiten der Haut und Unterhaut	1%	1%	0%	1%	0%	1%
Kap. XIII – M00-M99: Krankheiten des Muskel-Skelett-Systems	5%	5%	5%	2%	5%	6%
Kap. XIV – N00-N99: Krankheiten des Urogenitalsystems	1%	1%	2%	0%	1%	1%
Kap. XVIII + Kap. XXI: R00-R99 + Z00-Z99 Andere Symptome, Befunde, Faktoren	4%	5%	2%	4%	2%	6%
Kap. XIX: S00-T98: Verletzungen, Vergiftungen, Folgen äußerer Einwirkungen	8%	6%	12%	16%	7%	7%

zu Krebserkrankungen entsprechen diese Relationen durchaus ungefähr jenen, welche aus der Auswertung der Sozialversicherungs-Informationen resultieren. Spezifisch ist für die Polizeiprotokolle aber das relativ häufige Auftreten von Hinweisen auf (körperliche) Erkrankungen, ohne dass hierzu nähere Angaben gemacht werden (29 Fälle).

3.3.23 Arbeitsunfähigkeitsmeldungen und Suizid

In engem Zusammenhang mit psychischen und körperlichen Erkrankungen stehen weiters Arbeitsunfähigkeitsmeldungen, zu welchen die Steiermärkische Gebietskrankenkasse gleichfalls Informationen bereitstellen konnte; auch hier ist wieder eine Gesamtzahl von 444 Fällen auswertbar. Zu den Ergebnissen ist zunächst festzustellen, dass bei 271 Suizidenten, 61%, innerhalb der letzten 3 Lebensjahre nie eine förmliche Arbeitsunfähigkeitsmeldung eintrat, wofür natürlich unterschiedliche Gründe verantwortlich sind; insbesondere standen ja eine Vielzahl gar nicht im Erwerbsleben. Scheidet man die bereits zu Beginn des Beobachtungszeitraums (jeweils 3 Jahre vor dem Todesfall) pensioniert gewesenen 218 Suizidenten aus, so verbleiben für die Analyse 226 Fälle. Von den Nicht-Pensionierten waren nur 53, 24%, in ihren letzten 3 Lebensjahren nie arbeitsunfähig gemeldet, wobei der betreffende Wert bei den männlichen Suizidopfern bei 22%, und bei den weiblichen bei 28% liegt. Nach Altersklassen betrachtet sind hier v.a. die Unter 30-Jährigen Suizidenten relativ zahlreicher vertreten, unter ihnen beträgt die Quote 34%, in der mittleren Alterskategorie dagegen nur 17%, in der Kohorte der 60- und Mehr-Jährigen dagegen 64 %, allerdings ist die Zahl dieser Fälle wegen des Ausschlusses der bereits Pensionierten mit nur 14 Personen sehr gering, sodass sich weitere Interpretationen für diese Kategorie hier erübrigen.

Viel bemerkenswerter ist, dass die Anzahl der gemeldeten Arbeitsunfähigkeiten trotz der ja vorgenommenen Einschränkung auf die letzten 3 Lebensjahre teils erhebliche Höhen erreicht: 23 % der 3 Jahre vor ihrem Tod noch nicht pensioniert gewesenen Suizidenten waren in den letzten 3 Lebensjahren zumindest 6 mal arbeitsunfähig gemeldet, 5 % sogar 11 bis 20mal! Die diesbezüglichen Anteile unterscheiden sich kaum nach Geschlecht (22 bzw. 24 % bei Männern bzw. Frauen für mindestens 6 Arbeitsunfähigkeits-Zeiten); nehmen aber bei den Suizidenten im Alter unter 30 mit einem Anteil von ca. 30 % noch größeren Raum ein, als bei jenen im Erwerbsalter von 30 bis 59 (24 %). Außerdem ist die Quote der Personen mit extrem häufigen Arbeitsunfähigkeitsmeldungen (11-20 mal in drei Jahren) in der Kohorte der unter 30-jährigen Suizidenten mit 14% weitaus am stärksten ausgeprägt. Das Gros der Suizidenten beiderlei Geschlechts und aller Alterskohorten war aber zwei bis fünfmal innerhalb der drei letzten Lebensjahre arbeitsunfähig gemeldet (siehe nachfolgende Tabelle).[226] Mindestens ebenso aussagekräftig wie die Anzahl der Arbeitsunfähigkeits-Meldungen ist aber die Dauer derselben (siehe Tabelle weiter unten).[227]

---

[226] Bei der Altersdifferenzierung nicht ausgewiesen sind in dieser Tabelle 14 Suizidenten im Alter von mindestens 60 Jahren.

[227] Die in der nachfolgenden Tabelle angegebenen Durchschnittswerte beziehen sich nur auf die 173 Personen mit mindestens einer Arbeitsunfähigkeitsmeldung im Beobachtungszeitraum.

Tabelle 79: Arbeitsunfähigkeits-Meldungen von 226 STGKK-versicherten, nicht pensioniert gewesenen Suizidenten in den letzten 3 Lebensjahren

Anzahl	Gesamt	Männer	Frauen	Alter 10-29	Alter 30-59
Fallzahl	*226*	*172*	*54*	*44*	*168*
0	24%	22%	28%	34%	17%
1	9%	9%	9%	9%	10%
2	17%	17%	19%	14%	19%
3	9%	9%	9%	2%	10%
4	7%	9%	0%	2%	8%
5	12%	12%	11%	9%	13%
6-10	18%	17%	20%	16%	20%
11-20	5%	6%	4%	14%	4%
Summe	100%	100%	100%	100%	100%

Tabelle 80: Dauern (in Tagen) der Arbeitsunfähigkeiten bei STGKK-versicherten Suizidenten in den letzten 3 Lebensjahren (173 Fälle)

	Fallzahl	Summe der Dauern der Arbeitsunfähigkeiten im Durchschnitt	mittlere Dauer der einzelnen Arbeitsunfähigkeitsmeldung
Gesamt	173	94	21
Männer	134	89	20
Frauen	39	112	24
15-29-Jährige	29	59	9
30-59-Jährige	139	102	24
60 und mehr-Jährige	5	63	21

Insgesamt gesehen waren die späteren Suizidenten dieser Stichprobe in ihren letzten 3 Lebensjahren also, soweit sie überhaupt arbeitsunfähig wurden, in Summe durchschnittlich 94 Tage lang im Krankenstand (bezogen auf die Gesamtzahl der noch nicht pensioniert gewesenen von 226 ergäbe sich ein Mittelwert der Krankenstandsdauern von 72 Tagen), Männer mit 89 Tagen deutlich kürzer als Frauen mit 112, und jüngere Suizidenten bis 29 mit 59 Tagen weit weniger lang, als solche mittleren Alters. Die durchschnittliche Dauer des einzelnen Krankenstandes beträgt insgesamt 21 Tage, und variiert nach Geschlecht eher gering im Sinne einer längeren Dauer bei den weiblichen Suizidenten, stark nach unten weichen aber mit nur 9 Tagen die durchschnittlichen Arbeitsunfähigkeitsdauern der jüngeren Suizidenten ab (siehe Tabelle).

Die registrierten Arbeitsunfähigkeiten in den letzten 3 Lebensjahren betrafen bei nur 55 von insgesamt 226 Suizidenten, 24%, (teilweise oder stets) psychiatrische Erkrankungen, wobei die Anzahl der deswegen erfolgten Krankenstände mit einer einzigen Ausnahme (16 Arbeitsunfähigkeitsmeldungen) zwischen 1 und 5 lag. Die Anteile unterscheiden sich etwas nach Geschlecht, wobei Männer zu 23 %, Frauen zu 28 %, also häufiger betroffen waren, und stark nach der Altersklasse, indem der Anteil bei den 30-59-jährigen Suizidenten bei 29 % liegt, bei den Unter-30-Jährigen aber bei nur 14%. Von den wenigen hier miterfassten, noch nicht pensioniert gewesenen Suizidenten im Alter ab 60 war von 14 Fällen lediglich in einem eine Arbeitsunfähigkeitsmeldung mit psychiatrischer Diagnose erfolgt (7%).

Nach dieser ausführlichen Erörterung von medizinischen Parametern auf Grundlage der Sozialversicherungsdaten wird im Folgenden auf weitere, psychosoziale Aspekte und Bedingungen der Suizidhandlungen eingegangen, welche aus den polizeilichen Erhebungen zu den betreffenden Todesfällen hervorgehen.

3.3.24 Familiäre Probleme der Suizidenten

Wenn auch gerade hinsichtlich zusätzlicher Angaben zu belastenden Bedingungsfaktoren des Suizids in den Polizeiakten von einer erheblichen Unvollständigkeit und Ungenauigkeit ausgegangen werden muss, da es zu den betreffenden Aspekten keine Vorgaben für eine standardisierte Erhebung durch die durchführenden Beamten gibt, haben die hierzu in den Akten anzufindenden Notizen dennoch einen gewissen Informationswert. Insbesondere lassen sich Mindest-Proportionen von bestimmten Belastungslagen auf dieser Grundlage abschätzen; zugleich spiegeln diese Angaben aber natürlich auch die Perspektive der Behörden bzw. der jeweiligen Beamten. Am häufigsten wird in den Ermittlungsakten auf familiäre bzw. partnerschaftliche Probleme der Suizidenten Bezug genommen, insgesamt in fast jedem 3. untersucht Akt. Diesbezüglich ähneln auch die Ergebnisse für den

Zeitraum 2005-2009 jenen für die Periode 2000-2004,[228] nur dass dort der Anteil mit etwas über 4 Zehntel noch höher lag.

Tabelle 81: Nennung belastender Familienverhältnisse/Partnerschaftsprobleme als Bedingung bzw. Motiv für Suizid 2005-09 und 2000-04

	2000-2004		2005-2009	
	N	%	N	%
Keine Angabe	732	59	679	71
Angabe	508	41	274	29
Summe	1240	100	953	100

Wie eine nähere Analyse zeigt, kommt es bei weiblichen Suizidenten seltener zu entsprechenden Nennungen in polizeilichen Akten, und bei Personen mittleren Alters relativ am häufigsten.

Tabelle 82: Nennung belastender Familienverhältnisse/Partnerschaftsprobleme als Bedingung bzw. Motiv für Suizid nach Geschlecht und Alter

	2005-2009	
Angabe	N	%
Gesamt	274	29
Männer	217	30
Frauen	57	26
Alter 10-29	25	31
Alter 30-59	145	36
Alter 60+	104	22

Mit belastenden Familienverhältnissen bzw. Partnerschaftsproblemen kann im Einzelnen selbstverständlich sehr Unterschiedliches gemeint sein; insoweit nähere Informationen gegeben werden, wird deutlich, dass Probleme in bestehenden Partnerschaften sowie Trennungen von Partnerschaften die weitaus am häufigsten angegebenen Suizidfaktoren in diesem Bereich sind, auf letztere wird in 87 Fällen hingewiesen, also in fast jedem 10. untersuchten Akt (9%), auf erstere in 78 Fällen

[228] Vgl. Watzka, Sozialstruktur und Suizid, S. 328.

(8 %). An dritter Stelle steht der Tod von Familienangehörigen, über den in 61 Fällen von 953 berichtet wird (6%), wovon die meisten den Tod des (Ehe-)Partners betreffen, und insgesamt in 12 Akten ausdrücklich der Suizid eines Angehörigen als belastender Faktor genannt wird. Als weitere mehrfach genannte Probleme werden schwere Erkrankungen oder Behinderungen von Partnern und anderen Angehörigen angegeben (36 Fälle bzw. 4 % aller analysierten Akten), nicht näher erläuterte „familiäre“ Probleme mit anderen Angehörigen außer dem Partner (20 Fälle), längere und unfreiwillige räumliche Separation vom Partner (15 Fälle) bzw. anderen Angehörigen (4 Fälle), aber auch Spannungen aufgrund von Dreiecksverhältnissen (11 Fälle), aufgrund von Gewalttätigkeit des Suizidenten selbst gegen seine Familie (7 Fälle). Damit zeigt sich ein Spektrum belastender familiärer und partnerschaftlicher Lagen, welches dem bereits für den Zeitraum 2000 bis 2004 erhobenen sehr ähnlich ist, bis hin zur gleichen Rangordnung der am häufigsten genannten drei Aspekte innerhalb des Bereichs der familiären Probleme. Zu betonen ist, dass nach dem Partner/der Partnerin am öftesten die Eltern und die eigenen Kinder als Personen, mit welchen die jeweiligen Probleme bestanden, angegeben werden.

3.3.25 Probleme der Suizidenten im Wohnbereich

Seltener, aber mit insgesamt 16 % aller Fälle doch in einer beachtlichen Größenordnung, nehmen die Akten auf Belastungssituationen der Suizidenten Bezug, welche in der einen oder anderen Weise dem „Wohnbereich“, also der alltäglichen räumlichen und sozialen Umgebung des Suizidenten (unter Ausschluss von familiären Beziehungen) zuzuordnen sind. Auch hierfür ergab bereits die Pilotstudie eine zahlenmäßig überraschend hohe Bedeutung (18 %). Zu bemerken ist, dass hier auch die Fälle mit Vorliegen einer (meist zwangsweisen oder aus einer Zwangslage resultierenden) anstaltlichen Unterbringung eingerechnet sind.

Tabelle 83: Nennung belastender Wohnverhältnisse (einschließlich Unterbringung in einer Anstalt) als Bedingung bzw. Motiv für Suizid in den Akten 2005-09 und 2000-04

	2000-2004		2005-2009	
	N	%	N	%
Keine Angabe	1015	82	805	84
Angabe	225	18	148	16
Summe	1240	100	953	100

Betrachtet man auch hier die Unterschiede der geschlechts- und altersspezifischen Quoten, so resultiert, dass bei weiblichen Suizidenten entsprechende Verhältnisse zumindest in den Akten häufiger protokolliert wurden, ebenso bei Suizidenten im Seniorenalter im Vergleich gegenüber jüngeren. Insbesondere in dieser letzten Differenz kann man wohl mehr als ein Artefakt erblicken, da belastend erlebte oder gar unfreiwillige Krankenhausaufenthalte einen der wichtigsten Einzelaspekte in diesem Bereich darstellen.

Tabelle 84: Nennung belastender Wohnverhältnisse als Bedingung bzw. Motiv für Suizid nach Geschlecht und Alter

	2005-2009	
Angabe	N	%
Gesamt	148	16
Männer	108	15
Frauen	40	18
Alter 10-29	7	9
Alter 30-59	60	15
Alter 60+	81	17

Eine Auszählung der Häufigkeiten der einzelnen genannten Umstände ergibt, dass die Polizeiakten in insgesamt 54 Fällen (6% bezogen auf alle Akten) ausdrücklich auf dem Suizid vorangegangene (36 Personen), bei der Selbsttötung gegebene (16), oder bevorstehende (2) Aufenthalte in psychiatrischen Anstalten Bezug nehmen; in 34 weiteren Fällen (4%) wird ein zurückliegender (9), zum Todeszeitpunkt vorliegender (12) oder bevorstehender (13) Aufenthalt in einem allgemeinen Krankenhaus als belastender Faktor genannt. Weitere 26 derartige Angaben (3 %) beziehen sich auf bei der Selbsttötung gegebene (23) oder bevorstehende (3) Unterbringung in einem Pflege- oder Seniorenheim. In 7 weiteren Fällen fand die Selbsttötung während Strafhaft statt, und in je einem Akt wird das Leben in einer betreuten Wohngemeinschaft bzw. in einer Pflegefamilie als relevanter Umstand angeführt. Auch hier ergibt sich so ein den Befunden für die Periode 2000 bis 2004 sehr ähnliches Bild,[229] welches insbesondere Aufenthalte in Kranken-, Pflege- und Strafanstalten als potentielle psychische Belastungsfaktoren in den Blick rückt.

[229] Vgl. Watzka, Sozialstruktur und Suizid, S. 329-332.

Neben diesem Bereich wird von den erhebenden Beamten immer wieder aber auch auf Delogierungen (v.a. bevorstehende!), Wegweisungen und andere, nicht wirklich freiwillig erfolgte Wohnungswechsel, sowie bereits eingetretene Obdachlosigkeit als Belastungsfaktoren im Vorfeld von Suiziden hingewiesen (gesamt 22 Fälle, was ca. 2 % aller Akten entspricht). Auch die Abschaltung von Strom bzw. Heizung aufgrund von finanziellen Problemen wird in einzelnen Fällen angegeben und kann diesem Bereich zugerechnet werden, zugleich natürlich jenem der ökonomischen Belastungsfaktoren (siehe im Folgenden)

3.3.26 Sonstige soziale und ökonomische Probleme

Auf die ökonomischen Lagen der Suizidenten wurde, soweit dies die zur Verfügung stehenden Daten der Sozialversicherungen erlaubten, weiter oben bereits eingegangen. Natürlich finden sich diesbezügliche Problemlagen auch in den polizeilichen Akten repräsentiert. Bemerkenswerterweise zeigt ein Vergleich zur Häufigkeit entsprechender Angaben in der Vorperiode 2000-04 hier einen relativ deutlichen Rückgang für den Nachfolgezeitraum 2005-09; aufgrund des weiter oben schon besprochenen Umstandes, dass zugleich die Anzahl knapp ausfallender, wenige Hinweise auf die Motivlage enthaltender Ermittlungsakten anstieg, ist hier aber wohl eher von einem Artefakt, denn einer Abbildung real veränderter Gegebenheiten auszugehen.

Tabelle 85: Nennung ökonomischer Probleme und Notlagen als Bedingung bzw. Motiv für Suizid in den Akten 2005-09 und 2000-04

	2000-2004		2005-2009	
	N	%	N	%
Keine Angabe	1109	89	885	93
Angabe	131	11	68	7
Summe	1240	100	953	100

Unverändert gegenüber der Pilotstudie[230] bleibt der Umstand, dass auch dort, wo Hinweise zu ökonomischen Notlagen vorhanden sind, diese in den Akten in aller Regel sehr vage ausfallen, indem von „finanziellen Problemen“ oder „finanzieller Notlage“ die Rede ist. Teils werden knappe Hinweise auf „Schulden“ (24 Fälle) gegeben, oder auch Arbeitslosigkeit bzw. Kündigung ausdrücklich als Faktor für den Suizid angesprochen (30 Fälle).

[230] Vgl. Watzka, Sozialstruktur und Suizid, S. 334.

Nur in Einzelfällen (4) werden Konkurse eigener Unternehmen respektive „finanzielle Verluste" (2; was das frühere Bestehen eines gewissen Vermögens voraussetzt) angeführt. Neben ökonomischen Aspekten und den vorhin schon thematisierten „Problemkreisen" Familie und Wohnumgebung treten selbstverständlich auch viele andere soziale Belastungslagen in den polizeilichen Akten auf, allerdings im Allgemeinen nur in wenigen Fällen. Eine Ausnahme hiervon stellt die Belastung durch medizinische Behandlungen dar. Für den stationären Bereich wurde hierzu schon unter der Rubrik „Wohnverhältnisse" kurz berichtet; es finden sich aber auch – auch dies eine Parallele zu den Ergebnissen der Pilotstudie – etliche Fälle, in welchen ambulante Behandlungen, sei es bereits absolvierte (25) oder noch bevorstehende (16), als Belastungsfaktoren genannt wurden.

Zahlenmäßig an nächster Stelle steht der durch behördliches Einschreiten verursachte Verlust von Führerschein bzw. PKW, der in 21 von 953 Suizidakten als Belastungsmoment notiert wurde. Probleme in einem bestehenden Arbeitsverhältnis wurden insgesamt 18mal genannt; eine ausgeprägte soziale Isolationslage wurde 14mal, Selbstvorwürfe wegen Delinquenz 12mal erwähnt. Insbesondere die Angaben zu sozialer Isolation und beruflichen Problemen stellen hierbei sicherlich wiederum nur eine „Spitze des Eisberges" dar.

Auch Angaben zu Problemen mit der eigenen Pensionierung, sozialen Spannungen mit und Demütigungserlebnissen durch Nachbarn, Vermietern, Behördenvertretern, Arbeits- oder Schulkollegen sind weniger wegen der auf Grundlage der Akten jeweils festzustellenden Häufigkeiten – durchwegs nur einige wenige Fälle – von Interesse, als vielmehr, weil die wenigen vorhandenen Angaben zumindest die Relevanz auch solcher Aspekte für einen gewissen Teil der Suizidhandlungen herausstellen. Dasselbe gilt für belastend erlebte „Außerseiter"-Situationen, die etwa durch sexuelle Orientierung, religiöse Ausrichtung oder mangelnde Sicherheit des Rechts auf Aufenthalt in Österreich resultieren – auch hier ist – nicht zuletzt auf Grundlage von etlichen hierzu bereits vorliegenden Spezialuntersuchungen – davon auszugehen, dass derartige Lagen weitaus häufiger zu Suizidhandlungen veranlassen, als dies in polizeilichen Akten dokumentiert ist.[231] Insgesamt finden sich aber immerhin in ca. 13 % aller untersuchten Suizidakten Hinweise auf eine oder mehrere soziale Problemlagen *außerhalb* der Hauptbereiche Familie, Wohnumgebung und ökonomische Situation.[232]

---

[231] Es liegen wiederum nur ganz vereinzelte Hinweise vor.

[232] Die Angaben zum Vorliegen von Arbeitslosigkeit sind hier dem ökonomischen Bereich zugerechnet, allgemein Hinweise auf „berufliche Probleme", Unzufriedenheit mit der Arbeit u.ä. dagegen dieser „Restkategorie" sozialer Problemlagen als Suizidumstände.

3.3.27 Mentale und physische Belastungsaspekte

Neben Hinweisen auf soziale Aspekte einerseits sowie auf psychische bzw. körperliche Krankheiten im engeren Sinn andererseits finden sich in den Suizidakten häufig auch Bemerkungen zu anderen bzw. nicht genauer beschriebenen mentalen bzw. physischen Belastungszuständen. Solche Notizen fanden sich bereits für den Zeitraum 2000 bis 2004 in mehr als 30 % der untersuchten Akten[233]; für den Zeitraum 2005 bis 2009 ist dies sogar in 40% der Fälle so (385 von 953).

Tabelle 86: Nennung mentaler und physischer Belastungsfaktoren (ohne Krankheiten i.e.S.) als Bedingung bzw. Motiv für Suizid

	2000-2004		2005-2009	
	N	%	N	%
Keine Angabe	853	69	568	60
Angabe	387	31	385	40
Summe	1240	100	953	100

Weitaus am häufigsten wird dabei mit insgesamt 334 Angaben (!)[234] Angst vor bzw. Bedrückung durch körperliche Leiden (Schmerzen, Krankheiten, Behinderungen, Pflegebedürftigkeit, Beeinträchtigung durch medizinische Behandlung und damit zusammenhängende Ängste) als ein für das Suizidgeschehen relevanter Faktor angeführt! Jeweils zwischen 20 und 30mal genannt werden aber auch Ängste vor Anstaltsunterbringung, vor der Trennung vom Partner bzw. dessen Untreue, vor Verfolgung durch Behörden, Minderwertigkeits- und Ungenügensgefühle wegen verlorengegangener Arbeitsfähigkeit, sowie traumatisierende Unfälle im Vorfeld des Suizids. Je etwa 10mal finden sich auffällige Introversion, ebensolche Aggressivität, psychische „Labilität" sowie auch mentale Überforderung durch die Pflege von Angehörigen verzeichnet, sowie 16mal „Angst" im Allgemeinen bzw. vor der Zukunft. Mobbing scheint in diesem Zusammenhang bemerkenswerterweise nur zweimal ausdrücklich auf, was selbstverständlich nichts über die tatsächliche Häufigkeit dieses Phänomens im Vorfeld von Suiziden besagt, da hier die Verheimlichungs- und Tabuisierungstendenz fraglos besonders hoch ist.

---

233 Vgl. Watzka, Sozialstruktur und Suizid, S. 335.

234 Es handelt es sich um eine Auszählung nach Mehrfachantworten. Die Fallzahl beträgt über 250.

3.3.28 Selbsttötungsankündigungen der Suizidopfer

Bei der Analyse der polizeilichen Akten der Jahre 2005 bis 2009 wurden auch darin vorfindliche Hinweise auf – direkte und indirekte – Suizidankündigungen im Vorfeld der Selbsttötung protokolliert.[235] Ausdrückliche vorherige Suizidankündigungen wurden für jeden 5. Suizid (193 von 953 Fälle), verzeichnet, in 87 weiteren Fällen (12 %) auffällige Verhaltensänderungen ohne ausdrückliche Äußerungen einer Suizidabsicht! Dementsprechend dokumentieren die Polizeiakten im sozialen Umfeld der Suizidopfer aufgefallene, wenn auch wohl oft falsch eingeschätzte Signale von Suizidalität für etwa jede 3. später durch Suizid verstorbene Person! Bedenkt man die auch hier fraglos gegebene Dunkelziffer, lässt sich ungefähr ermessen, wie viel häufiger Suizidpräventionsaktivitäten Chancen auf Erfolg hätten, würden einmal Suizidankündigungen von einem größeren Bevölkerungsteil ernster genommen werden, und wäre das Wissen über wirksame Hilfsangebote für suizidale Menschen breiter in der Gesellschaft verankert, als dies derzeit noch der Fall ist.

Tabelle 87: Häufigkeit von Suizidankündigungen gemäß Akten, 2005-2009

	N	%
Keine Angabe	673	68
Auffällige Verhaltensänderung	87	12
Direkte Suizidankündigung	193	20
Summe	953	100

Was die polizeilich registrierte Häufigkeit der Bekanntheit von Suizidankündigungen bzw. auffälligen Verhaltensänderungen angeht, unterscheiden sich im Übrigen die Geschlechter- und Alterskategorien kaum voneinander: Ausdrückliche Suizidankündigungen wurden in 21 % der Selbsttötungen von Männern, und 16 % jener von Frauen verzeichnet; für die Altersklassen 10-29, 30-59 und 60 plus ergeben sich jeweils Werte von 20 oder 21 %, und ähnlich geringfügig differieren die Quoten für die auffälligen Verhaltensänderungen ohne ausdrückliche Thematisierung von Suizidabsichten.

[235] Dieser Aspekt hatte in die Vorgängerstudie nur teilweise Eingang gefunden; die Ergebnisse sind den nunmehr gewonnenen aber ähnlich. Vgl. Watzka, Sozialstruktur und Suizid, S. 338.

3.3.29 Suizidmethoden und nähere Umstände der Suizide

Am Ende dieser Darstellung der individuellen Merkmale der Suizidenten in der Steiermark der Jahre 2005-2009 auf Grundlage der amtlichen Todesursachenstatistik, der Akten der Sicherheitsbehörden sowie von Informationen der Steiermärkischen Gebietskrankenkasse verbleibt es noch, die näheren Umstände der Suizidhandlungen selbst zu beleuchten.

Auch diese sind nicht nur wissenschaftlich von Interesse, sondern bieten gegebenenfalls ebenso Ansatzpunkte für eine künftig verbesserte Suizidprävention. Die Todesursachenstatistik verzeichnet diesbezüglich zum einen die Suizidmethode, zum anderen den Ort des Todesfalls, letzteren aber nur in einer sehr reduzierten Klassifikation (siehe unten); die polizeilichen Akten liefern neben der natürlich auch berichteten Suizidmethode genauere Hinweise zu den Örtlichkeiten, an welchen die Selbsttötungen durchgeführt wurden. Darüber hinaus berichten die Dokumente der Sicherheitsbehörden u.a. auch über das Verfassen von Abschiedsbriefen. Aus der Todesursachenstatistik geht schließlich noch hervor, ob die Todesursache auf Grundlage einer Obduktion ermittelt wurde.

Zunächst zum Aspekt der „Abschiedsbriefe“, also letzter Nachrichten der Suizidenten an ihre Familien, nähere und/oder weitere soziale Umgebung: Diese werden in 246 von 953 Akten erwähnt, was einer Quote von 26 % entspricht; damit liegt eine Häufigkeit vor, die jener für den Untersuchungszeitraum 2000 bis 2004 fast genau gleicht (27%).[236] Betrachtet man die Alters- und Geschlechterdifferenzen näher, zeigt sich für den Zeitraum 2005-2009, dass das Vorliegen von Abschiedsbriefen bei weiblichen Suizidenten häufiger verzeichnet wurde, als bei männlichen (31 % versus 24 %), ebenso bei jüngeren Suizidenten öfter, als bei älteren (29 % in der Altersgruppe bis 29, 26 % in der mittleren Kategorie, und 25 % in der ab 60 Jahren).

Zum jeweiligen Ort der Selbsttötungen verzeichnet die amtliche Todesursachenstatistik folgende Verteilung: 61 % der Suizide fanden an der jeweiligen Wohnadresse statt, 7 % (81 Suizide) in Kranken- und 1 % (13 Suizide) in anderen Anstalten, die restlichen 31 % an „sonstigen“ Orten, wozu insbesondere Örtlichkeiten im Freien und jegliche Gebäude mit Ausnahme von Anstalten sowie eben den eigenen Wohnungen bzw. Häusern der Verstorbenen zählen. Die Auswertung der polizeilichen Akten ergibt hierzu folgendes, in manchem etwas detaillierteres, aber gegenüber der Gesamtverteilung wegen des Fehlens von 323 Akten auch leicht verzerrtes Bild: Von den „an der eigenen Wohnadresse“ verübten Suiziden entfällt etwa ein Drittel auf Selbsttötungen in Nebengebäuden bzw. Nebenflächen der Wohnungen bzw. Häuser (Keller, Dachboden, Garage, Gartenhaus u.ä.): Es

[236] Vgl. Watzka, Sozialstruktur und Suizid, S. 338.

handelt sich um 224 Suizidfälle von 953 (23% der Gesamtzahl). 409 (43%) fanden in den Wohnungen selbst statt.[237] Mit 235 Selbsttötungen (25%) sind Orte im Freien (einschließlich Suizide im PKW im Freien) gleichfalls sehr häufig, und viel häufiger als Anstaltssuizide (hier mit 5 % repräsentiert) solche in Gebäuden, welche nicht dem dauernden Aufenthalt der Suizidenten gedient hatten (4 %). Schließlich sei hier die Verteilung der Suizidmethoden berichtet, wie sie sich anhand der neuen, detaillierten Klassifikation der Todesursachenstatistik für die Jahre 2005-2009 darstellt.[238]

Tabelle 88: Methoden der Selbsttötungen gemäß amtlicher Todesursachenstatistik, Jahre 2005-2009

	N	%
Erhängen, Strangulieren, Ersticken	616	50,1
Erschießen	217	17,6
Hinabstürzen aus größerer Höhe	100	8,1
Selbstvergiftung mit festen und flüssigen Substanzen *	76	6,2
Ertränken	70	5,7
Sichlegen vor Zug oder KFZ	70	5,7
Sich-Erstechen	28	2,3
Selbstvergiftung mit Gasen	27	2,2
andere Suizidmethoden	18	1,5
Methode nicht angegeben	8	0,7
Summe	1230	100

* davon in 67 Fällen mit Arzneimitteln

Wie die obige Tabelle zeigt, nehmen die Suizide durch Erhängen (einschließlich Strangulation und dem selten vorkommenden Ersticken) weiterhin den größten Raum ein; für die Steiermark der Jahre 20005 bis 2009 wurde ziemlich genau jeder 2. Suizid auf diese Weise durchgeführt. An zweiter Stelle steht zahlenmäßig, ebenso „traditionell", das Erschießen mit einem Anteil von fast 18 % (mehr als

[237] Insgesamt stellen innerhalb der Fälle mit greifbaren Polizeiakten diese Suizide 66 %, der Anteil ist also etwas höher als er sich in der Todesursachenstatistik darstellt.

[238] Nicht enthalten sind hier jene 46 Fälle von Selbsttötungen, welche zwar in den eingesehenen polizeilichen Akten verzeichnet sind, aber – aus welchen Gründen auch immer – nicht in die Amtliche Todesursachenstatistik für Steiermark Eingang gefunden haben. Da es gegenüber dem früher eingesetzten Klassifikationsschema in den letzten Jahren zudem zu Änderungen kam, unterbleibt hier der direkte Vergleich mit den Daten für die Vorgängerperiode. Vgl. zu denselben: Watzka, Sozialstruktur und Suizid, S. 339.

jeder 6. Suizid!), gefolgt vom Sich-Hinabstürzen aus größerer Höhe (8%) sowie der intentionalen Selbstvergiftung (vornehmlich mit Arzneimitteln), vorsätzlichem Ertrinken bzw. Sich-Legen vor ein Verkehrsmittel (meist: Eisenbahn; je ca. 6 %). Bereits deutlich seltener auftretende Suizidmethoden sind Erstechen, absichtliches Vergiften mit Gasen sowie weitere, nur in Einzelfällen auftretende Handlungsweisen (z.B. Selbstverbrennung, absichtliches Rammen eines Hindernisses mit einem PKW). Mit dieser Verteilung entspricht die Häufigkeit der wichtigeren Suizidmethoden weitgehend der für die Steiermark in den Jahren 1995-2005 schon konstatierten.[239]

Zuletzt sei hier noch auf den Aspekt der Obduktion der Suizidopfer Bezug genommen; hier wird zwar der suizidpräventiv relevante Bereich definitiv verlassen, jedoch wird die Obduktionsrate (vor allem von Medizinern) immer wieder als ein vorrangiges Kriterium der Datenqualität im Bereich der Todesursachenfeststellung thematisiert.

Für die steirischen Verhältnisse der Jahre 2005-2009 muss hierzu festgehalten werden, das selbst bei den nach behördlicher Klassifikation durch Selbsttötung, also einer Form des „unnatürlichen" Todes gestorbenen Personen die Frequenz der Obduktionen erstaunlich gering ausfiel: Bei insgesamt 1230 in der Todesursachenstatistik als Suiziden verzeichneten Todesfällen des besagten Zeitraums im Bundesland Steiermark wurde gemäß amtlichen Angaben nur in 138 Fällen (11 %) die Feststellung der Todesursache durch eine Obduktion erhärtet. In den meisten Fällen (107) handelte es sich dabei um eine gerichtlich angeordnete Totenbeschau, nur gelegentlich um eine sanitätsbehördlich (19 Fälle) oder klinisch (12 Fälle) veranlasste.

[239] Vgl. Watzka, Sozialstruktur und Suizid, S. 339

4 Zusammenfassung

Ausgangspunkt der Studie „Suizide in der Steiermark 2005-2009“ war die Frage nach den Ursachen für die im Österreich-Vergleich unverändert deutlich erhöhten Suizidraten, also Suizidhäufigkeiten relativ zur Einwohnerzahl, im Bundesland Steiermark.

Dieser Frage war bereits in der Vorgängerstudie des Verfassers zum Suizidgeschehen in der Steiermark 2000-2004 nachgegangen worden, mit umfassenden Resultaten zu individuellen Merkmalen der Suizidenten und zu Zusammenhängen der Suizidhäufigkeiten auf regionaler Ebene mit verschiedenen potentiellen Einflussfaktoren, ohne dass aber ein als zufriedenstellend betrachtbarer Grad an Erklärungskraft der hierzu entwickelten Modelle erreicht werden konnte, was nicht zuletzt wohl an dem eingeschränkten Zeitraum lag, für welchen die nötigen statistischen Daten verfügbar waren.

Die nun vorgelegte Studie betrachtet, nach einer Einleitung (Kapitel 1) und Darlegungen zum Untersuchungskonzept, den angewandten Methoden und Durchführungsaspekten (Kapitel 2) zunächst grundlegende epidemiologische Aspekte der Suizidalität in Österreich, insbesondere im Hinblick auf regionale Unterschiede (Kapitel 3.1.). Danach wird auf der Aggregatebene der politischen Bezirke der leitenden Fragestellung nach möglichen Erklärungen für die feststellbaren, teils erheblichen Differenzen in den Suizidraten nachgegangen, wobei ein ausgedehnter Untersuchungszeitraum von 2001 bis 2009 zugrunde gelegt wurde (Kapitel 3.2.); schließlich wird dargelegt, welche weiteren Aufschlüsse sich durch die Analyse von Individualdaten zu den einzelnen Suizidenten im Hinblick auf Risiko- und Protektivfaktoren letaler Suizidalität gewinnen ließen (Kapitel 3.3.).

In Kapitel 1 wird, neben der Erläuterung grundlegender suizidologischer und epidemiologischer Fachbegriffe, vor allem herausgearbeitet, dass sich für die Erhebungsperiode 2005 bis 2009 der Abstand der steirischen Suizidrate zur gesamtösterreichischen weiter vergrößert hat, und nunmehr etwa 30 % beträgt – mehr als je zuvor seit zumindest 1970! Weiters wird der einschlägige Forschungsstand, insbesondere zur rezenten österreichischen Situation, resümiert.

Kapitel 2 stellt zunächst die grundlegende Ausrichtung der vorliegende Studie dar: quantitativ und multivariat orientiert für die Ursachenforschung auf Aggregat- bzw. Makroebene, angesichts der relativ geringen Fallzahl von Suiziden insgesamt vorwiegend im Sinne einer Querschnittsanalyse für den gesamten Erhebungszeitraum, sowie als Prävalenzerhebung und, soweit möglich, retrospektive Kohortenstudie zur Ermittlung von Risikofaktoren auf der Mikroebene, hier aus praktischen Gründen unter Beschränkung auf Daten für die steirische Suizidfälle. Die aus der Forschungsliteratur im Allgemeinen sowie Vorstudien des Verfassers resultierenden Hypothesen werden in diesem Kapitel einschließlich von Angaben zu den Bezugsquellen der empirischen Daten angeführt (siehe bes. die Tabellen 1 und 2). Schließlich werden in diesem Teil Probleme der praktischen Realisierung der Forschungsagenda dargelegt, die insbesondere im Hinblick auf die Bereitstellung behördlicher Akten – trotz der Ausgangslage der Beauftragung der Studie durch die Steiermärkische Landesregierung – für manche Bereiche leider beträchtlich waren, woraus Defizite in der erreichbaren Präzision der Analysen zu manchen Erhebungsaspekten folgten. Auch die Verpflichtung zur Anonymisierung der bearbeiteten Individualdaten und zur Geheimhaltung sämtlicher personenbezogener Daten wird in diesem Kapitel dargelegt.

In Kapitel 3 werden sodann die eigentlichen Studienergebnisse vorgestellt: Abschnitt 3.1. führt zunächst in 3.1.1. einen Vergleich auf Bundesländerebene durch, wobei die absoluten Zahlen, Suizidraten und Relativen Risiken für alle österreichischen Bundesländer für den Zeitraum 1995 bis 2009 präsentiert und diskutiert werden. Hierbei zeigt sich, dass trotz eines Rückgangs der Suizidfälle als solcher auch in der Steiermark das relative Risiko, an Selbsttötung zu versterben, hierzulande im Vergleich zum Rest Österreichs im Zeitverlauf weiter gestiegen ist: von einem um 29 % höheren Risiko 1995-99 über ein 22 % höheres Risiko für die Jahre 2000-04 auf dann 35 % im Zeitraum 2005-09. Während für Österreich insgesamt für das Quinquennium 2005 bis 2009 eine Suizidrate von 15,7 pro 100.000 Einwohner und Jahr resultiert, liegt diese für die Steiermark allein bei 20,5! Weitere Berechnungen zeigen, dass sowohl die Suizidhäufigkeiten der Frauen, wie jene der Männer in der Steiermark erhöht sind, letztere aber noch deutlicher. Bedenkenswert erscheint zudem die Feststellung, dass es in unserem Bundesland etwa 60 Selbsttötungen im Jahr weniger gäbe, gelänge es, die Suizidhäufigkeit auf das Niveau des Österreich-Durchschnitts abzusenken! Anschließend werden auf Grundlage von altersstandardisierten Suizidraten erneut Bundesländer-Vergleich vorgenommen, mit dem Ergebnis, dass die Distanz zwischen der Steiermark und Österreich insgesamt im Hinblick auf die Suizidfrequenzen bei einer solchen Betrachtung etwas, aber in eher geringem Umfang reduziert wird (der Abstand der Raten geht von 30,6 % auf 24,3 % zurück). Immerhin wird so bereits sichtbar, dass eine betreffend Suizidalität ungünstigere Altersstruktur der Steiermark – mit höheren Anteilen von Menschen im fortgeschrittenen Alter – einen gewissen Teil, auf Basis dieser Zahlen etwa ein Sechstel, zur Erklärung der festgestellten Übersterblichkeit durch Suizid hierzulande beiträgt. Noch präzisere Aufschlüsse liefert sodann eine altersdifferenzierende Betrachtung mit Klassifikation in drei große Kategorien: Diese zeigt, dass die Steirer/innen im Alter unter 30 nur geringfügig höhere Suizidrisiken aufweisen, als ihre Alterskollegen/innen in den anderen Bundesländern, während schon die männlichen Steirer im mittleren Alter zwischen 30 und 70, allen voran aber jene im Pensionsalter massiv erhöhte Suizidhäufigkeiten zeigen. Ebenso, wenn auch im Ausmaß geringer, erweisen sich die Suizidraten der Steirerinnen ab dem mittleren Erwachsenenalter als erhöht.

Unter 3.1.2. werden sodann für die zentrale Analyseebene der politischen Bezirke die grundlegenden Befunde zu den Suizidraten als solchen präsentiert: Betrachtet man den Gesamtzeitraum 2001-2009, ist eine Hochrisiko-Region für Suizidalität klar erkennbar, welche, beginnend im östlichen Tirol, nahezu alle alpinen Zonen Salzburgs, Kärntens und der Steiermark, sowie auch die nicht-alpinen Teile der Steiermark umfasst, jedoch nur geringfügig in andere Bundesländer ausgreift, wohingegen sich die Suizidraten besonders in Wien und dessen niederösterreichischen Umgebungsbezirken, im nördlichen Burgenland, aber auch in der Umgebung von Linz, im Flachgau, in Vorarlberg, dem westlichen Tirol und schließlich Osttirol erheblich niedriger darstellen (siehe bes. Abb. 1). Hierbei unterscheiden sich die geographischen Muster nach Geschlecht und Alterskategorien getrennt betrachtet, in Summe eher gering, wenngleich es für einzelne Bezirke teils beträchtliche „Ausreißer" gibt.

Ein weiterer Teilabschnitt, 3.1.3. setzt sich sodann spezifisch mit der Frage auseinander, inwieweit die amtlichen Daten der Todesursachenstatistik und die aus den polizeilichen Akten zu generierenden, was die Summen der Selbsttötungen betrifft, voneinander differieren, mit dem Ergebnis, dass für die Steiermark eine Abweichung der ersteren von den letzteren von -3,6 % zu konstatieren ist. Auch das Problem der Unvollständigkeit der einsehbar gewesenen Ermittlungsakten der Sicherheitsbehörden wird hier näher diskutiert, insbesondere in seinen Konsequenzen für Reliabilität und Validität der aus dieser Quelle gewonnenen Daten. Schließlich werden an dieser Stelle auch noch unterschiedliche Trends der Suizidraten in verschiedenen steirischen Bezirken thematisiert.

Abschnitt 3.2. legt sodann die Ergebnisse des makrosozialen Studienteils dar, in welchem die bezirksweisen Suizidraten aller österreichischen politischen Bezirke (Wien wurde als eine Einheit behandelt) im Hinblick auf mögliche Bedingungsfaktoren untersucht wurden. Zunächst werden hierbei die Korrelationen bei bivariater Betrachtung, als elementare Phänomene, in den Blick genommen (3.2.1.). In Summe konnte festgestellt werden, dass sich die nunmehr ja großteils schon aus früheren Studien resultierenden, diesbezüglichen Hypothesen für fast alle Indikatoren bestätigten. In den übrigen Fällen konnten fast durchwegs nur schwache Zusammenhänge in die vermutete Richtung oder auch in die Gegenrichtung eruiert werden. Als stärkste Einflussfaktoren in der erwarteten Richtung erweisen sich hierbei, mit Beträgen der bivariaten Korrelationen von über 0,4, die Variablen: Bevölkerungsveränderung im Untersuchungszeitraum; Anteil der Waldfächen, Anteil der Arbeiter/innen bzw. der Angestellten und Beamten/innen;

Anteil der Personen mit BMS- bzw. Lehrabschluss; Durchschnittliches Arbeitnehmereinkommen; Wohnungsfläche pro Person; Dauer des Bestandes einer extramuralen psychosozialen Einrichtung im Bezirk. Aber auch die Parameter: Anteil der Personen mit Matura, Anteil der Beschäftigten im Produktionsbereich und Bauwesen, Anteil der Beschäftigten im Dienstleistungsbereich, Anteil des Dauersiedlungsraumes, Anteil der im Ausland Geborenen in der Bevölkerung, Anteil der Erwerbstätigen und Anteil der Verheirateten erweisen sich mit Werten von 0,3-0,4 bivariat noch als deutlich mit den Suizidhäufigkeiten im Bezirk korreliert; während für neun weitere Variablen – Anteil der Akademikerinnen, Anteil von Personen mit anderem Bekenntnis als katholisch bzw. evangelisch, Anteil ausländischer Staatsbürger/innen, Rate psychiatrischer und neurologischer Fachärzte, Anteil der Ledigen, Anteil landwirtschaftlich genutzter Flächen, Anteil Beschäftigte in der Land- und Forstwirtschaft, Rate der Psychotherapeuten/innen – immerhin noch (Pearsons'sche) Korrelationskoeffizienten über 0,2 erzielt werden, sodass auch diese vorläufig in die Variablenliste für den multivariaten Teil der Aggregatanalysen einbezogen wurden.

Im Weiteren wird in diesem Teilabschnitt für die einzelnen Variablen die Frage der Kausalität des Zusammenhangs thematisiert, naturgemäß mit unterschiedlichen Ergebnissen, indem manche derselben wahrscheinlich als direkte (Teil-)Ursachen, andere eher als mittelbare Bedingungsfaktoren betrachtet werden sollten. Für die Weiterbearbeitung im multivariaten Teil wurde sodann eine Auswahl jener Indikatoren getroffen, die zu einem bestimmten inhaltlichen Aspekt jeweils den höchsten bivariaten Zusammenhangswert aufwiesen. Ausführlich werden hier auch noch Visualisierungen der bivariaten Zusammenhänge dieser ausgewählten Einflussgrößen mittels Streudiagrammen dargestellt und interpretiert, da diese nicht zuletzt auch eine Sichtbarmachung von etwaigen Bundesländer-spezifischen Mustern erlauben.

Teilabschnitt 3.2.2. wendet sich dann den multivariaten Analysen im Rahmen linearer Regressionsmodelle für die bezirksweisen Suizidraten zu: Einleitend werden die diesbezüglichen Voraussetzungen der Datenstruktur überprüft – die Aspekte der Autokorrelation, Heteroskedastizität, Normalverteilung der Residuen sowie Multikollinearität, wobei sich lediglich der letztere als ein methodisches Problem präsentierte, welches aber durch eine Einschränkung der Anzahl der in das Modell einbezogenen Variablen gut bearbeitet werden konnte. Entsprechend wurde das zunächst generierte Modell mittels Analyse der Interkorrelationsmatrizen sowie der für jede einzelne Variable generierbaren Varianz-Inflations-Faktoren von anfänglich 23 unabhängigen Variablen (Modell 1) in mehreren Schritten auf ein Regressionsmodell mit 11 Erklärungsvariablen reduziert. Gleichzeitig konnte eine inhaltliche Optimierung des Modells vorgenommen werden, welche den Wert den Determinationskoeffizienten R^2 von zunächst 0,615 auf schließlich

0,656, jenen des aussagekräftigeren, „korrigierten R^2" aber von 0,497 in Modell 1 auf 0,612 im finalen „Modell 6" steigerte. Hierbei wurde, neben dem Entfernen von Parametern, auch die Zusammenfassung mehrerer Variabler zu umfassenderen Indikatoren, in mehreren Fällen erfolgreich angewandt.

Im Ergebnis entstand so ein Modell, dass mathematisch gesehen beachtliche 61 % der Varianz der bezirksweisen Suizidraten in Österreich im Untersuchungszeitraum 2001-2009 durch Rückführung auf die regionalen Differenzen der Ausprägungen von 11 Variablen erklären kann! Die statistische Stärke der Einflüsse der einzelnen Faktoren ist hierbei anhand der standardisierten Regressionskoeffizienten ablesbar; allerdings sollten, wie im Text näher ausgeführt wird, kleine bis mittlere Differenzen hier wegen der relativen Labilität des generierten Modells nicht überinterpretiert werden. Eindeutig kann aber festgehalten werden, dass sich im Rahmen desselben die Altersstruktur des Bezirks (Var. I) als wichtigster Einzelfaktor für die Höhe von dessen Suizidrate erweist, gefolgt von zwei Indikatoren zur Familien- (Quote der Verheirateten, Var. II) und Haushaltsstruktur (Anzahl Personen pro Haushalt, Var. III) (β-Werte über 0,4). Nur etwas weniger stark erscheinen in dieser multivariaten – also wechselseitige Einflüsse der unabhängigen Variablen mit berücksichtigenden – Modellierung die Auswirkungen von weiteren sieben Faktoren: Topographisch-landschaftlichen Struktur (Anteile von Siedlungsraum und Waldflächen pro Bezirk, Var. IV); Quote von Migranten/innen (Var. V); Wohnstruktur (gemessen an den durchschnittlichen Wohnungsgrößen pro Person, Var. VI) – mit Beträgen der standardisierten Regressionskoeffizienten zwischen 3,5 und 3,9 –weiters: Quote der aktiv Erwerbstätigen (Var. VII), Indikator für Erwerbsstruktur und ökonomisches Niveau im Bezirk (gebildet aus Arbeiter- und Landwirte-Anteil sowie Durchschnittseinkommen, Var. VIII), Indikator der Bildungsstruktur (Differenz zwischen Quoten von Personen mit Matura und jenen mit Lehre bzw. BMS als höchstem Schulabschluss, Var. IX); Bevölkerungsentwicklung (Var. X) – mit β-Beträgen von 2,7 bis 2,9. Etwas „abgeschlagen", aber immer noch eindeutig von quantitativer Relevanz, firmiert schließlich ein für den Aspekt der gesundheitlichen Versorgung erstellter Gesamtindikator mit einem standardisierten Regressionskoeffizienten $\beta = -0{,}21$.

Die Richtung des Vorzeichens entspricht dabei großteils den eingangs formulierten Zusammenhangshypothesen (im Falle des Indikators für die allgemeinmedizinische, psychiatrisch-neurologische und psychotherapeutisch-psychosoziale Versorgung etwa: je mehr entsprechendes professionelles Personal in einem Bezirk tätig ist, desto niedriger fällt der Tendenz nach die Suizidrate aus), jedoch mit zwei bemerkenswerten Ausnahmen: Sowohl die Anteile der aktiv Erwerbstätigen (ohne Arbeitslose) als auch die Raten der Bevölkerungsveränderung im Bezirk hatten sich bei bivariater Betrachtung negativ mit den regionalen Suizidraten assoziiert gezeigt. Betrachtet man nur die beiden Faktoren für sich genommen jeweils in Bezug zu den bezirksweisen Suizidhäufigkeiten, ergibt sich demnach, dass höhere Erwerbsquoten ebenso wie größere Bevölkerungszunahmen mit tendenziell niedrigeren Suizidraten einhergehen, niedrige Erwerbsquoten und geringe Bevölkerungszunahmen – oder gar Bevölkerungsabnahmen – dagegen mit höheren Suizidfrequenzen. Im die Wechselbeziehungen zwischen den verschiedenen Erklärungsvariablen berücksichtigenden 11-Variablen-Modell kehren sich die betreffenden Assoziationen dagegen in ihr Gegenteil um! Höhere Erwerbsbeteiligungen gehen wie höhere Bevölkerungszunahmen mit höheren Suizidhäufigkeiten einher.

Dieser zunächst überraschende Befund findet seine Erklärung wohl darin, dass ohne weitere Kontextualisierung sowohl niedrige Erwerbsquoten als auch Stagnation oder Rückgang der Einwohnerzahlen eines Bezirks vor allem Strukturschwäche und Ruralität desselben repräsentieren, während bei Berücksichtigung weiterer sozioökonomischer Variable diese Aspekte stärker durch Parameter wie die Indikatoren zu Erwerbs- und Bildungsstrukturen oder auch Topographie „abgedeckt" werden, und dann die eigentlichen Effekte der beiden Einflussfaktoren sozusagen „rein" zutage treten – und diese sind überraschenderweise anders „gepolt", als angenommen. Inhaltlich könnte dies so interpretiert werden, dass Gebiete mit starken Bevölkerungszunahmen, ceteris paribus, auch erhöhte Konkurrenzsituationen in allen Lebensbereichen mit sich bringen, und auch dahingehend vorstrukturierte Persönlichkeitstypen bevorzugt „anziehen". Hohe Quoten aktiv Erwerbstätiger dagegen drücken offensichtlich, im Hinblick auf die Wirkung auf das psychische Wohlbefinden, weniger oft freiwillig genutzte Chancen, als die Beugung unter unvermeidbare finanzielle Zwänge aus.

Für die übrigen Variablen in der Endversion des multivariaten Regressionsmodells stellen sich die ermittelten Zusammenhänge inhaltlich wie erwartet dar, indem höheres Durchschnittalter positiv, höhere Anteile von Verheirateten sowie größere Zahlen von durchschnittlich in einem Haushalt zusammenlebenden Personen dagegen negativ mit den Suizidraten assoziiert sind. Höhere Quoten von Migranten in einer Region reduzieren ebenfalls die kollektive Suizidhäufigkeit, was auf den ersten Blick kontraintuitiv anmuten mag, da insbesondere ausländische Staatsbürger doch in Österreich in vielen Lebensbereichen erheblich minderprivilegiert sind; hier resultiert der festgestellte Effekt wahrscheinlich aus den unterschiedlichen kulturellen Prägungen in den Herkunftsregionen, die auch im Zuge von Migrationsbewegungen intragenerationell doch erhebliche Beharrungstendenzen zeigen. Erläuterungsbedürftig hinsichtlich der inhaltlichen Aussage ist auch der negative Zusammenhang, welcher zwischen dem topographisch-landschaftlichen Indikator und der Suizidrate eruiert wurde: Dieser bedeutet, dass höhere Flächenanteile des Siedlungsraumes in Relation zu den Flächenanteilen von Wald, mit niedrigeren Suizidhäufigkeiten einhergehen.

Bereits aus der Vorgängerstudie bekannt, und nunmehr deutlich untermauert, sind weiters die Korrelationen von hohen Arbeiter- und Landwirte-Anteilen sowie niedrigen Durchschnittseinkommen mit hohen Suizidraten, wie sie hier im positiven Zusammenhang des Indikators zu Erwerbstruktur und ökonomischem Niveau mit der Suizidhäufigkeit gebündelt erscheinen, ebenso die negative Korrelation der Quoten höherer Bildungsabschlüsse sowie umgekehrt die positive Korrelation der Quoten niedriger Bildungsabschlüsse mit den regionalen Suizidraten. Bestätigt hat sich in der nunmehrigen Analyse auch nochmals eine stabile Assoziation zwischen größeren durchschnittlichen Wohnungsflächen und niedrigeren Selbsttötungsraten. Wie schon in der Vorgängerstudie betont, wird man nicht die Quadratmeteranzahl als solche verantwortlich für diesen Zusammenhang machen können, sondern vielmehr die Variable u.a. als Indikator für regional differente Lebenseinstellungen betrachten müssen, welche sich u.a. eben in verschiedenen Wertigkeiten äußern, welche der Wohnumgebung zugesprochen werden.

Andererseits – und diese Interpretation ist eine neu hinzukommende – erscheint es auch plausibel, dass fundamentale ökonomische Strukturunterschiede, wie regional verschiedene Vermögenskonzentrationen, über die durchschnittliche Wohnflächengröße als Ausdruck des Umfangs und der Verteilung von Immobilienvermögen besser greifbar werden, als über andere sozioökonomische Variable! Am wenigsten näher erklärungsbedürftig, dagegen suizidpräventiv hochbedeutsam, ist schließlich der eindeutig festgestellte, negative Zusammenhang zwischen dem regionalen Versorgungsgrad im allgemeinmedizinischen, fachärztlichen, psychotherapeutischen und psychosozialen Bereich, und der Häufigkeit von Selbsttötungen: Diese Angebote wirken, auch wenn sie noch keineswegs von der Mehrheit der Suizidgefährdeten in adäquater Weise in Anspruch genommen werden (und werden können), offenkundig effektiv im Sinne einer Reduktion tatsächlich vollendeter Selbsttötungen, wie dies ja bereits in zahlreichen Studien für andere Untersuchungsräume und –zeitspannen festgestellt werden konnte.

Am Ende dieser Darlegungen wird schließlich durch die Erstellung eines weiteren Regressionsmodells („Modell 6a“) demonstriert, dass festgestellten Zusammenhänge auch bei Bezug auf die altersstandardisierte Suizidraten, anstelle der unstandardisierten Raten, bestehen bleiben, insbesondere was die Richtungen der Assoziationen angeht.

Ein letzter Teilabschnitt (3.2.3.) zu den Ergebnissen der Aggregatdaten-Analyse greift sodann, auf Basis des 11-Variablen-Regressionsmodells der Suizidraten, die zugrundliegende Frage nach möglichen Erklärungen für die erhöhten Suizidraten im Bundesland Steiermark erneut auf, und behandelt sie mittels mehrerer, verschieden stark formalisierter Verfahren: Zunächst erfolgt, wie dies bereits in der Pilotstudie zu den Daten für die Jahre 2001 bis 2004 der Fall war, eine Bestimmung der Anteile steirischer Bezirke unter den österreichweit gesehen im Hinblick auf die jeweiligen Einflussfaktoren am ungünstigsten positionierten Regionen. Hierzu lautet das zentrale Ergebnis, dass lediglich bei einer Erklärungsvariablen, den Aspekt der Bevölkerungsentwicklung, in der Steiermark unterdurchschnittlich viele Regionen stark betroffen sind, während für drei weitere Parameter – Verheirateten- und Erwerbstätigen-Quote sowie Wohnungsflächen-Größe – durchschnittlich, für die anderen sieben Faktoren aber überdurchschnittlich oft sehr ungünstige Verhältnisse festgestellt werden müssen.

So finden sich unter den 25 Bezirken, die im österreichweiten Vergleich aller damals 99 politischen Bezirke die höchsten „Überhänge" von Personen mit Lehre oder BMS-Abschluss als höchstem Bildungserfolg gegenüber solchen, wo dies die Matura darstellt, aufweisen, 11 steirische Regionen; unter den medizinisch-psychotherapeutisch-psychosozial am schlechtesten versorgten 25 Bezirken müssen 8 steirische verortet werden usw., während bei einer Gleichverteilung über alle Bundesländer eine Zahl von steirischen 4 Bezirken zu erwarten gewesen wäre.

In analoger Weise fällt auch der simple Mittelwert-Vergleich zwischen den für Österreich insgesamt und jenen für die Steiermark zu errechnenden Zahlen für die unabhängigen Variablen fast durchwegs ungünstig für die Steiermark aus, indem dort, wo positive Korrelationen mit der Suizidrate festgestellt wurden, der steirische Mittelwert über dem gesamtösterreichischen liegt, und umgekehrt bei negativen darunter. Drei Ausnahmen hiervon betreffen die Bevölkerungsentwicklung, die Variable „Anteil der aktiv Erwerbstätigen an der Bevölkerung" und den Faktor „Personen pro Privathaushalt".

Eine aufwändigere, aber sehr präzise Analyse im Hinblick auf die Relevanz des gefundenen multivariaten Erklärungsmodells für das Zustandekommen der Suizidraten in den einzelnen steirischen Bezirken konnte in der vorliegenden Studie angesichts des hohen Grades an in diesem erklärter Varianz sodann mittels der erhaltenen Regressionsgleichung selbst durchgeführt werden, indem für die einzelnen Untersuchungseinheiten die Relationen zwischen mit diesem Modell erklärbarer sowie dadurch nicht erklärter Varianz kalkuliert wurden.

Als zentrales Ergebnis hiervon lässt sich festhalten, dass das 11-Variablen-Modell die gegenüber dem Österreich-Durchschnitt mehr oder weniger stark erhöhten Suizidraten der zehn Bezirke Liezen, Knittelfeld, Leoben, Hartberg, Weiz, Graz-Umgebung, Voitsberg, Deutschlandsberg, Leibnitz und Radkersburg jeweils zum Großteil (zumindest zu ca. 60 %, meist mehr, bis hin zu 95 %) durch lineare Regression auf die betreffenden 11 Einflussfaktoren mathematisch erklären kann, und für drei weitere, Judenburg, Murau und Mürzzuschlag, zumindest zu mehr als einem Drittel. Für die restlichen vier steirischen Bezirke erweist sich die Schätzung der Suizidrate anhand der Regressionsgleichung dagegen als unbrauchbar, indem in drei Fällen – bei den Bezirken Bruck an der Mur, Fürstenfeld und Feldbach – die Werte im Vergleich zu den empirisch festgestellten Daten deutlich überschätzt werden, und im Falle von Graz eine erhebliche Unterschätzung vorliegt. Gerade diese Abweichungen von den erwarteten Ergebnissen könnten aber für die theoretische Weiterentwicklung des Erklärungsmodells von einiger Bedeutung sein, muss angesichts derselben doch die Frage gestellt werde welche, im bisherigen Modell unerfassten, spezifischen Belastungs- oder Protektivfaktoren in den betreffenden Regionen besonders stark zum Tragen kommen könnten.

Im Anschluss an diese Erörterungen widmet sich der umfangreiche letzte Abschnitt des Hauptteils (3.3.) sodann der Darstellung der Ergebnisse der Analyse der Individualdaten zu den im Zeitraum von 2005 bis 2009 in der Steiermark durch Selbsttötung Verstorbenen. Die diesbezüglichen Befunde werden in insgesamt 29 Teilabschnitten detailliert dargelegt, und seien an dieser Stelle lediglich für die theoretisch und/oder suizidpräventiv-praktisch bemerkenswertesten Aspekte in der für eine Zusammenfassung gebotenen Kürze resümiert:

Die Auswertung der Daten zu den Zeitpunkten der Suizide in der Steiermark 2005-09 in 3.3.1. ergab im Hinblick auf saisonale Schwankungen das aus etlichen anderen Untersuchungen bereits bekannte Muster vergleichsweise weniger Selbsttötungen im Winter, und einer Spitze im Frühling, wobei die Schwankungen mit ca. 7 – ca. 10 % -Anteilen pro Monat nicht allzu stark sind. Weiters wird hier ein linearer Trend für die Gesamtzahl der Suizide im Bundesland Steiermark berichtet, der sich als klar rückläufig darstellt, indem für den Zeitraum 1995 – 2009 eine mittlere Abnahme der Suizidzahlen um ca. 5 pro Jahr resultiert.

Unter 3.3.2. wird sodann der Frage nach Differenzen zwischen der Verteilung der Suizidenten nach Wohn- und jener der Suizide nach Ereignisbezirken nachgegangen, mit dem Ergebnis, dass relativ deutlich mehr Selbsttötungen im Zentralraum Graz und Graz-Umgebung vorfallen, was seinen Hauptgrund sicherlich in der vorliegenden Konzentration von Versorgungs- und Betreuungsangeboten hat.

Teilabschnitt 3.3.3. behandelt die Frage, ob die Wohnortgröße bzw. der Urbanisierungsgrad einer Gemeinde für die steirische Situation einen Risiko- oder Protektivfaktor betreffend Suizid darstellen. Hierbei zeigt sich für den Zeitraum 2005-09 ein um 20 % höheres Selbsttötungsrisiko für Einwohner von Gemeinden mit 2001 bis 5000 Bewohnern; in der längerfristigen Retrospektive zurück bis 1995 lässt sich aber keine so klare Differenz ausmachen, indem die Werte für die verschiedenen Gemeindegrößenklassen im Verhältnis zueinander teils beträchtlich schwanken. Eine analoge Untersuchung nach Urbanisierungsgrad zeichnet ein etwas differentes Bild, mit noch weniger Unterschieden zwischen den Kategorien urbane Zentren, Kleinstädte und Umlandgemeinden sowie ländliche Gemeinden.

Unter 3.3.4. wird sodann nochmals die Variabler Geschlecht einer Analyse unterzogen, nun unter Hinzuziehung der rein in den polizeilichen Akten dokumentierten Fälle. Hierbei ergibt sich ein noch deutlicherer Überhang männlicher gegenüber weiblichen Suizidopfern von 3,5:1 für den Zeitraum 2005-09 in der Steiermark. Im Weiteren werden hier die bezirksspezifischen Genderratios und geschlechterspezifischen Suizidraten dargestellt: Die höchste Suizidrate unter der weiblichen Bevölkerung weist der Bezirk Radkersburg auf (18/100.000 pro Jahr), für die männliche Einwohnerschaft sind es die Bezirke Murau und Mürzzuschlag mit Raten von 49 bzw. 46 (!), was in beiden Fällen eine Fortsetzung von schon für den Zeitraum 1995-04 beobachteten, besonderen Belastungslagen bedeutet.

Anschließend wird in 3.3.5. auch die Basisvariable Alter nochmals aufgegriffen. Auch für die Jahre 2005-09 ergibt sich hier der Hauptbefund, dass die altersspezifischen Suizidraten kontinuierlich mit zunehmendem Lebensalter ansteigen, dass aber die Altersklassen 40-49, 50-59, 60-69 und 70-79 in absoluten Zahlen jeweils ähnlich viele Suizide zu verzeichnen haben, da die Größe der jeweiligen Alterskohorten mit zunehmendem Lebensalter durch vermehrte (v.a. natürliche) Todesfälle schrumpft. Berechnet werden hier auch die Relativen Risiken für Selbsttötung nach 10-Jahres-Altersklassen, mit dem Ergebnis, dass diese noch für die 30-39-Jährigen mit 0,7 klar unter denen der anderen Kohorten liegen, ab der Kategorie der 40-49-Jährigen aber darüber, wobei die 70-79-Jährigen im Verhältnis zu allen anderen Alterskategorien sogar ein mehr als doppelt so hohen Suizidrisiko aufweisen, und die 80- und Mehrjährigen gar ein etwa vierfach erhöhtes. Menschen im höheren Seniorenalter müssen daher hierzulande weiterhin als eine Hochrisikogruppe für Suizide gelten! Diese Beobachtung gilt, wie weiters gezeigt wird, für beide Geschlechter, jedoch in sehr unterschiedlicher Intensität: bei den Frauen erreicht erst die Klasse der 80- und Mehrjährigen ein Relatives Risiko über 1, und zwar ca. 1,4; betrachtet man die steirischen Männer für sich, resultiert dagegen, dass schon die 50-59-Jährigen gegenüber dem Durchschnitt aller anderen Altersklassen ein mehr als doppelt (!) so hohes Suizidrisiko tragen, die 60-69-Jährigen aber ein fast dreimal so hohes (Faktor 2,8), die 70-79-Jährigen ein 4,4 mal erhöhtes, und die 80- und Mehr-Jährigen gar eine 8-fach höhere Suizidhäufigkeit aufweisen! Diese Befunde können nur als dramatisch bezeichnet werden. Weitere Untersuchungen in diesem Teilabschnitt widmen sich mikroregionalen Differenzen in den altersspezifischen Suizidraten.

In 3.3.6. wird sodann der Familienstand als Risiko- bzw. Protektivfaktor betreffend Suizid betrachtet, wobei vor allem eine Analyse unter Berücksichtigung der starken Altersdifferenzen zwischen den einzelnen „Ständen“ erhellt, dass der Familienstand „Verheiratet“ in Summe weiterhin als erheblicher Protektivfaktor gelten kann. Bemerkenswerterweise gilt dies aber nur bis zu einem Alter von etwa

70 Jahren, danach entfällt dieser Effekt. Als mit erhöhten Suizidraten behaftet erzeigt sich aber, über alle Altersklassen hinweg, weniger der „Stand“ der Verwitweten, als jene der Ledigen und der Geschiedenen. Im höheren Lebensalter ab 70 tragen die Ledigen jedoch interessanterweise ein geringeres Suizidrisiko als alle anderen Familienstände.

Hier anschließend behandelt Teilabschnitt 3.3.7. die Aspekte von (auch informeller) Partnerschaft sowie Elternschaft im Hinblick auf Suizidalität; hierzu liegen aber, da diese in der amtlichen Todesursachenstatistik nicht erfasst werden, nur weitaus unvollständigere Daten vor. Immerhin kann anhand von Informationen der Steiermärkischen Gebietskrankenkasse gezeigt werden, dass unter den dort versichert gewesenen Suizidopfern nur eine kleine Minorität– 7 % bei den Frauen, 10 % bei den Männern – mit sich mitversicherte, daher noch im Kinder- bzw. Jugendalter befindliche Kinder hatte.

Den Aspekt der Versicherungszugehörigkeit behandelt sodann gesondert Punkt 3.3.8., wobei allerdings lediglich eine Darstellung der jeweiligen Häufigkeiten geboten werden kann. Jedoch geht hieraus hervor, dass – wie schon in der Pilotstudie – die SVB- und VAEB-Versicherten besonders stark vertreten sind, während das Gros der Suizidenten natürlich, wie in der steirischen Bevölkerung insgesamt der Fall, STGKK-versichert war.

Teilabschnitt 3.3.9. widmet sich der Erörterung des „Erwerbsstatus“ in seiner Beziehung zur Suizidalität: Wie schon für die Vorgängerstudie, so musste hierzu auch für den Zeitraum 2005-09 festgestellt werden, dass Beschäftigungslose eine weitere Hochrisikogruppe für Selbsttötungen darstellen. Die anhand der vorhandenen Angaben in den polizeilichen Akten hochgerechneten Werte für die Gesamtheit aller Suizidenten legen nahe, dass diese Personenkategorie ein mindestens 5-fach höheres Suizidrisiko aufweist, als aktiv Erwerbstätige. Für männliche Beschäftigungslose ergeben die vorliegenden Daten sogar eine Suizidrate von mehr als 100! Überdurchschnittlich hoch fallen auch die für Landwirte, insbesonders männliche Landwirte, zu ermittelnden Suizidraten aus. Anhand einer ungewichteten Hochrechnung der polizeilich dokumentierten Fälle auf die Gesamtzahl wäre für diese Gruppe von einer Rate von 60 auszugehen; selbst wenn man, wofür es in diesem Fall Gründe gibt, von einer gewissen Überschätzung ausgehen kann, liegt die tatsächliche Rate mit Sicherheit weit über der anderer Erwerbstätiger. Auch die Suizidraten der sonstigen Selbständigen heben sich aber nach oben hin klar von jenen der Arbeiter/innen, Angestellten und Beamten ab. Als besonders hoch erweisen sich schließlich auch die für die Kategorie „Pensionisten“ errechneten Suizidhäufigkeiten, wobei hierfür aber primär das gegenüber den anderen Erwerbsklassen wesentlich höhere Durchschnittsalter ausschlaggebend ist. Eine noch genauere Klassifikation nach Erwerbstätigkeit war nur für den Bereich der STGKK-Versicherten durchführbar und belegt einen deutlichen Überhang von

Suiziden von Arbeiterinnen und Arbeitern gegenüber solchen von Angestellten, sowohl im Bereich der Erwerbstätigen, wie für die bereits pensionierten Personen. Weiters konnte im Kontext der Analysen zum Erwerbsstatus eruiert werden, dass ein Viertel der STGKK-versichert gewesenen Suizidopfer in den letzten 3 Jahren vor ihrem Tod mindestens einmal arbeits- bzw. versicherungslos gewesen waren.

Mit der näheren Art der Berufstätigkeit setzte sich danach Punkt 3.3.10 auseinander. Angesichts der unvollständigen Datenlage für diesen Bereich war nur eine relativ grobe Klassifikation ohne Angabe von auf die Gesamtbevölkerung zu beziehenden Raten möglich. Im Vergleich zu der Situation 2000 bis 2004 erscheinen, was den Bereich der Erwerbspersonen betrifft, aber sowohl höhere wie einfache Angestellte stärker, qualifizierte und unqualifizierte Arbeiter weniger stark repräsentiert, obwohl die prozentualen Anteile der letzteren unter den Suizidenten immer noch deutlich über jenen der ersteren liegen.

Der kurze Teilabschnitt 3.3.11. behandelt den speziellen Aspekt des Wechsels des Versicherungsstatus als möglichem Indikator instabiler beruflicher und/oder privater Verhältnisse. Hierbei zeigt sich, dass auch unter den späteren Suizidenten – soweit STGKK versichert – mehr als die Hälfte in ihren letzten 3 Lebensjahren keine entsprechende Veränderung erfuhren; jedoch belegen die Sozialversicherungsdaten für fast 20 %, also jede/n fünfte/n Suizidenten, einen mindestens dreimaligen, vielfach aber noch häufigeren Wechsel des Versicherungsstatus, sodass sich für eine gewisse (allerdings keineswegs die Mehrheit darstellende) Teilpopulation der späteren Suizidopfer die These sehr instabiler Lebens- und Arbeitsverhältnisse bestätigt.

In 3.3.12. wird dann der Aspekt des Ausbildungsniveaus der Suizidenten erörtert; wegen dessen beachtlicher Bedeutung auf Aggregatebene wären eingehende Untersuchungen dazu auch auf der Ebene der Individualdaten höchst wünschenswert, leider fehlen hierzu aber in allen zugänglichen Datenquellen (Todesursachenstatistik, Ermittlungsakten, Informationen der Sozialversicherung) fast jegliche systematisch erfasste Angaben. Eine Ausnahme stellen nur die im Allgemeinen registrierten akademischen Grade dar; eine diesbezügliche Frequenz von lediglich 27 unter 953 dazu auswertbaren Suizidfällen von insgesamt 1276 für den Zeitraum 2005-2009 verweist auf eine wahrscheinlich deutliche Unterrepräsentation von Universitäts- und Fachhochschulabsolventen unter den Suizidopfern: eine Quote von ca. 2 % in dieser Stichprobe steht einem Anteil von ca. 5 % in der Gesamtbevölkerung gegenüber.

Genauer ließen sich, allerdings nur für die Teilstichprobe der STGKK-Versicherten, in Punkt 3.3.13. die Einkommen der Suizidenten untersuchen. Eine Klassifikation derselben im Hinblick auf das Medianeinkommen in der Steiermark ergab, dass etwa 60 % der vorhandenen Einkommensdaten unterhalb, und nur ca.

40 % über diesem Wert lagen. Damit erweist sich ein überproportional hoher Anteil von Beziehern niedriger Einkommen unter den Suizidopfern. Das bedeutet aber keineswegs, dass nicht auch Bezieher hoher Einkommen in quantitativ relevanter Größenordnung durch Selbsttötung aus dem Leben scheiden würden: Von den hierzu ausgewerteten, allerdings insgesamt nur 122 cFällen mit ausreichender Datenbasis betrafen etwa 15 % der Suizide Personen mit monatlichen Bruttoeinkommen von mehr als 3000 €.

Exaktere, weil auf viel vollständigerer Datengrundlage beruhende Ergebnisse liegen dagegen für die Frage nach geographischer Herkunft und Staatsbürgerschaft vor: Teilabschnitt 3.3.14. berichtet, dass etwa 95 % aller in den Jahren 2005-09 verübten Selbsttötungen – soweit überhaupt polizeilich dokumentiert – gebürtige Österreicher betrafen, und etwa 5 % Personen mit anderen Geburtsländern, welche damit eine etwas unterdurchschnittliche Suizidhäufigkeit aufweisen (SR: 16 versus 22). In Punkt 3.3.15. wird die zusätzlich untersuchte Frage behandelt, inwieweit sich anhand der statistisch dokumentierten Geburtsbezirke Binnenmigrationen unter den späteren Suizidenten innerhalb Österreichs rekonstruieren lassen: Jedoch stammten nur 8 % der in Österreich geborenen Personen, die in der Steiermark Suiziden zum Opfer fielen, ursprünglich aus anderen Bundesländern; immerhin 33 % hatten andere Geburtsbezirke als den jeweils letzten Wohnbezirk. Dennoch scheint dieser Variable angesichts dieser Quoten keine größere inhaltliche Relevanz als Risikofaktor zuzukommen.

Teilabschnitt 3.3.16. behandelt den Aspekt der Staatsbürgerschaft: hier erscheint das Bild noch homogener: Von 1276 Suizidenten der Jahre 2005-09 in der Steiermark besaßen 1252 (98 %) die österreichische Staatsbürgerschaft, 23 waren „Ausländer“, in einem Fall blieb die Zugehörigkeit unklar. Trotz der geringen Fallzahl wurde in der Folge der Frage nach dem Relativen Risiko für Suizid bei Nicht-Österreichern mittels einer altersdifferenzierenden Analyse näher nachgegangen – mit dem Ergebnis, dass für alle Altersklassen ab 20 dasselbe unter jenem der Österreicher/innen liegt, bei Kindern und Jugendlichen aber darüber. Einschränkend muss hier aber betont werden, dass erstens die Fallzahl von Suiziden von ausländischen Staatsbürgern in der Altersklasse unter 20 im Untersuchungsbereich Steiermark 2005-2009 bei nur 2 lag, weshalb eine Ratenberechnung kaum aussagekräftig ist, und dass zweitens sich die berechneten Raten lediglich auf männliche Ausländer beziehen, da die Anzahl der amtlich dokumentierten Suizide von Frauen mit ausländischer Staatsbürgerschaft über alle Altersklassen hinweg nur 5 betrug.

Eine weitere wichtige Einschränkung betrifft aber die Vollständigkeit der Dokumentation von Suiziden gerade bei Personen nicht-österreichischer Staatsbürgerschaft: Die amtliche Todesursachenstatistik erfasst nur Todesfälle von dauerhaft in Österreich lebenden, hier behördlich gemeldeten Personen. Suizide etwa in Asylbewerberunterkünften liegen daher außerhalb dieses Wahrnehmungsrasters, ebenso Selbsttötungen von Touristen u.ä.. Dies ändert nichts an den für die hier „etablierte“ Wohnbevölkerung ausländischer Staatszugehörigkeit ermittelten Suizidhäufigkeiten, es muss aber unbedingt daran erinnert werden, dass gerade Asylbewerber, wie aus anderen Studien bekannt, eine Hochrisikogruppe für Selbsttötung darstellen, eine spezifische Suizidrate für diese Personenkategorie aber mangels verlässlicher Datengrundlage derzeit nicht ermittelt werden kann, und dementsprechend auch nicht in die Gesamtrate der Todesfälle durch Suizid für „Ausländer“ in der Steiermark einfloss.

Noch viel schwieriger gestaltet sich die Datenlage aber für den Aspekt der Religionszugehörigkeit (3.3.17), und zwar, weil dieser schon in der amtlichen Todesursachenstatistik völlig unzureichend erfasst wird. Als einziges vielleicht relevantes Ergebnis der Auswertung der vorhandenen Daten kann bemerkt werden, dass diese für den steirischen Bereich gegen eine Überrepräsentation von Personen evangelischen Glaubens gegenüber Katholiken unter den Suizidopfern sprechen. Zur Frage etwaiger früherer Delinquenz der späteren Suizidenten (3.3.18), erlauben die vorliegenden Informationen – hier im Gegensatz zur Vorgängerstudie – überhaupt keine einigermaßen verlässlichen Aussagen.

Dagegen kann – dank der Bereitstellung umfassender Informationen seitens der Steiermärkischen Gebietskrankenkasse zu dieser Thematik –der Frage nach psychischen wie körperlichen Vorerkrankungen der Suizidopfer, wie auch jener nach der Inanspruchnahme von Behandlungsangeboten, nun auf noch wesentlich breiterer Datenbasis nachgegangen werden, als dies für den Analysezeitraum bis 2004 möglich war.

Teilabschnitt 3.3.19 behandelt den Aspekt der psychischen Erkrankungen sowie dem Erhalt einschlägiger Versorgungsleistungen, einschließlich Hausarztbesuchen, durch die späteren Suizidenten: Während hierzu die polizeilichen Ermittlungsakten weiterhin nur sehr unvollständige Anhaltspunkte bieten, erlauben die Informationen der Sozialversicherung sehr umfangreiche und detaillierte Analysen: So ließ sich feststellen, dass die betreffenden 444 STGKK-versichert gewesenen Suizidopfer der Jahre 2005-09 in ihren letzten drei Lebensjahren im Durchschnitt 1,3 mal im Monat einen Hausarzt aufsuchten, wobei lediglich 10 % dies überhaupt nie taten. Für die überwiegende Mehrheit lässt sich demnach ein durchaus regelmäßiger Kontakt mit Allgemeinmedizinern rekonstruieren. Leider erlauben die betreffenden Daten aber für diesen Bereich nicht, einen Anteil für explizite Behandlungen wegen psychischer Probleme herauszuarbeiten. Zweifellos hat ein großer Anteil der belegten Kontakte aber somatisch und psychosomatische Beschwerden betroffen, und stellen die ausdrücklich wegen psychischer Leiden erfolgten Kontaktaufnahmen nur einen gewissen Anteil der Gesamtzahl von 21.556

dokumentierten Arztbesuchen bei Allgemeinmedizinern der betreffenden 444 späteren Suizidenten in ihren jeweils letzten 3 Lebensjahren dar. Errechnen lassen sich dagegen Geschlechts- und Altersunterschiede, wobei sich die Erwartung bestätigt, dass Frauen und Senioren höhere Durchschnittswerte aufweisen, als die anderen Teilpopulationen.

Höchst überraschend war dagegen der Befund, dass lediglich für 24 (!) der 444 nachmaligen Suizidopfer seitens der Steiermärkischen Gebietskrankenkasse eine Inanspruchnahme von psychotherapeutischen oder psychologischen Leistungen dokumentiert ist. Für die Interpretation dieses niedrigen Wertes ist aber zu berücksichtigen, dass viele entsprechende Behandlungen ohne Meldung der Namen der Betroffenen an die jeweilige Krankenkasse erfolgen; sehr häufig finanzieren diese entsprechende Therapien ohnehin immer noch gar nicht oder nur zu einem geringen Teil. Jedoch sollte der geringe festgestellte Anteilwert jedenfalls sehr zu denken geben.

Genauere Informationen liegen für die ambulanten, fachärztlichen Behandlungen vor, wobei die Analysen für diesen Teilabschnitt sich auf Psychiater und Neurologen konzentrierten. Auch hier lautet das bedenkliche Ergebnis aber: Ein Großteil der Suizidopfer in der Steiermark der Jahre 2005 bis 2009 war, aus welchen Gründen auch immer, in seinen letzten Lebensjahren nie in ambulanter fachärztlicher – psychiatrischer oder neurologischer –Behandlung gestanden! Lediglich für 34 % der hier untersuchten 444 Todesfälle durch Selbsttötung verzeichnen die Sozialversicherungsdaten nämlich einen solchen (ein- oder mehrmaligen) Kontakt in den letzten 3 Lebensjahren. Betrachtet man nur das letzte Lebensjahr der Verstorbenen, sinkt dieser Wert sogar auf 25 % ab! Auch hier gilt, dass die entsprechenden Anteile bei Frauen höher als bei Männern ausfallen; hinsichtlich der Altersklassen liegt die Quote aber bei den Jugendlichen und jungen Erwachsenen ebenso wie bei den Erwachsenen mittleren Alters deutlich über jener für die Senioren und Seniorinnen.

Weiterführende Analysen in diesem Teilabschnitt befassen sich sodann mit dem Aspekt der Arzneimittelverschreibungen im niedergelassenen Bereich, und hier mit der Arzneimittelgruppe N, welche die auf Nervensystem und Psyche wirkenden Medikamente umfasst. Eine Auswertung der vorliegenden Daten für die besagten 444 Suizidopfer zeigt, dass diesen in ihren letzten 3 Lebensjahren insgesamt fast 25.000 Arzneimittelpackungen bzw. sonstige Einzelverordnungen aus dieser Gruppe N verschrieben wurden, was einen Durchschnitt von 56 einschlägigen Rezepten pro Person ergibt. Allerdings lässt sich auch hier ein nicht unbeträchtlicher Anteil, 35 % der Verstorbenen, ermitteln, welche gar keine entsprechenden Versorgungsleistungen, hier Medikamentenverschreibungen aus dem Psychopharmaka-Bereich, erhielten. Bezogen auf den Rest, der tatsächlich solche Arzneien verschrieben bekam, resultiert ein Mittel von sogar 86 Rezepten in der

Spanne von 3 Jahren, was einem Durchschnittswert von 2,4 im Monat entspricht. Dieser Wert verweist schon auf das häufige Phänomen der Mehrfachverordnungen in diesem Bereich. Dennoch erschien es sinnvoll, die Anteilswerte der Verschreibungen auch für einzelne Untergruppen der Arzneimittelgruppe N zu eruieren, was aufgrund der Datenlage auch möglich war. Die Analyse zeigt, dass etwa vier Zehntel der hier erfassten Suizidenten in den letzten drei Lebensjahren wenigstens einmal im ambulanten Bereich mit Antipsychotika bzw. Tranquilizern behandelt worden waren, und etwa die Hälfte mit Antidepressiva einschließlich „Psychotonica" (wobei sich die beiden Gruppen natürlich zu einem beträchtlichen Teil überschneiden). Auch der Anteilswert für die direkt auf das Nervensystem wirkende Arzneimittelgruppe der Analgetika (Schmerzmittel) ist mit einem Viertel beachtlich hoch, und immerhin jeder 7. spätere Suizident hatte irgendwann in den letzten drei Lebensjahren auch Antiepileptika erhalten! Zu diesen Arzneimittelverschreibungen kann anhand ihrer Anzahl für die beiden am häufigsten vorkommenden Gruppen – die Antipsychotika/Tranquilizer und die Antidepressiva – weiters auch errechnet werden, dass ein erheblicher Anteil derjenigen Patienten, die damit überhaupt in Berührung kamen, diese Medikamente auch regelmäßig über einen längeren Zeitraum hinweg verschrieben erhielten. Angemerkt sei dazu, dass dies selbstverständlich keineswegs auch in allen Fällen eine tatsächlich Einnahme bedeutet, wie aus der compliance-Forschung bekannt ist.

Weitere Informationen liefern die Sozialversicherungsdaten für die stationäre Behandlung psychischer Erkrankungen: Hierbei wird erkennbar, dass mehr als ein Fünftel der Suizidenten im letzten Lebensjahr zumindest einmal mit einer psychiatrischen oder neurologischen Diagnose hospitalisiert war (22 %). Dehnt man den Beobachtungszeitraum retrospektiv auf drei Jahre aus, erhöht sich der Anteil auf 27 %, wobei in beiden Fällen der Anteil der Männer weitaus niedriger ausfällt, als jener der Frauen, während altersmäßig Personen zwischen 30 und 59 am stärksten repräsentiert sind. Immerhin 12 % der Suizidenten waren sogar noch innerhalb ihrer letzten drei Lebensmonate in stationärer psychiatrischer Behandlung gewesen – ein durchaus bedenklicher Befund, zeigt er doch die begrenzen suizidpräventiven Möglichkeiten selbst dieser am stärksten in die Lebensumstände der Betroffenen eingreifenden Behandlungsform bei einem gewissen Anteil suizidaler Menschen. Die zugehörigen Daten erlauben im Übrigen auch eine Auswertung der durchschnittlichen Aufenthaltsdauern in den jeweiligen Krankenanstalten, wobei sich ein Durchschnittswert von 46 Tagen ergibt. Bedrückend ist weiters der Befund, dass ein kleiner, aber doch feststellbarer Anteil von 3 % der durch Suizid Verstorbenen in ihren letzten drei Lebensjahren mindestens sechsmal (!) in stationärer psychiatrischer Behandlung gestanden hatte. Für die stationär Behandelten konnte weiters auch auf die jeweiligen Diagnosen zurückgegriffen werden. Am häufigsten traten hierbei, wie zu erwarten, „depressive Episode“ (F32) und „rezidivierende depressive Störung“ (F33) auf, gefolgt von den Diagnosen Alkoholabhängigkeit bzw. –missbrauch (F10) „bipolare affektive Störung“ (F31), Belastungs- und Anpassungsstörungen (F43) sowie „vorübergehende psychotische Störung“ (F23).

Im nachfolgenden Teilabschnitt 3.3.20 werden die – wenigen – vorhandenen, eindeutigen Informationen zu früheren Suizidversuchen der Suizidopfer besprochen: Anhand der polizeilichen Akten ergibt sich dazu für die Zeit von 2005 bis 2009 lediglich eine Quote bekannter Fälle von 9 %; die Dunkelziffer dürfte aber ein mehrfaches höher liegen. Aus den sonst so reichhaltigen Sozialversicherungsinformationen ließen sich für diesen Aspekt leider keine genauen und verlässlichen Angaben extrahieren.

Unter 3.3.21. wird nochmals ausdrücklich die Thematik des Assoziation von Abhängigkeitserkrankungen und Suizidalität aufgegriffen, wenn auch die hierzu erzielbaren Analyseergebnisse für den Bereich der Daten der STGKK bereits an früherer Stelle (3.3.19.) präsentiert wurden, und die polizeilichen Akten hierzu nur sehr rudimentäre Aufschlüsse bieten: Immerhin wurden laut denselben für fast jeden 10. Suizidenten Drogen- bzw. Alkohol-Abhängigkeiten bei den polizeilichen Ermittlungen konstatiert, und muss auch hier von einer mehrfach höheren Dunkelziffer ausgegangen werden.

Den Bereich der somatischen Erkrankungen im engeren Sinn behandelt anschließend Teilabschnitt 3.3.22., wobei auch hierzu dank der Steiermärkischen Gebietskrankenkasse umfangreiches und vielschichtiges Datenmaterial bearbeitet werden konnte. Schon die Auswertung der Angaben in den Polizeiakten zeigen aber die enorme, auch quantitative Bedeutung dieses Aspekts, da dort für ein Drittel aller Suizidfälle vom Vorliegen schwerer oder zumindest als schwerwiegend wahrgenommener körperlicher Krankheiten im Vorfeld der Selbsttötung berichtet wird! Auch hier ist eine gewisse Dunkelziffer vorauszusetzen. Interessanterweise finden sich aber kaum Unterschiede für die Quoten bei Männern und Frauen, sehr wohl aber natürlich nach Altersklassen, wobei für die Suizidenten unter 30 nur in knapp 3 % der Fälle von schweren körperlichen Erkrankungen bzw. Beeinträchtigungen berichtet wird, für die Kohorten der 30 bis 59-Jährigen dagegen in 14 % der Fälle, und für die 60- und Mehr-Jährigen sogar bei mehr als der Hälfte (54 %)!

Aus dem Datenmaterial der Sozialversicherung können – neben den natürlich auch hier hochrelevanten Hausarztbesuchen, die aber schon an früherer Stelle behandelt wurden, und nicht hinsichtlich der Diagnosen differenziert werden konnten – hier insbesondere die Facharztkontakte untersucht werden, die für den Zweck der vorliegenden Untersuchung in 4 übergreifende Gruppen klassifiziert wurden, nämlich erstens Innere Medizin, Lungenheilkunde und Orthopädie, zweitens Dermatologie und HNO, drittens Augenheilkunde, und viertens Urologie und Gynäkologie. Die Datenauswertung hierzu ergibt dann u.a betrachtet für das letzte Lebensjahr, Inanspruchnahmequoten, für die erste „Facharzt-Gruppen-Kombination" von 33 %, für die zweitgenannte und die drittgenannte Kategorie von jeweils 25 %, und für die letztgenannte von 23 %. Diese Daten untermauern die schon betonte, erhebliche quantitative Relevanz (schwerer) körperlicher Erkrankungen für die Genese von Suizidalität. Verständlicherweise unterscheiden sich auch hier die jeweiligen Quoten bei altersdifferenzierender Betrachtung erheblich.

Wie schon für den Bereich der Psychopharmaka, so ist es auch hier weiters möglich gewesen, die Arzneimittelverschreibungen als solche einer Analyse zu unterziehen. Die für die untersuchten Suizidenten in ihren letzten drei Lebensjahren häufigsten, festgestellten Verschreibungen im somatologischen Bereich betrafen das alimentäre und das kardiovakuläre System (Arzneimittelgruppen A und C), für welche die Durchschnittswerte der Verschreibungen pro Personen mit 17 (A) bzw. 23 (C) größenordnungsmäßig an die Frequenz der Verschreibungen von Psychopharmaka (N) mit im Mittel 28 heranreichten. An dritter Stelle standen, mit schon deutlich niedrigeren Verschreibungszahlen von im MIttel 9 in den letzten 3 Lebensjahren, Medikamente mit (Haupt-)Wirkung auf das Muskel- und Skelettsystem (M). Diese Zahlen verweisen auf Beeinträchtigungen körperlicher Funktionssysteme, welche für sich genommen zu den häufigsten in der Allgemeinbevölkerung zählen, und die offensichtlich auch im Vorfeld von Suiziden besonders oft eine Rolle spielen.

Weitere Informationen zum Aspekt körperlicher Vorerkrankungen beziehen sich schließlich auf stationäre Behandlungen; hierzu ergeben die Datenanalysen, dass 38 % der Suizidenten in ihren letzten 3 Lebensjahren ausschließlich wegen solcher ein- oder mehrmalig in Krankenhausbehandlung gestanden hatten; ein weiterer, aufgrund der vorliegenden Datenstruktur nicht genau quantifizierbarer, wahrscheinlich aber deutlich unter 20 % gelegener Anteil hatte Krankenhausaufenthalte sowohl mit somatischen wie mit psychiatrisch-neurologischen Diagnosen hinter sich. Bezogen auf das letzte Lebensjahr allein, ergibt sich für alle Diagnosen zusammen ein Anteil von 48 % an der Gesamtzahl der Suizidenten, d.h. nur etwa die Hälfte der Verstorbenen war im letzten Lebensjahr nicht wenigstens einmal aus irgendeinem Grund in stationärer medizinischer Behandlung gewesen.

Selbstverständlich lassen sich auch hier deutliche Unterschiede im Sinne zunehmender Anteile in den höheren Altersklassen feststellen. Ebenso konnte eruiert werden, dass sich von den hier betrachteten 444 Suizidfällen 27, also 6 %, in Krankenanstalten respektive noch am Tag der Entlassung aus solchen ereigneten! Die durchschnittlichen Dauern der Aufenthalte betrugen im Übrigen, für alle Diagnosen (auch die psychiatrischen) zusammengenommen, bloß 10 Tage, weichen also im Vergleich zu dem für den psychiatrisch-neurologischen Bereich allein ermittelten Wert stark nach unten ab. Für den jeweils letzten Krankenhausaufenthalt, für den sich die Aufenthalte gut in solche mit somatischen und solche mit psychiatrisch-neurologischen Diagnosen scheiden lassen, ergibt sich weiters eine Dauer von nur 6 Tagen für die ersteren, und von 23 Tagen für die zweiteren, was auch nicht eben lange erscheint, und darauf hinweist, dass wohl doch in etlichen Fällen die Einschätzung der Suizidalität der Betroffenen eine falsche gewesen ist. 9 Personen mit psychiatrischer Diagnose und 18 mit somatischer suizidierten sich in einer Krankenanstalt. Weitere 44 Personen mit psychiatrischer Diagnose bei stationärem Aufenthalt suizidierten sich innerhalb von maximal 3 Monaten nach Entlassung – bezogen auf die Gesamtzahl von 444 hier untersuchten Suizidfällen bedeutet dies nichts weniger, als das 10 % derselben in nahem zeitlichen Zusammenhang nach einem psychiatrischen Krankenhausaufenthalt stattfanden, zusammen mit den 9 psychiatrischen Anstaltssuiziden ergibt sich eine Quote von 12 % aller Suizide (siehe dazu bereits Punkt 3.3.19.), was – man kann es nicht anders ausdrücken – nicht gerade für eine optimale Qualität der entsprechenden Therapieversuche spricht; ein Umstand der natürlich im Lichte beschränkter finanzieller und personeller Ressourcen zu betrachten ist.

Der nächste Teilanschnitt, 3.3.23., analysiert die seitens der STGKK bereitgestellten Daten zur Arbeitsunfähigkeiten der späteren Suizidenten. Auch hier wurde ein Beobachtungszeitraum von drei Jahren, jeweils zurückgerechnet vom Todeszeitpunkt, zugrunde gelegt. Die Auswertungen beziehen sich aber naturgemäß nur auf die nicht bereits in Pension gewesenen Suizidopfer. Von diesen war lediglich ein knappes Viertel niemals arbeitsunfähig gemeldet gewesen, während ein weiteres Viertel mindestens sechsmal in den letzten 3 Lebensjahren „krankgeschrieben“ war, wobei die Quote unter den jüngeren Suizidopfern noch größer ausfällt, als unter jenen im mittleren Alter. Die durchschnittlichen Dauern der Arbeitsunfähigkeiten betrugen dabei im Mittel 21 Tage pro Krankmeldung bzw. 94 Tage für die Summe aller Krankmeldungen in den letzten 3 Lebensjahren. Auch die noch im erwerbsfähigen Alter gestandenen bzw. nicht bereits pensionierten Personen unter den später durch Suizid Verstorbenen waren demnach in ihrer letzten Lebensphase zu einem beträchtlichen Teil nur zeitweilig bzw. eingeschränkt arbeitsfähig gewesen.

Nach diesen eingehenden Analysen zu gesundheitlichen Problemen der Suizidopfer erfolgen weitere Darlegungen zu anderwärtigen Problemlagen, wie sie sich aus den polizeilichen Akten erheben ließen, freilich wieder mit dem bei dieser Datenquelle gegebenen Manko der Unvollständigkeit und weitgehenden Nicht-Standardisierung der darin notierten Lebensumstände der Verstorbenen:

In 3.3.24. wird insbesondere berichtet, dass in fast jedem dritten Ermittlungsakt der Sicherheitsbehörden Hinweise auf familiäre bzw. partnerschaftliche Probleme gegeben wurden, was sich konkret am häufigsten auf Schwierigkeiten in bestehenden Partnerschaften oder Auflösungen derselben bezog, in vielen weiteren Fällen aber auf den Tod oder schwere Erkrankungen bzw. gesundheitliche Beeinträchtigungen von Angehörigen sowie längere, unfreiwillige räumliche Trennungen von diesen.

Unter 3.3.25 wird analog dazu den polizeilichen Angaben zu Belastungssituationen der nachmaligen Suizidenten im Wohn- bzw. Unterbringungsbereich nachgegangen; hierzu finden sich in 16 % der untersuchten Akten einschlägige Vermerke; am häufigsten betreffen diese – erwartungsgemäß – das Vorliegen, Zurückliegen oder Bevorstehen eines Aufenthalts in einer psychiatrischen Anstalt mit 6 % der 953 in diesem Bereich ausgewerteten Fälle. 4 % betreffen dagegen Aufenthalte (auch hier: einschließlich zurückliegender oder bevorstehender) in allgemeinen Krankenanstalten, 3 % solche in Pflege- oder Seniorenheimen, und etwa 1 % solche in Gefängnissen. Daneben werden aber auch (bevorstehende) Delogierungen, Wegweisungen, Obdachlosigkeit u.a. als Belastungsfaktoren vor Suizidhandlungen angeführt.

Hinweise auf anderwärtige soziale und ökonomische Probleme in den polizeilichen Akten behandelt Punkt 3.3.26: Hierzu zählen insbesondere Angaben zu „finanziellen Problemen“ oder „Arbeitslosigkeit“, die aber, verglichen mit der anzunehmenden oder im Falle von Arbeitslosigkeit auch belegten Verbreitung derselben, nur sporadisch ausdrücklich als Bedingungsfaktoren für die Suizidhandlungen erwähnt werden (68 Nennungen, entspricht 7 % der Fälle). 2 % der eingesehenen polizeilichen Akten zu den Suizidfällen nehmen auf behördlicherseits erfolgte Führerschein- bzw. PKW-Abnahmen im Vorfeld der Selbsttötung Bezug, eine verständlicherweise die erhebenden Beamten oftmals besonders belastende Konstellation. Daneben finden sich, aber nur vereinzelt, Hinweise auf verschiedene andere Formen sozialer Konflikte, wobei auffällt, dass z.B. mobbing-Situationen nur höchst selten angesprochen werden, was nicht für die Irrelevanz dieses Phänomens für die Genese von Suizidalität spricht, sondern vielmehr dafür, dass demselben vielfach immer noch zu wenig Aufmerksamkeit geschenkt wird.

Mentale und physische Belastungssituationen der Suizidenten behandelt anschließend noch Teilabschnitt 3.3.27, mit dem Hauptergebnis, dass für den Zeitraum 2005-2009 die Akten der Sicherheitsbehörden für volle 40 % der Suizidfälle Angst der Verstorbenen vor bzw. ihre Bedrückung durch körperliche Leiden (Schmerzen, Erkrankungen, Pflegebedürftigkeit usw.) als einen zum Suizid führenden Faktor nennen!

Hierzu passt nicht zuletzt das in 3.3.28 berichtete Ergebnis der Auswertung der Polizeiakten im Hinblick auf direkte oder indirekte Suizidankündigungen: Solche sind für insgesamt ein Drittel aller nachmaligen Suizidopfer dokumentiert, der reale Anteil dürfte weitaus höher liegen …

Im letzten Teilabschnitt, 3.3.29, werden schließlich die festgestellten Verteilungen zu den Örtlichkeiten und Methoden der Suizide berichtet. Hervorzuheben ist, dass die Mehrzahl der Selbsttötungen (über 60 %) an der eigenen Wohnadresse verübt wird, zu einem beträchtlichen Teil aber nicht in der eigentlichen Wohnung, sondern in Nebengebäuden bzw. Nebenflächen (Keller, Dachboden, Garage, Garten). Am nächst-häufigsten sind mit einem Anteil von 25 % Selbsttötungen an Orten im Freien (außerhalb eines etwaigen eigenen Grundstücks). Hinsichtlich der Suizidmethoden bestätigen die Auswertungend er vorliegenden Studie das bereits bekannte Muster eines Vorwiegens des Erhängens, mittels welchem (einschließlich weniger Fälle von anderwärtiger Strangulation) in der Steiermark 2005-09 ziemlich genau die Hälfte aller Selbsttötungen vollzogen wurden. An zweiter Stelle steht, mit großem Abstand, dass Erschießen mit einem Anteil von ca. 18. Demnach wird von 5-6 Suiziden einer durch eine Schusswaffe begangen. Es folgen, mit Anteilen von 6-8 % die weiteren, bekannteren Methoden des Sturzes aus großer Höhe, der Selbstvergiftung (vornehmlich mit Medikamenten), des Ertrinkens, und des Sich vor einen Zug-Legens. Auch diese Daten, obwohl nicht eigentlich auf die Suizidursachen bezogen, können selbstverständlich suizidpräventiv von Relevanz sein.

Überhaupt, dies sei als Abschluss dieses Resümees der Ergebnisse der vorliegenden Studie bemerkt, ist die Orientierung an einem möglichen Nutzen derartiger Untersuchungen für künftige Präventionsaktivitäten sicher der bedeutendste emotional positive Aspekt für deren Verfasser angesichts der als solcher ja sehr negativ berührenden Thematik. Der letztgenannte Umstand trägt, neben der immer noch weitgehenden gesellschaftlichen Tabuisierung des Phänomens der Selbsttötung, zweifellos dazu bei, dass auch die wissenschaftliche Bearbeitung von Themen der Suizidologie immer noch ein seltenes Phänomen darstellt, gemessen an der gesellschaftlichen Bedeutung des Suizids als Todesursache.

Derzeit ist in Österreich etwa jeder 60. Todesfall auf Suizid zurückzuführen, in der Steiermark ist es ca. einer unter 50. Bliebe diese Rate in Zukunft in etwa stabil, würde das bedeuten, dass von den derzeit 8,5 Millionen Menschen in Österreich früher oder später circa 145.000 durch Selbsttötung aus dem Leben schieden – von den ca. 1,2 Millionen Steirerinnen und Steirern wären es etwa 25.000 – mehr, als die derzeit zweitgrößte Stadt des Landes, Leoben, Einwohner hat; dies erscheint Grund genug, dem Thema weiterhin Aufmerksamkeit zu widmen, und solche auch auf politischer und gesellschaftlicher Ebene zu fordern. Durch Nicht-Beachten ist eine Verbesserung der Lage kaum zu erwarten.

5 Literaturverzeichnis

Ahrens, Jörn, Selbstmord. Die Geste des illegitimen Todes. München 2001.

Albrecht, Günter, Suizid. In: Günter Albrecht, Axel Groenemeyer (Hg.), Handbuch soziale Probleme, Wiesbaden 2012, Bd. 2, S. 979-1173.

Backhaus, Klaus, et al. Multivariate Analysemethoden. Berlin u.a. 1994.

Bähr, Andreas, Medick Hans (Hg.), Sterben von eigener Hand. Selbsttötung als kulturelle Praxis. Köln 2005.

Baudelot, Christian, Establet, Roger, Suicide. The Hidden side of modernity. Cambridge - Malden 2008.

Baumann, Ursula, Vom Recht auf den eigenen Tod. Die Geschichte des Suizids vom 18. bis zum 20. Jahrhundert. Weimar 2001.

Becker, Thomas, Sartorius, Norman, Ökologie und Psychiatrie. In: Hanfried Helmchen et al. (Hg.), Psychiatrie der Gegenwart, Bd. 1. Berlin 1999, S. 473-506.

Bonita, Ruth, Beaglehole, Robert, Kjellström, Tord, Einführung in die Epidemiologie. Bern 2008.

Bronisch, Thomas, Der Suizid. Ursachen – Warnsignale – Prävention. München 2002.

Bühler, Anneke, Hepppekausen, Kathrin, Gesundheitsförderung durch Lebenskompetenzprogramme in Deutschland – Grundlagen und kommentierte Übersicht. Köln 2005.

Bühner, Markus, Ziegler, Mattias, Statistik für Psychologen und Sozialwissenschafter. München u.a. 2009.

Bundesgesetz über den Schutz personenbezogener Daten (Datenschutzgesetz 2000 – DSG 2000) i.d.F. vom 22.06.2013.

Cheng, Andrew, Lee, Chau-Shoun, Suicide in Asia and the Far East. In: Keith Hawton, Kees van Heeringen (Hg.), The International Handbook of Suicide and Attempted Suicide. Chichester u.a. 2002, S. 29-48.

Clarke, Ronald, Lester, David, Suicide: Closing the exits. New Brunswick 2013.

Deisenhammer, Eberhard et al., Ethnic and migrational impact on the clinical manifestation of depression. In: Social Psychiatry and Psychiatric Epidemiology 47 (2012), S. 1121-1129.

Deisenhammer, Eberhard et al., The duration of the suicidal process. How much time is left for intervention between consideration and accomplishment of a suicide attempt? In: Journal of Clinical Psychiatry 70 (2009), S. 19-24.

Dervic, Kanita et al., Suicide among Viennese minors, 1946-2002. In: Wiener klinische Wochenschrift, 118 (2006), S. 152-159.
Dorrmann, Wolfram, Suizid. Therapeutische Interventionen bei Selbsttötungsabsichten. Stuttgart 2009.
Durkheim, Emile, Der Selbstmord. Frankfurt a.M. 1983 (zuerst frz. 1897).
Dunkel, Dirk et al., Suicidal Behavior in Austria. In: Armin Schmidtke et al. (Hg.), Suicidal behaviour in Europe: Results from the WHO/Euro multicentre study on suicidal behavior. Bern 2004, S. 113-122.
Eliason, Scott, Murder-Suicide: A review of the recent literature. In: Journal of the American Academy of Psychiatry and the Law 37/3 (2009), S. 371-376.
Etzersdorfer, Elmar, Kapusta, Nestor, Sonneck, Gernot, Suicide by shooting is correlated to rate of gun licenses in Austrian counties. In: Wiener Klinische Wochenschrift 118 (2006), 464-468.
Feldmann, Klaus, Tod und Gesellschaft. Sozialwissenschaftliche Thanatologie im Überblick. Wiesbaden 2010.
Freud, Sigmund, Trauer und Melancholie. In: Anna Freud et al. (Hg.), Sigmund Freud. Gesammelte Werke, Bd. 10, Frankfurt a.M. 1999, S. 428-446.
Fricke, Uwe, Günther, Judith, Zawinell, Anette, Methodik der ATC-Klassifikation und der DDD-Festlegung. Bonn 2006.
Frühwald, Stefan et al., Impact of overcrowding and legislational change on the incidence of suicide in custody. Experiences in Austria 1967-1996. In: International Journal of Law and Psychiatry 25/2 (2002), S. 119-128.
Frühwald, Stefan, Kriminalität und Suizidalität. Selbstmorde in Österreichs Haftanstalten 1975-1984. Ursachen, Statistik, Schlussfolgerungen. In: Zeitschrift für Strafvollzug und Straffälligenhilfe 45/4 (1996), S. 218-224.
Giupponi, Giancarlo et al., The association between suicide and the utilization of mental health services in South Tirol, Italy: A psychological autopsy study. In: International Journal for Social Psychiatry 60/1 (2014), S. 30-39.
Goffman, Erving, Asyle. Über die soziale Situation psychiatrischer Patienten und anderer Insassen. Frankfurt a.M. 1973.
Gordis, Leon, Epidemiologie. Marburg 2001.
Hagleitner, Joachim, Eggerth, Alexander, Versorgung mit Psychotherapie und Psychopharmaka. Wien 2009.
Haring, Christian et al. – Bundesministerium für Gesundheit (Hg.), SUPRA – Suizidprävention Austria. Wien 2011.
Harwood, Daniel, Jacoby, Robin, Suidical behaviour among the elderly. In: Keith Hawton, Kees van Heeringen (Hg.), The International Handbook of Suicide and Attempted Suicide. Chichester u.a. 2002, S. 275-291.

Hawton, Keith, van Heeringen, Kees (Hg.), The International Handbook of Suicide and Attempted Suicide. Chichester u.a. 2002.

Kappert, Ines, Gerisch, Benigna, Fiedler, Georg (Hg.), Ein Denken, das zum Sterben führt. Selbsttötung - das Tabu und seine Brüche. Göttingen 2004.

Kapusta, Nestor, Aktuelle Daten und Fakten zur Zahl der Suizide in Österreich 2009, Wien 2010.

Kapusta, Nestor, Aktuelle Daten und Fakten zur Zahl der Suizide in Österreich 2010; Wien 2011.

Kapusta, Nestor, Aktuelle Daten und Fakten zur Zahl der Suizide in Österreich 2011; Wien 2012.

Kapusta, Nestor et al., Availability of mental health service providers and suicide rates in Austria: a nationwide study. In: Psychiatric Services 61/12 (2010), S. 1198-1203.

Kapusta, Nestor et al., Rural-urban differences in Austrian suicides. In: Social Psychiatry und Psychiatric Epidemiology 43 (2008), S. 311-318.

Kapusta, Nestor et al., Lithium in drinking water is inversely associated with suicide mortality. In: British Journal of Psychiatry 198 (2011), S: 346-350.

Kapusta, Nestor et al. Influence of Psychotherapist Density and Antidepressant Sales on Suicide Rates. In: Acta Psychiatrica Scandinavica 119 (2009), S. 236 242.

Kapusta, Nestor, Etzersdorfer, Elmar, Sonneck, Gernot, Trends in suicide rates of the elderly in Austria, 1970-2004: an analysis of changes in terms of age groups, suicide methods and gender. In: International Journal of Geriatric Psychiatry, 22/5 (2007), S. 438-444.

Katschnig, Heinz et al., Österreichischer Psychiatriebericht 2001. Wien 2001

Katschnig, Heinz, Denk, Peter, Scherer, Michael, Österreichischer Psychiatriebericht 2004. Wien 2004.

Kelleher, Michael et al., Suizid. In: Hanfried Helmchen et al. (Hg.), Psychiatrie der Gegenwart, Bd. 6. Berlin 2000, S. 227-246.

Kettner, Matthias, Gerisch, Benigna, Zwischen Tabu und Verstehen. Psycho-philosophische Bemerkungen zum Suizid. In: Ines Kappert, Benigna Gerisch, Georg Fiedler (Hg.), Ein Denken, das zum Sterben führt. Selbsttötung - das Tabu und seine Brüche. Göttingen 2004, S. 38-66.

Köck, Verena, Extramurale psychosoziale Versorgung und Suizidraten in Österreich. Graz (sowi. Masterarbeit) 2013.

Krasser, Gerda, Zapotoczky, Hans-Georg, Entwurf eines Suizidpräventionskonzeptes für die Steiermark. Graz 2002.

Krainz, Susanna – Gesundheitsplattform Steiermark (Hg.), Psychiatriebericht Steiermark 2012. Graz 2013.

Krainz, Susanna – Amt der Steiermärkischen Landesregierung (Hg.), Psychiatriebericht Steiermark 2009. Graz 2009.

Kralovec, Karl et al., Religion and suicide risk in lesbian, gay, and bisexual Austrians. In: Journal of Religion and Health 2012: Doi: 10.1007/s10943-012-9645-2.

Kralovec, Karl et al., Die Rolle von Religion und Religiosität in der Suizidologie. In: Psychiatrie und Psychotherapie, 1 (2009) 17-20.

Kühnel, Steffen, Krebs, Dagmar, Statistik für die Sozialwissenschaften. Grundlagen – Methoden – Anwendungen. Reinbek bei Hamburg 2007.

Lester, David, Yang, Bijou, The Economy and Suicide. Economic perspectives on suicide. New York 1997.

Mäkinen, Ilkka Henrik, Wasserman, Danuta, Labour market, work environment and suicide. In: Danuta Wasserman, Camilla Wasserman (Hg.), Oxford Textbook of Suiciology and Suicide Prevention. Oxford u.a. 2009, S. 221-229.

Minois, George, Geschichte des Selbstmords. Düsseldorf 1996.

Morselli, Enrico, Der Selbstmord. Ein Kapitel aus der Moralstatistik. Leipzig 1881.

Niederkrotenthaler, Thomas et al., The role of media reports in completed and prevented suicide–Werther versus Papageno effects. British Journal of Psychiatry (197) 2010, S. 234-243.

Platt, Stephen, Hawton, Keith, Suicidal Behaviour and the Labour Market. In: Keith Hawton, Kees van Heeringen (Hg.), The international handbook of suicide and attempted suicide. Chicester u.a. 2000, S. 309-384.

Plöderl, Martin, Sexuelle Orientierung, psychische Gesundheit und Suizidalität. Weinheim 2005.

Plöderl, Martin, Fartacek, Reinhold, Suicidality and associated risk factors among lesbian, gay, and bisexual compared to heterosexual Austrian adults. In: Suicide and Life-Threatening Behavior, 35 (2005), S. 661-670.

Plöderl, Martin, Fartacek, Reinhold, Childhood gender nonconformity and childhood harassment as predictors of suicidality among gay, lesbian, bisexual, and heterosexual Austrians. In: Archives of Sexual Behavior, 38/3 (2009), S. 400-410.

Plöderl, Martin et al., Aggressivität, Impulsivität und die Entscheidung zu einer Suizidmethode. In: Suizidprophylaxe, 140 (2010) 3-7.

Plöderl, Martin, Faistauer, Gregor, Fartacek, Reinhold, The contribution of schools to the feeling of acceptance and the risk of suicide attempts among Austrian gay and bisexual males. Journal of Homosexuality, 57 (2010), S. 819-841.

Ritter, Kristina, Stompe, Thomas, Die Akzeptanz von Suizidmotiven – ein Schlüssel zu den Unterschieden nationaler Suizidraten? Neuropsychiatrie 22 (2008), S. 1-8.

Schmidtke, Armin et al. (Hg.), Suicidal behaviour in Europe: Results from the WHO/Euro multicentre study on suicidal behavior. Bern 2004.

Schmidtke, Armin et al., Sociodemographic characteristics of suicide attempters in Europe. In: Armin Schmidtke et al. (Hg.), Suicidal behaviour in Europe: Results from the WHO/Euro multicentre study on suicidal behavior. Bern 2004, S. 29-43.

Sonneck, Gernot, Krisenintervention und Suizidverhütung. Wien 2000.

Sonneck, Gernot, Suizidpräventionsplan. Erstellt im Auftrag des Bundesministeriums für Arbeit, Gesundheit und Soziales. Wien 1999.

Sonneck, Gernot et al., Krisenintervention. Von den Anfängen der Suizidprävention bis zur Gegenwart (=Enzyklopädie des Wiener Wissens 6), Wien 2008.

Sonneck, Gernot et al., Suizid des alten Menschen. In: Österreichische Ärztezeitung 11/6 (2006), S. 31-48.

Statistik Austria, Kurzbeschreibung internationaler Verfahren zur Klassifikation von Stand und Land. Wien 2012.

Statistik Austria (Hg.), Volkszählung 2001. Hauptergebnisse I – Steiermark. Wien 2003

Statistik Austria (Hg.), Volkszählung 2001. Hauptergebnisse II – Steiermark. Wien 2004

Stenanger, Elsebeth Nylev, Stenanger, Egon, Physical illness and suicidal behavior. In: Keith Hawton, Kees van Heeringen (Hg.), The International Handbook of Suicide and Attempted Suicide. Chichester u.a. 2002, S. 405-420.

Unterrainer, Human-Friedrich et al., Religious/spiritual well-being in mentally ill persons: a comparison of anxious/depressives, addicts and healthy controls. In: Neuropsychiatrie 27/4 (2013), S. 172-179.

Unterrainer, Human-Friedrich, Lewis, Andrew, Fink, Andreas, Religious/Spiritual well-being, personality and mental health: a review of results and conceptual issues. In: Journal for Religion and Health 51/2 (2012).

Unterrainer, Human-Friedrich, Kapfhammer, Hans-Peter, Religious/spiritual well-being in mentally ill persons II: The development of a short scale and comparison scores for clinical psychiatric groups and healthy controls. In: Neuropsychiatrie 28/2 (2014), S. 49-55.

Voracek, Martin et al., Consistency of immigrant suicide rates in Austria with country-of-birth suicide rates: A role for genetic risk factors for suicide? In: Psychiatry Research 170 (2009), S. 286-289.

Voracek, Martin et al., Not carried away by a moonlight shadow: No evidence for associations between suicide occurrence and lunar phase among more than 65,000 suicide cases in Austria, 1970-2006. In: Wiener Klinische Wochenschrift, 120 (2006), S. 343-349.

Vyssoki, Benjamin et al., Inpatient treatment of major depression in Austria between 1989 and 2009: impact of downsizing of psychiatric hospitals on admissions, suicide rates and outpatient psychiatric service. In: Journal of Affective Disorders 133 (2011), S. 93-96.

Wasserman, Camilla et al., Suicide prevention for youth--a mental health awareness program: lessons learned from the Saving and Empowering Young Lives in Europe (SEYLE) intervention study. In: BMC Public Health 9/12 (2012).

Wasserman, Danuta, Wasserman, Camilla (Hg.), Oxford Textbook of Suiciology and Suicide Prevention. Oxford u.a. 2009.

Watzka, Carlos, Sozialstruktur und Suizid. Ergebnisse einer epidemiologischen Studie für das Land Steiermark. Wiesbaden 2008.

Watzka, Carlos, Soziale Bedingungen von Selbsttötungen in Österreich. Eine Übersicht zu Risiko- und Schutzfaktoren. In: Neuropsychiatrie 26 (2012), S. 95-102.

Watzka, Carlos, Eine Frage der Erreichbarkeit. Soziologische Befunde zu Ausbaugrad und Angebotsstrukturen von Suizidprävention und Krisenintervention in Österreich. In: Suizidprophylaxe. Theorie und Praxis 39/2 (2012), S. 69-75.

Watzka, Carlos, Zur Suizidstatistik für Österreich 2000-2009. In: Kurzberichte des Institus für Suizid-Prävention und -Forschung 2/1 (2010), S. 1-8.

Watzka, Carlos, Zum Suizidgeschehen in Österreich 2001-2008. In: Kurzberichte des Institus für Suizid-Prävention und -Forschung 1/1 (2009), S. 1-4.

Watzka, Carlos, Hutsteiner, Thomas, Missethon, Josef, Stand und Perspektiven der Suizidprävention in Österreich. ExpertInnenbefragung zur Sicht von PsychotherapeutInnen, PsychologInnen und ÄrztInnen. Graz 2009 [Onlinepublikation].

Hans Wedler, Manfred Wolfersdorf, Rainer Welz (Hg.), Therapie bei Suizidgefährdung. Ein Handbuch. Regensburg 1992.

West, Donald, Murder followed by suicide. Cambridge, MA, 1966.

Wolfersdorf, Manfred, Franke, Christoph (Hg.), Suizidforschung und Suizidprävention am Ende des 20. Jahrhunderts. Regensburg 2000.

Wolfersdorf, Manfred, Bronisch, Thomas, Wedler, Hans (Hg.), Suizidalität. Verstehen – Vorbeugen – Behandeln. Regensburg 2008.

Wolfersdorf, Manfred, Etzersdorfer, Elmar, Suizid und Suizidprävention. Stuttgart 2011.

6 Anhang

1. Korrelationsmatrix für das anfängliche 23-Variablen-Modell der multivariaten Regression der regionalen Suizidrate in Österreich 2001-09

2. Karte der regionalen Suizidraten in Österreich 2001-2009: Gesamt (Entwurf: Carlos Watzka; Ausführung: Erwin Stolz)

3. Karte der regionalen Suizidraten in Österreich 2001-2009: Männer (Entwurf: Carlos Watzka; Ausführung: Erwin Stolz)

4. Karte der regionalen Suizidraten in Österreich 2001-2009: Frauen (Entwurf: Carlos Watzka; Ausführung: Erwin Stolz)

Korrelationsmatrix für das anfängliche 23-Variablen-Modell

	Variable	AV	1	2	3	4	5	6	7	8	9
AV	*Suizidrate (2001-2009)*	*1*	*-,364*	*,567*	*-,136*	*-,574*	*,168*	*-,302*	*-,324*	*,222*	*,175*
1	Anteil Dauersiedlungsraum	*-,364*	1	**-,676**	,361	,339	,070	,216	,152	-,148	-,289
2	Anteil Wald	*,567*	**-,676**	1	-,366	-,501	,212	-,070	-,369	,187	,193
3	Bevölkerungsdichte	*-,136*	,361	-,366	1	,336	,010	-,459	**,716**	**-,623**	**-,604**
4	Bevölkerungsentwicklung	*-,574*	,339	-,501	,336	1	-,442	,053	,559	-,409	-,349
5	Anteil der über 60-jährigen	*,168*	,070	,212	,010	-,442	1	,279	-,222	-,225	-,376
6	Anteil der Verheirateten	*-,302*	,216	-,070	-,459	,053	,279	1	-,391	,169	,159
7	Anteil im Ausland Geborene	*-,324*	,152	-,369	**,716**	,559	-,222	-,391	1	**-,733**	**-,687**
8	Anteil der Katholiken	*,222*	-,148	,187	**-,623**	-,409	-,225	,169	**-,733**	1	**,817**
9	Personen pro Privathaushalt	*,175*	-,289	,193	**-,604**	-,349	-,376	,159	**-,687**	**,817**	1
10	Nutzfläche pro Bewohner	*-,406*	,500	-,246	-,151	,305	,441	**,637**	-,138	-,121	-,298
11	Durchschnittliches Einkommen	*-,431*	,436	-,243	,347	**,622**	,024	,172	,474	-,551	**-,627**
12a	Anteil Arbeitslose	*,140*	-,145	,024	,192	-,183	,360	-,173	,031	-,203	-,170
12b	Anteil Erwerbstätige	*-,299*	,366	-,351	-,120	,458	**-,611**	,219	-,029	,296	,310
13a	Anteil Land- und Forstwirtschaft	*,248*	-,001	,161	-,481	-,510	,165	,305	**-,791**	**,705**	**,646**
13b	Anteil Arbeiter	*,466*	-,449	,357	-,364	**-,667**	-,048	-,095	-,398	,456	**,607**
14a	Anteil Maturanten/innen	*-,388*	,329	-,241	,492	**,655**	,083	-,100	,502	-,587	**-,666**
14b	Anteil BMS-/Lehr-Absolventen	*,432*	-,494	,502	**-,601**	-,522	,020	,179	-,548	,402	,466
15	Körperverl.-/Tötungsdelikte	*-,005*	-,126	-,186	,465	,190	-,244	**-,689**	**,619**	-,409	-,409
16	Rate niederg. Allg.mediziner	*-,174*	,242	-,221	,386	,231	,366	-,194	,313	-,391	-,569
17	Rate niederg. Psychiater/Neurol.	*-,265*	,267	-,277	**,696**	,410	,068	-,437	**,684**	-,593	**-,656**
18	Distanz psychiat. Krankenhaus	*,179*	-,236	,147	-,385	-,516	,335	,227	-,399	,340	,272
19	Bestand psychosoz. Einrichtung	*-,401*	,206	-,330	,172	,390	,161	,318	,251	-,278	-,326
20	Rate Psychotherapeuten/innen	*-,245*	,261	-,321	**,702**	,447	,076	-,453	**,671**	-,596	**-,667**

der multivariaten Regression der regionalen Suizidrate in Österreich 01-09

	10	11	12a	12b	13a	13b	14a	14b	15	16	17	18	19	20
AV	*-,406*	*-,431*	*,140*	*-,299*	*,248*	*,466*	*-,388*	*,432*	*-,005*	*-,174*	*-,265*	*,179*	*-,401*	*-,245*
1	,500	,436	-,145	,366	-,001	-,449	,329	-,494	-,126	,242	,267	-,236	,206	,261
2	-,246	-,243	,024	-,351	,161	,357	-,241	,502	-,186	-,221	-,277	,147	-,330	-,321
3	-,151	,347	,192	-,120	-,481	-,364	,492	**-,601**	,465	,386	**,696**	-,385	,172	**,702**
4	,305	**,622**	-,183	,458	-,510	**-,667**	**,655**	-,522	,190	,231	,410	-,516	,390	,447
5	,441	,024	,360	**-,611**	,165	-,048	,083	,020	-,244	,366	,068	,335	,161	,076
6	**,637**	,172	-,173	,219	,305	-,095	-,100	,179	**-,689**	-,194	-,437	,227	,318	-,453
7	-,138	,474	,031	-,029	**-,791**	-,398	,502	-,548	**,619**	,313	**,684**	-,399	,251	**,671**
8	-,121	-,551	-,203	,296	**,705**	,456	-,587	,402	-,409	-,391	-,593	,340	-,278	-,596
9	-,298	**-,627**	-,170	,310	**,646**	**,607**	**-,666**	,466	-,409	-,569	**-,656**	,272	-,326	**-,667**
10	1	,492	-,078	,116	,105	-,571	,431	-,176	-,443	,321	,019	,038	,426	,062
11	,492	1	-,235	,179	-,537	**-,838**	**,814**	-,455	,032	,379	,519	-,482	,338	,453
12a	-,078	-,235	1	**-,681**	-,145	,170	,023	-,034	,177	,169	,152	,342	,098	,046
12b	,116	,179	**-,681**	1	,219	-,186	-,008	-,142	-,182	-,144	-,175	-,278	,074	-,056
13a	,105	-,537	-,145	,219	1	,378	,568	,460	-,526	-,221	-,588	,435	-,207	-,513
13b	-,571	**-,838**	,170	-,186	,378	1	**-,891**	,474	-,090	-,505	-,561	,430	-,371	-,579
14a	,431	**,814**	,023	-,008	-,568	**-,891**	1	**-,621**	,205	**,602**	**,702**	-,450	,338	**,687**
14b	-,176	-,455	-,034	-,142	,460	,474	**-,621**	1	-,246	-,476	**-,660**	,302	-,446	**-,705**
15	-,443	,032	,177	-,182	-,526	-,090	,205	-,246	1	,315	,518	-,185	-,117	,483
16	,321	,379	,169	-,144	-,221	-,505	**,602**	-,476	,315	1	**,627**	-,048	,265	**,654**
17	,019	,519	,152	-,175	-,588	-,561	**,702**	**-,660**	,518	**,627**	1	-,377	,284	**,837**
18	,038	-,482	,342	-,278	,435	,430	-,450	,302	-,185	-,048	-,377	1	,041	-,399
19	,426	,338	,098	,074	-,207	-,371	,338	-,446	-,117	,265	,284	,041	1	,329
20	,062	,453	,046	-,056	-,513	-,579	**,687**	**-,705**	,483	**,654**	**,837**	-,399	,329	1

Karte der regionalen Suizidraten in Österreich 2001-2009: Gesamt

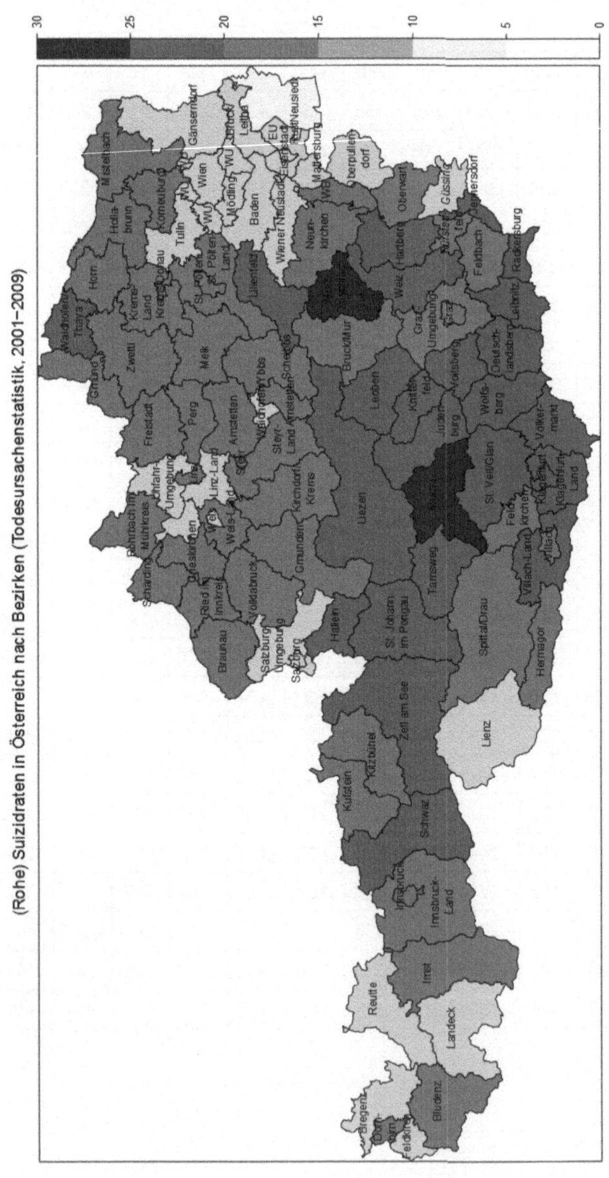

Karte der regionalen Suizidraten in Österreich 2001-2009: Männer

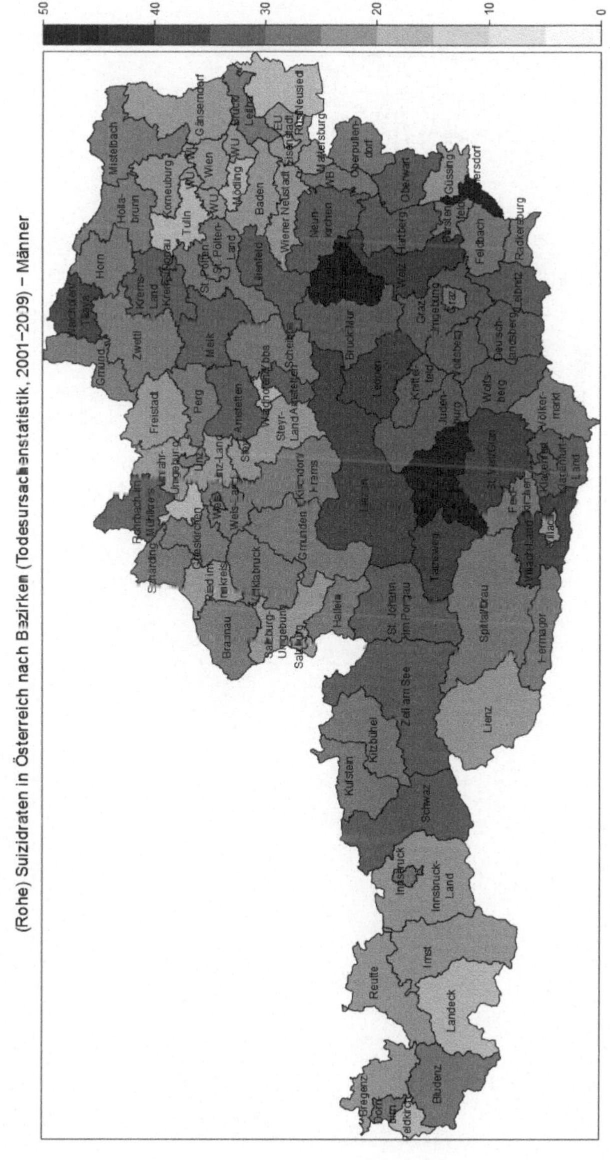

Karte der regionalen Suizidraten in Österreich 2001-2009: Frauen

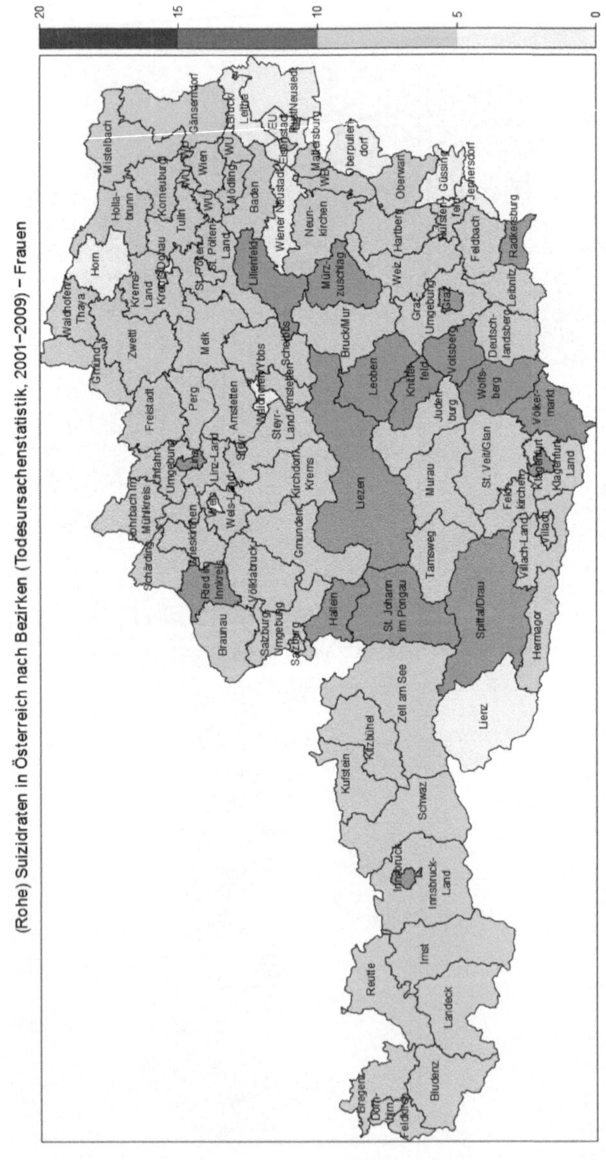